急性缺血性脑卒中机械取栓理论与实践

主 审 缪中荣

主 编 朱青峰 王国芳

科学技术文献出版社
SCIENTIFIC AND TECHNICAL DOCUMENTATION PRESS
·北 京·

图书在版编目（CIP）数据

急性缺血性脑卒中机械取栓理论与实践 / 朱青峰，王国芳主编. —北京：科学技术文献出版社，2019. 11（2023. 3重印）
ISBN 978-7-5189-6130-6

Ⅰ.①急… Ⅱ.①朱… ②王… Ⅲ.① 急性病—脑缺血—血栓栓塞—治疗 Ⅳ.①R743.310.5

中国版本图书馆CIP数据核字（2019）第224077号

急性缺血性脑卒中机械取栓理论与实践

策划编辑：薛士滨　责任编辑：薛士滨　张雪峰　责任校对：文　浩　责任出版：张志平

出 版 者　科学技术文献出版社
地　　址　北京市复兴路15号　邮编 100038
编 务 部　（010）58882938，58882087（传真）
发 行 部　（010）58882868，58882870（传真）
邮 购 部　（010）58882873
官方网址　www.stdp.com.cn
发 行 者　科学技术文献出版社发行　全国各地新华书店经销
印 刷 者　北京地大彩印有限公司
版　　次　2019 年 11 月第 1 版　2023 年 3 月第 5 次印刷
开　　本　787 × 1092　1/16
字　　数　330千
印　　张　14.5
书　　号　ISBN 978-7-5189-6130-6
定　　价　128.00元

主编简介

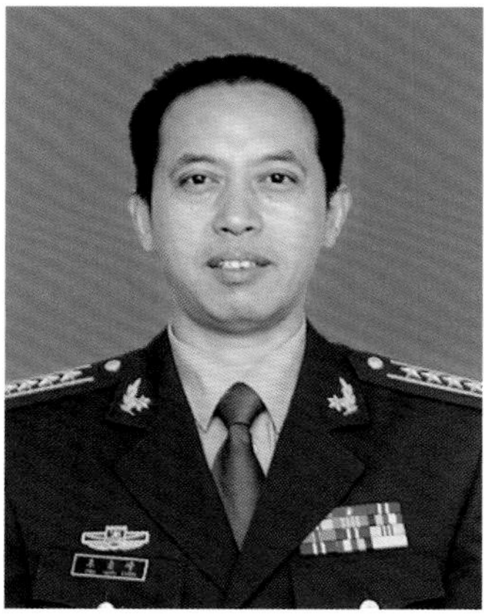

朱青峰，山西医科大学第二附属医院神经外科主任医师、教授。山西医科大学硕士研究生导师、汾阳医学院兼职教授。曾任中国人民解放军联勤保障部队第985医院神经外科主任。

中国研究型医院学会微侵袭神经外科专业委员会常委，原北京军区神经外科专业委员会副主任委员，山西省卒中学会常务理事，山西省专家与学者学会常务理事，太原市神经介入专业委员会首任主任委员，太原市神经外科专业委员会主任委员。2012年被授予“太原市名特医专家”称号。2017年被山西省医师协会表彰为“首届好医生”。兼任《临床军医杂志》《中国综合临床杂志》《山西职工医学院学报》等多本医学期刊编委。

以第一主研人承担山西省科技攻关课题3项，参与国家“十三五”课题2项，获军队科技进步奖及医疗成果奖12项。出版医学专著4部，200余万字，发表论文150余篇，其中SCI 3篇。擅长脑血管病综合治疗，尤其是颅内动脉瘤微创栓塞治疗、颅内外动脉狭窄支架治疗、急性脑梗死机械取栓治疗等。

主编简介

王国芳，女，1963 年 8 月出生。本科学历，汾阳医学院兼职副教授。中国人民解放军联勤保障部队第 985 医院神经外科护士长，兼外科总护士长。在脑血管病介入治疗综合管理方面具有丰富的经验。发表学术论文 40 余篇，获得军队医疗成果奖 3 项、科技进步奖 3 项。

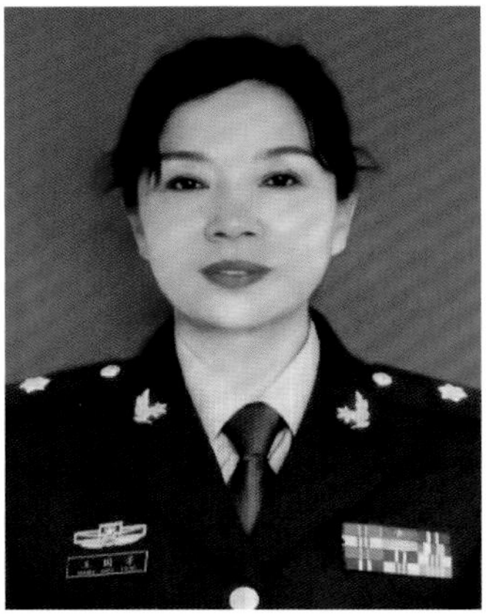

编委会

主　审　　缪中荣　首都医科大学天坛医院

主　编　　朱青峰　山西医科大学第二附属医院

王国芳　中国人民解放军联勤保障部队第 985 医院

副主编　　郭铁柱　长治医学院附属和济医院

陈来照　山西医科大学第二附属医院

李　清　武警山西总队医院

郭红梅　中国人民解放军联勤保障部队第 985 医院

编　委　　（按姓氏笔画排序）

朱义霞　中国人民解放军联勤保障部队第 985 医院

孙　奇　中国人民解放军联勤保障部队第 985 医院

李丽华　中国人民解放军联勤保障部队第 985 医院

禹书宝　中国人民解放军联勤保障部队第 985 医院

崔少罡　中国人民解放军联勤保障部队第 985 医院

崔发平　中国人民解放军联勤保障部队第 985 医院

序　言

认识朱青峰教授时间不长，还是在3年前一次学术会议上他报告取栓病例，非常精彩，手术做得好，分析得头头是道，敬佩之心油然而生。后来知道他是一名军人，工作在中国人民解放军联勤保障部队第985医院，是一名神经外科医生，后来加了微信，在朋友圈内看到他的摄影和手术一样漂亮，才知道他不但工作做得好，为人谦虚内敛，同时也是一个懂得享受生活的人。拿到他写的这本书的书稿，知道了他还是一个善于思考总结，著书立说传道授业解惑的大家。

我们赶上了一个取栓的时代，一个改变世界的星星之火已经在全球呈燎原之势，在中国越来越多的医院和医生开始开展这一技术，就像30年前的冠脉支架一样，各大中心举办的取栓技术培训班场场火爆，但是对于这一技术培训教材却少之又少。据我所知，这本书花费朱教授不少心血，除了基础理论、文献复习、个人经验总结外，术中大量病例均出自朱教授之手，是一本取栓技术方面不可多得的专著。相信这本书会为正在开展取栓技术的医生带去参考和帮助，也祝朱教授再接再厉，大展宏图。

中国卒中学会神经介入分会主任委员
首都医科大学天坛医院介入神经病学科主任

前　言

据《中国卒中流行报告（2015）》，脑卒中已成为我国居民第一死亡原因。每12秒就有一人发病，每21秒就有一人死于该病，我国每年死于脑血管疾病的患者约130万人，目前我国有脑血管病患者700余万人，其中约70%为缺血性脑卒中。缺血性脑卒中急性期最有效的治疗手段是时间窗内的静脉溶栓。但静脉溶栓总的血管再通率不足40%，对于大血管闭塞引起的脑梗死，血管再通率更低。而且静脉溶栓有严格的时间窗限制，能够在4.5小时时间窗内接受静脉溶栓的患者比例很低。所以神经科同仁们一直致力于急性脑梗死血管内治疗研究，从2003的Merci研究、2005年的脑卒中的介入治疗II（the interventional managenment of stoke II,IMS II）研究、2006年的Multi Merci研究、2007年的大脑中动脉栓塞干预实验（MCA-embolism local fibrinolytic intervention trial，MELT）研究、2009年的Penumbra研究、2010年/2011年的SWIFT/STAR研究，一直到2013年的IMS III、血栓切除术治疗卒中的机械取栓和再通研究（MR RESCUE）、急性缺血性脑卒中局部和系统溶栓比较试验（SYNTHESIS）研究，遗憾的是，这些血管内治疗急性脑血管闭塞的临床研究，都没有得出阳性结果。

2014年下半年至2015年上半年，以荷兰急性缺血性脑卒中血管内治疗多中心随机临床试验（the multicenter randomized clininal trial of endorascular treatment for acute ischemic stroke in the Ntherlands，MR CLEAN)试验为代表的五大试验：机械取栓治疗，血管再通率高，临床效果好，明显优于药物保守治疗。结果，改写了急性脑梗死治疗的历史，迎来了机械取栓治疗的新时代。2015年7月，中美指南同期发布，把急性脑梗死6小时内的机械取栓治疗作为I类证据，A级推荐。在国内，以天坛医院缪中荣教授为核心的团队，致力于中国急性脑梗死机械取栓技术的推广，通过短短2年多的努力，许多医院如雨后春笋般，相继开展了机械取栓治疗。2017 年 11 月 11 日，DAWN 试验结果的发布，把机械取栓的时间窗从 6 小时扩展到 24 个小时。DEFUSE-3 试验结果的发布，把前循环大血管闭塞机械取栓的时间窗从 6 小时扩展到 16 小时。基于这两项研究结果，2018 年《美国 AHA/ASA 急性脑卒中早期管理指南》以最高等级的证据推荐了 6 ～ 16 小时的取栓治疗，以 B-R 级别的证据推荐了 6 ～ 24 小时的取栓治疗。随着取栓时间窗的延长，能够接受机械取栓治疗的患者会越来越多，被许多人誉为急性脑梗死血管内治疗新的里程碑。

但机械取栓治疗毕竟是一项新的技术，必须熟悉相关理论，并对术前评估、手术要点、围手术期管理等全面掌握，同时结合患者血管闭塞的具体情况，选择个体化的取栓方案，才有可能取得理想的效果。中国人民解放军联勤保障部队第 985 医院神经外科中心自 2014 年在山西省率先开展了机械取栓治疗，在国内也属于开展较早的中心之一，目前已经累计治疗 300 余例，有成功的喜悦，也有取栓效果不如意的懊悔。缪中荣教授认为，从事神经介入工作的大夫应该以最新的指南为依据，选择合适的患者进行取栓，力争“做一个好一个”，而不是“来一个做一个”。然而要达到此目标谈何容易！经常在做与不做之间犹豫、彷徨。正是基于此想法，才有写作此书的冲动，希望将我们的彷徨、经验、教训与初学者分享。

本书共六个章节，前五章以相关文献回顾、术前评估、病例选择、手术要点、术后管理等理论知识为主，第六章以“实战”病例为主，分别选取了颈内动脉、大脑中动脉 M1、M2、M3 段、大脑前动脉、椎动脉、基底动脉、大脑后动脉急性闭塞机械取栓病例，针对病例选择、手术要点、术后管理等方面进行了阐述，希望起到抛砖引玉的作用。

本书适合神经内外科从事血管内介入治疗的医护人员及相关专业的医务工作者，同时也可作为院前急救、急诊科医护人员及相关其他的医务工作者的培训用书。

在本书编写过程中得到了北京天坛医院缪中荣教授的鼓励、支持、指导，也得到中国人民解放军联勤保障部队第 985 医院领导及神经外科全体医护人员的支持。感谢参与所有参与编写人员的共同努力，使得本书能够顺利出版。

本书所涉及的内容既非金科玉律，也非治疗规范，只是个人经验与体会，加上时间仓促，学术水平有限，错误、疏漏之处在所难免，敬请读者批评指正！

山西医科大学第二附属医院　朱青峰

目　录

第一章　概　述

第一节　缺血性脑卒中生理病理基础

脑卒中位列威胁人类健康的三大疾病之首，现已成为我国居民第一死因（中国卒中学会发布《中国卒中流行报告（2015）》）。相关数据显示，每12秒就有一人发病，每21秒就有一人死于该病，我国每年死于脑血管疾病的患者约130万人，每年新发脑卒中病例中，45岁以下占12%，呈年轻化趋势。目前我国现存脑血管病患者700余万人，其中约70%为缺血性脑卒中。

一、缺血性脑卒中

缺血性脑卒中主要分为三种机制：血栓形成、栓塞和系统性低灌注。打个比方，如果有一个人发现自己家二楼的水龙头拧开后没有水，水管工检查，可能有以下几个原因：①连接水龙头的水管生锈很严重并将局部水管堵塞，相当于上述三种机制之一的血栓形成（在血管内逐渐形成原位血栓）。②水管工发现储水箱中有杂质，这些杂质随水流进入水管中将水管堵塞，相当于上述三种机制之一的栓塞。③水管工发现储水箱漏水或整个房子的供水系统压力过低，而导致房子里的所有水龙头都没有水，这种情况，整个管道不存在问题，相当于上述三种机制的系统性低灌注。

1．血栓形成　指一条或多条血管由于局部堵塞过程而导致的血流阻断。最常见的是动脉粥样硬化，纤维及平滑肌组织在内膜下过度增生，并且脂质物质形成斑块而侵犯管腔，然后血小板黏附在斑块间隙中，为纤维蛋白、凝血酶及血凝块的沉积提供场所。常见的部位为颈动脉系统、椎基底动脉系统动脉粥样硬化。相对少见的原因是肌纤维发育不良、血管炎、动脉夹层、斑块内出血。

2．栓塞　最常见的是来源于心脏的栓子（心瓣膜病、房颤，此外，少见的原因有空气、脂肪、斑块物质、注射药物中的颗粒物质、细菌等）。前循环中常见的栓塞部位为大脑中动脉（middle cerebral artery，MCA）及其分支，后循环中，常见栓塞部位为椎动脉（vertebral artery，VA）、颅内段、基底动脉（basilar artery，BA）及大脑后动脉（posterior cerebral artery，PCA）。

3．系统性低灌注　心脏泵功能衰竭（心肌梗死和心律失常）、系统性低血压（失血或低血容量）。在这样的病例中，表现为大供血血管远端交界区域，即“分水岭梗死”。常常累及双侧脑组织。

二、脑组织缺血时病变分布

血栓形成的患者，其动脉内的血栓可导致远端的动脉栓塞。通常情况下，缺血的部位位于闭塞动脉供血的中心区域。梗死的程度和范围取决于动脉闭塞的部位、狭窄或闭塞的程度、侧支循环情况以及脑组织对缺血的耐受能力。

系统性低灌注的患者，最容易发生缺血的部位为大动脉之间的分水岭区域。打个比方，当一个供水系统对一片土地进行灌溉时，如果某一处水管堵塞而水压恒定时，虽缺水的部位是堵塞水管供水的中心区域，而更多的水流则会沿着别的通畅的水管流向堵塞水管供水范围的边缘区域。但是当水压下降时，每条管道供水范围交界区域的水流则会因水压下降而减少。

对于人脑来说，各大动脉供血范围的交界区位于皮层、皮层下或大脑半球深部（后者通常被称为内分水岭区）。任何血管支配的区域都可能有来自邻近区域的侧支血管提供血流。血管急性堵塞或闭塞后，病变部位远端的血管内压力减低，而压力相对较高的侧支血管便可以提供血流。这样的侧支循环模式实际上可以显示为上游动脉完全闭塞或严重狭窄时，远端动脉主干得到反向血流供应。

三、脑缺血的病理生理

1．正常脑组织的代谢与脑血流　大脑是一个代谢活跃的器官。尽管其体积很小，但是脑组织消耗了全身 1/4 的能量供应。脑细胞存活依赖于氧气和葡萄糖，而且与其他器官不同，葡萄糖是脑组织唯一的能量来源。葡萄糖在脑细胞内被氧化成二氧化碳和水，这个代谢过程将二磷酸腺苷（adenosine diphosphate，ADP）转化为三磷酸腺苷（adenosine triphosphate，ATP）。而神经系统功能正常运行以及细胞内外氧离子浓度的维持均依赖持续的 ATP 供应。

人脑每分钟需要大约 500mL 氧气和 75 ～ 100mg 葡萄糖，每天需要 125g 葡萄糖维持脑细胞正常功能。

正常的脑血流量（cerebral blood flow，CBF）为每分钟 100g 脑组织 50mL，而脑氧代谢率通常为每分钟 100g 脑组织 3.5mL。在 CBF 降低时，脑组织可以通过提高对血流中氧气的摄取而维持一定的脑氧代谢率。在 CBF 降低至每分钟 100g 脑组织 20 ～ 25mL 以下之前，这种代谢可满足脑组织的氧供。

2．脑缺血对局部脑组织的影响　当局部脑组织血流下降，受累脑组织能否存活取决于缺血的程度和持续的时间，以及侧支循环的代偿能力。缺血性损伤依赖于脑血流减少的严重程度与持续时间、侧支循环代偿，以及特定脑组织对持续缺血的耐受能力。

CBF ＜ 20mL/（100g • min），脑电活动影响。

CBF ＜ 10mL/（100g • min），脑细胞膜和细胞正常功能严重影响。

CBF ＜ 5mL/（100g • min），神经元会在短期内死亡。

神经元缺血时，一些生化机制的变化会加速细胞的死亡：钾离子穿过细胞膜到达细胞外，钙离子进入细胞内，后者会极大降低细胞膜控制离子跨膜转运能力，并会导致线粒体功能衰竭。同时氧气的减少，导致自由基生成，从而使细胞器内脂肪酸过氧化；同时兴奋性神经递质（谷氨酸、门冬氨酸、红藻氨酸），增加细胞死亡的风险。

脑缺血组织局灶性代谢变化将引起一种永不停息的恶性循环，导致神经元损伤程度不断加重死亡。钠、钾、钙离子浓度的改变，氧自由基的释放、酸中毒、兴奋性神经递质的释放加重了细胞损伤，进一步引起更多的生化改变，反过来再加重神经元的损伤，如此恶性循环。

颅内动脉闭塞时，该血管供血区域中心部位血流量最低，缺血程度最严重，这种损伤最严重的区域通常被称为梗死核心。而在该血管供血区的边缘，由于侧支循环的代偿，血流量尽管低于正常，但尚可维持一定的血流。比如梗死核心的 CBF ＜ 0 ～ 10mL/（100g·min）而引起细胞坏死，在梗死外周区域，CBF 可能维持在 10 ～ 20mL/（100g·min），此时可能发生细胞电衰竭，但尚不会引起永久性细胞损伤。上述这种功能异常但尚未死亡的梗死周围脑组织通常被称为"缺血半暗带"。

Gaicia 和 Anderson 是这样描述缺血半暗带的："半暗带内的神经元处于一种生存和死亡之间的瘫痪状态，在彻底恢复之前，它们只是在等待充足血供的恢复或其他目前尚不可知的情况的发生"。有些专家认为，某些神经元更容易受到缺氧和 CBF 降低的损伤，称为"选择性易损伤"。

3．血管闭塞后脑组织的反应　当大动脉闭塞时，其远端的血压急剧下降，局部脑组织突然失去血液供应，降低血压的同时又可以激活保护机制，帮助缺血区域恢复血流，血液从血压较高的区域流向血压较低的区域，同时侧支循环可以让邻近区域的血流进入下游的缺血区域，细胞的缺血性损伤会引起乳酸和其他代谢产物的释放，随之发生的局部组织酸中毒引起血管扩张，进一步提高 CBF。缺血事件的严重程度在很大程度上取决于血管堵塞的速度。如果血管闭塞是逐渐发生的，则会诱导形成丰富的侧支循环，最终闭塞时对整个脑组织灌注影响不大。

4．血管闭塞后影响脑组织存活的因素　血管闭塞后脑组织是否存活取决于以下因素：

（1）充足的侧支循环：脑侧支循环分 3 级：一级：Willis 环；二级：软脑膜侧支、眼动脉侧支；三级侧支：新生血管。

（2）全身循环状况：心泵衰竭、低血容量及血液黏滞度增加、血压降低均可以降低 CBF。决定血液黏滞度的最主要的两个因素是血细胞比容与纤维蛋白原浓度。

（3）血清学因素：血液是组织所需氧气和营养物质的携带者。低血糖、高血糖、血清钙离子浓度升高、酒精浓度升高等均可以对脑组织造成损害。

（4）闭塞血管病变处局部的变化：堵塞动脉管腔的血栓栓子并不会一直黏附在血管壁上，或者移动、溶解、进一步延长，不同的变化会引起脑组织不同的损害后果。

（5）微循环血管床内的阻力：CBF 的绝大部分并非存在于脑底部或脑表面的大血管中，而是在小动脉、毛细血管和小静脉中。一些疾病（如高血压、糖尿病等）可引起动脉或小动脉管壁增厚，从而提高这些小血管中的血流阻力。在大血管闭塞时，这样的微循环血管床更容易诱发血小板活化、红细胞聚集，即"微血管床的无复流状态"。

（6）脑水肿和颅内压升高：脑水肿和颅内压的改变会影响血管堵塞后脑组织的存活和患者的功能恢复。

第二节　机械取栓的由来

临床研究已证实，缺血性脑卒中最有效的治疗措施是尽早开通闭塞血管，尽快恢复缺血区脑组织血流，挽救缺血半暗带脑组织的进一步损伤，改善预后。而传统的开通闭塞血管最有效的方法是 4.5 小时时间窗内的阿替普酶（alteplase，rt-PA）静脉溶栓，但静脉溶栓总的血管再通率不足 40%，且有短暂的、严格的时间窗限制，能够从此项治疗获益的患者不到 3%，且治疗效果并不令人满意，90 天死亡和致残率达 21% 和 68%。这促使各类血管内技术的兴起，探索血管内治疗开通闭塞血管的临床效果。从 1997 的重组尿激酶原治疗急性脑血栓栓塞（prolyse in acute cerebral thromboembolism，PROACT）I 研究、1998 PROACT II 研究、1999 的脑卒中急诊管理（emergency medical services，EMS）研究、2003 的 Merci 研究、2005 的 IMS II 研究、2006 的 Multi Merci 研究、2007 的 MELT 研究、2009 的 Penumbra 研究、2010/2011 的 SWIFT/STAR 研究，到 2013 的 IMS III/MR RESCUE/SYNTHESIS 研究，遗憾的是，这些血管内治疗急性脑血管闭塞的临床研究，都没有得出阳性结果，并没有显示血管内治疗优于传统的药物治疗。主要原因可能是入组对象没有明确是否为颅内大血管闭塞，第二是没有使用新一代的取栓支架。直到 2015 年，连续五个试验结果发表在新英格兰杂志上，分别是：ESCAPE 试验，第一个证实 Solitiare FR 治疗可降低死亡率的随机对照试验；EXTEND-IA 试验，第一个介入组完全使用 Solitiare FR 的随机对照试验；SWIFT PRIME 试验，大样本量随机对照试验，介入组完全使用 Solitiare FR；REVASCAT 试验，大样本量随机对照试验，介入组完全使用 Solitiare FR 支架；MR CLEAN 试验，是第一个证实机械取栓有效性的随机对照试验。

五大临床试验得出相同的结论，即急性脑梗死机械取栓治疗血管再通率高，临床效果明显优于药物治疗组，而并发症和药物治疗组无明显差异。

五大试验结果发布后，欧洲卒中组织 / 欧洲微侵袭神经治疗学会 / 欧洲神经放射学会联合声明：机械取栓（4.5 小时内的合适患者可加用静脉溶栓）推荐用于治疗症状起始 6 小时内大动脉闭塞所致前循环急性脑卒中患者（牛津循证医学中心定义 A 类推荐，1a 级证据；KSU 分级 A 级）；美国神经介入外科协会标准与指南委员会报告：对于有相关临床损害的前循环大动脉闭塞的脑卒中患者，与单独最佳内科治疗相比，加用血管内取栓治疗会获得更优的临床预后。为了获得最大临床效益，取栓治疗需要尽可能的快速，最好在症状起始 6 小时内执行（AHA 定义 I 类推荐，A 级证据）；2015 年 7 月，中国卒中学会、中国卒中学会介入分会、中华预防学会卒中预防与控制专业委员会介入学组发布了中国《急性缺血性脑卒中血管内治疗中国指南 2015》：推荐使用机械取栓治疗发病 6 小时内的急性前循环大血管闭塞性卒中，发病 4.5 小时内可在足量静脉溶栓基础上实施机械取栓（I 类推荐，A 级证据）；如有静脉溶栓禁忌，建议将机械取栓作为大血管闭塞的可选择的治疗方案（I 类推荐，A 级证据）。优先使用支架取栓装置进行机械取栓（I 类推荐，A 级证据）；可酌情使用当地医疗机构批准的其他取栓或抽吸取栓装置（IIb 类推荐，B 级证据）。国内外指南发布后，急性缺血性脑卒中机械取栓治疗在国内开展得如火如荼，各级脑卒中救治中心相继开展了机械取栓业务。

第三节　急性缺血性脑卒中治疗的重要里程碑

一、第一个里程碑

1995 年国家神经学疾病与中风研究所（National Institute Neurological Disorders Stroke，NINDS）研究发表在《The New England Journal of Medicine》，带来脑卒中急性期治疗的首次突破，开启了 rt-PA 静脉溶栓治疗时代。优点：是治疗急性缺血性脑卒中有效的手段，能够使闭塞血管复流。缺点：狭窄时间窗，能够在时间窗内接受静脉溶栓的人群比例低，总体血管再通率不足 40%，大血管闭塞再通率更低。

二、第二个里程碑

以 MR CLEAN 试验为代表的五大试验结果的发布，改写了急性脑梗死治疗的历史，迎来了机械取栓治疗的新时代。

ESCAPE 试 验（endovascular treatment for small core and anterior circulation proximal occlusion with emphasis on minimizing CT to recanalization times，ESCAPE），即前循环近端闭塞小病灶性卒中的血管内治疗并强调最短化 CT 扫描至再通时间临床试验，该研究是一项来自加拿大的前瞻性随机对照研究，纳入了 316 例大动脉闭塞的急性缺血性脑卒中（acute ischemic stroke，AIS）患者后因中期分析显示血管内治疗明显获益而提前结束。入组患者随机接受标准的内科治疗或标准内科治疗＋血管内治疗。血管内治疗并没有限定特定的治疗方案，但 86% 的患者使用支架机械取栓。随机入组前，美国国立卫生研究院卒中量表（the National Institutes of Health Stroke Scale， NIHSS）评分＞ 5 分，经 CTA 确定颈动脉 T 型或 MCA（M1 或大的 M2 节段）闭塞，多模式 CTA 显示良好的侧支代偿。如果患者适合，入组前可给予静脉注射 rt-PA 溶栓，从发病到静脉溶栓的时间中位数是 110min，CT 到股动脉穿刺时间的中位数是 51min。CT 检查后到首次血管再通的中位数为 241min。主要终点为 90 天改良 Rankin 量表（modified Rankin scale，mRS）评分显示血管内治疗组显著获益。OR 62.6（95% CI 1.7 ～ 3.8，P ＜ 0.001）。此外，血管内治疗组 90 天良好功能预后（mRS 0 ～ 2 分）显著增加（53.0% vs 29.3%，P ＜ 0.001），死亡率显著降低（10.4% vs 19.0%，P ＝ 0.04）。所有亚组分析发现均有相似获益，包括老年患者及发病 6 小时的患者。主要结果见图 1-1 至图 1-5，表 1-1。

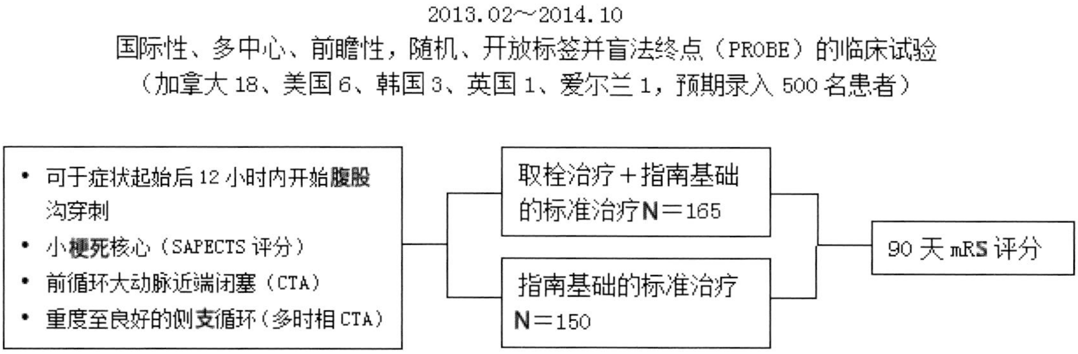
2013.02~2014.10
国际性、多中心、前瞻性，随机、开放标签并盲法终点（PROBE）的临床试验
（加拿大 18、美国 6、韩国 3、英国 1、爱尔兰 1，预期录入 500 名患者）
• 可于症状起始后 12 小时内开始腹股沟穿刺
• 小梗死核心（SAPECTS 评分）
• 前循环大动脉近端闭塞（CTA）
• 重度至良好的侧支循环（多时相 CTA）
取栓治疗＋指南基础的标准治疗N＝165
指南基础的标准治疗N＝150
90 天 mRS 评分

图 1-1 ESCAPE 试验主要设计

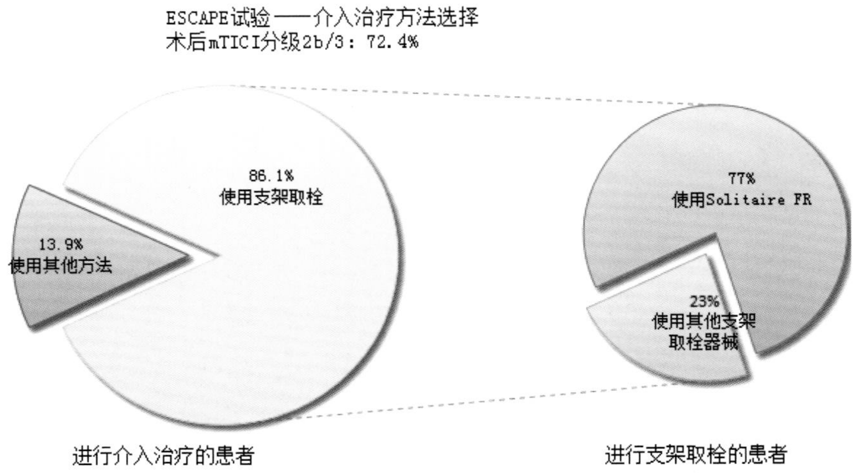

图 1-2　试验中选用血管内介入治疗的方法

表 1-1　ESCAPE 临床试验——主要终点

主要终点	校正 OR 值（95% 可信区间）	P
90 天 mRS 评分	3.1（2.0 ～ 4.7）	＜ 0.05

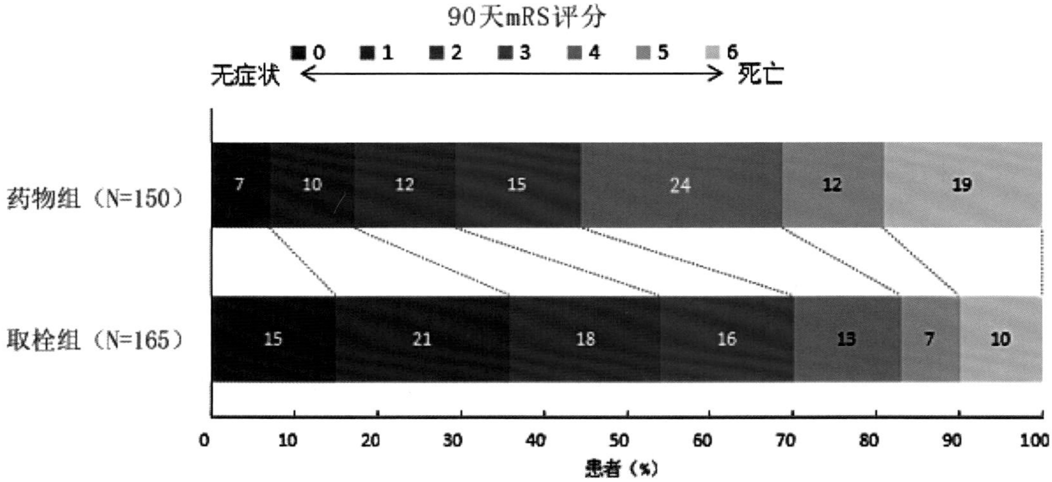

图 1-3　主要终点事件及临床效果

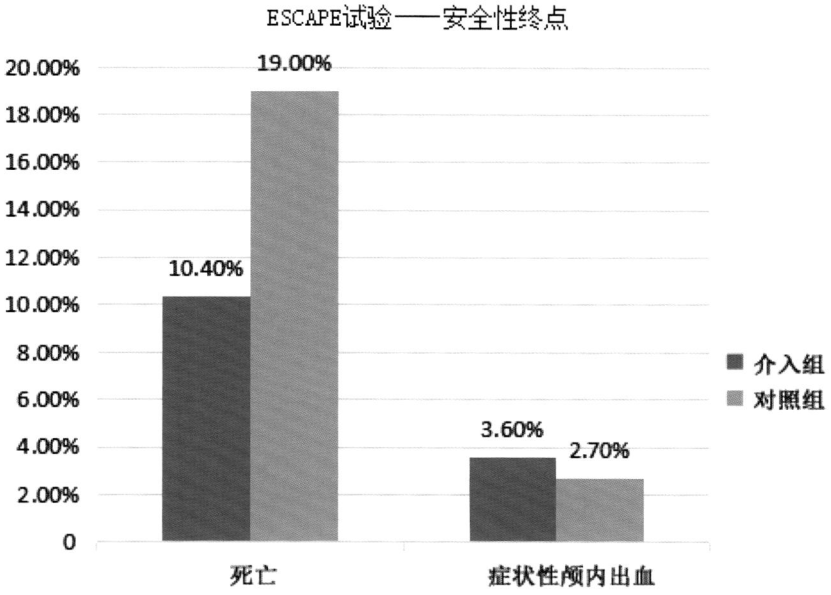

两组间死亡率（P =0.04）具有统计学显著差异；两组间症状血颅内出血率（P =0.75）无统计学显著差异。

图 1-4 主要安全性终点事件

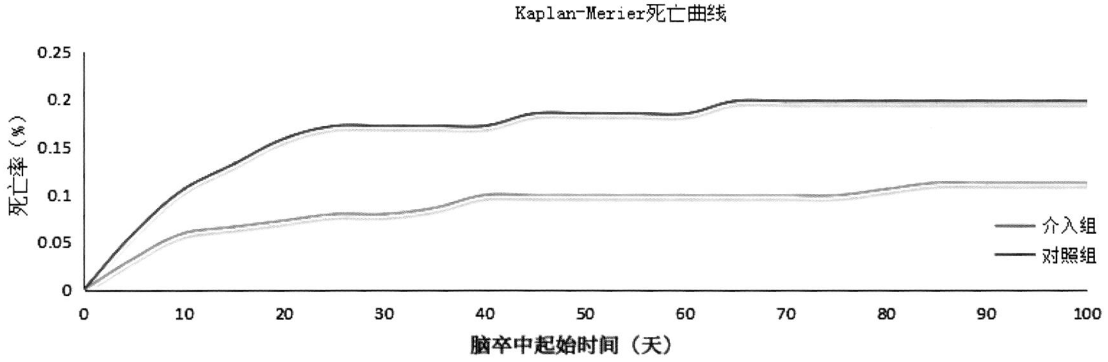

图 1-5 治疗组与对照组死亡的关系

延长急诊神经功能缺损溶栓时间—动脉内（extending the time for thrombolysis in emergency neurological deficits-intra-arterial，EXTEND-IA ）试验即延长急性神经功能缺损至动脉内溶栓时间的临床试验。该研究是一项来自澳大利亚的前瞻性随机对照研究，计划随机入组 100 例症状出现 4.5 小时内的前循环脑卒中患者，随机分为单纯静脉注 rt-PA 溶栓组和静脉溶栓联合 Solitiare FR 支架取栓组。所有＜4.5 小时患者需要静脉溶栓，CTA、核磁共振血管造影（magnetic resonance angiopraphy，MRA）证实前循环大动脉闭塞，扩散加权成像（diffusion-weighted imaging，DWI）和灌注成像（perfusion imaging，PWI）不匹配时在 6 小时内给予血管内治疗。该研究在入组 70 例时由于血管内治疗组明显获益而提前终止。血管内治疗组卒中发作到静脉融合算时间中位数为 127 分钟，发病到股动脉穿刺时间的中位数为 210 分钟，影像学检查到股动脉穿刺时间的中位数为 93 分钟。发病的再通时间中位数为 248 分钟。结果显示，使用 Solitiare FR 支架取栓后 24 小时的缺血组织早期再灌注为 100%，对照组为 37%（$P < 0.001$），3d 的早期神经功能改善为 80%，对照组为 37%（$P = 0.002$）。取栓组 90 天 mRS 0 ～ 2 分为 71%，对照组为 40%，有降低死亡率的倾向。主要结果见图 1-6 至图 1-10，表 1-2。

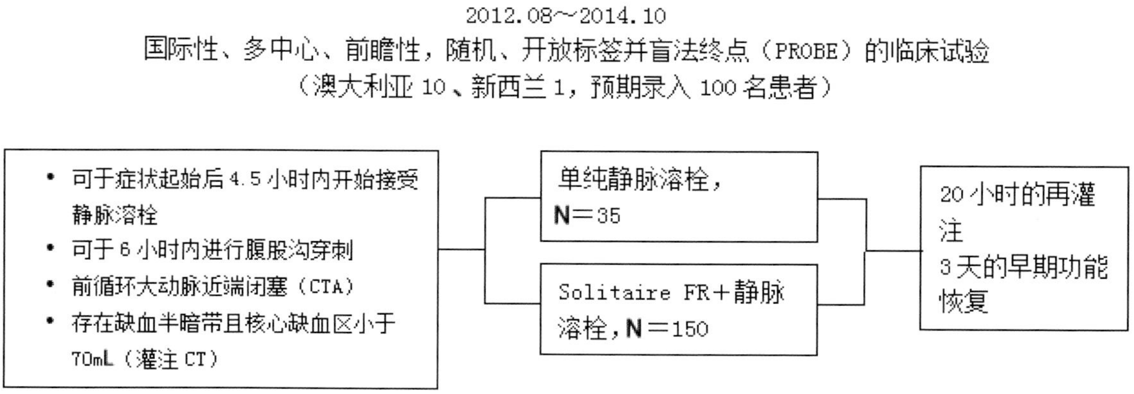

图 1-6 EXTEND-IA 试验主要设计

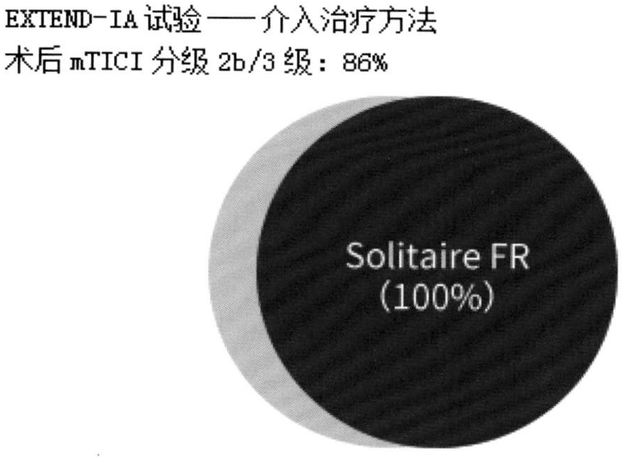

图 1-7 试验中选用血管内介入治疗的方法

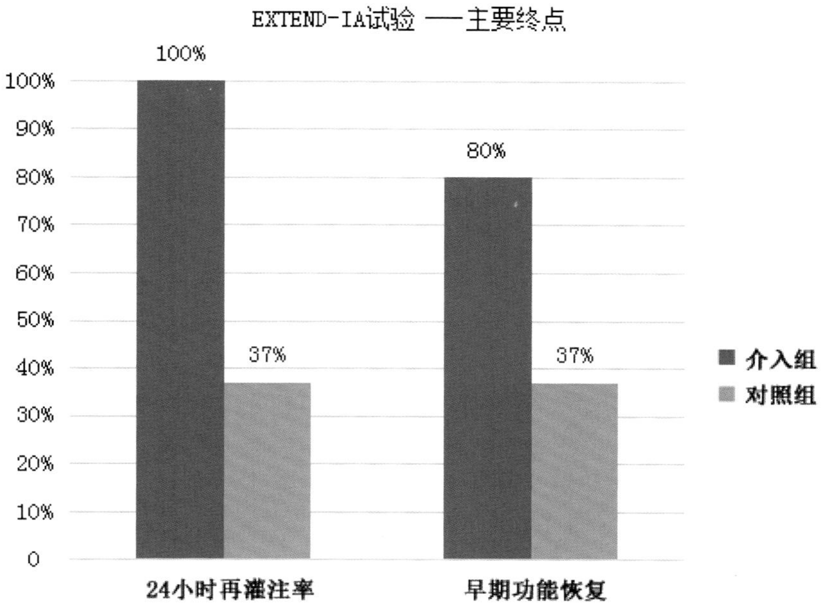

两组间均具有统计学显著差异。

图 1-8 主要终点事件及临床效果

表 1-2 EXTEND-IA 试验——主次要终点

主要终点	校正 OR 值（95% 可信区间）	P
90 天 mRS 评分	2.1（1.2 ～ 3.8）	0.006

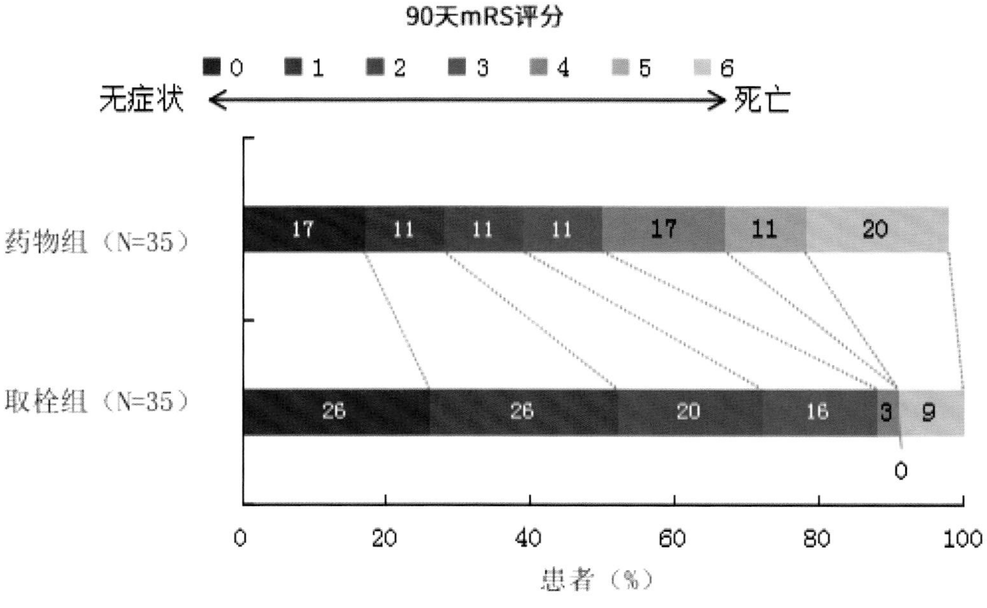

图 1-9 主要安全性终点事件

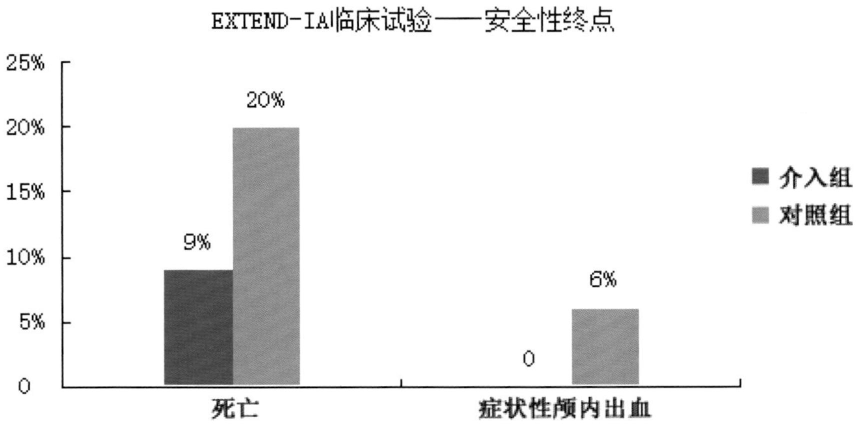

调整前两组间具有统计学显著差异，调整后无统计学显著差异。

图 1-10 治疗组与对照组死亡、症状性颅内出血情况

tPA 溶栓后支架取栓和单纯 tPA 溶栓治疗随机对照试验（Solitiare with the interition for thombectomy as primary endovascular treatment for acute ischemic stroke srial，SWIFT PRIME 试验，即 Solitiare FR 支架机械取栓作为 AIS 血管内主要治疗试验。该实验在美国和欧洲 39 家医院进行，比较静脉注射 rt-PA 溶栓与联合 Solitiare FR 支架取栓治疗的有效性。纳入患者为 18 ～ 80 岁患者，mRS 评分≤ 1 分，NIHSS 评分 8 ～ 29 分的 AIS 患者。症状出现 6 小时内取栓以及 4.5 小时内静脉溶栓。入组 196 例患者后，因中期分析显示血管内治疗明显获益而提前终止试验。血管内治疗组卒中发作到注射 rt-PA 时间中位数为 111 分钟，发病到股动脉穿刺时间的中位数为 224 分钟，入院影像学检查到股动脉穿刺时间的中位数为 57 分钟。脑卒中发作到初次释放支架时间中位数为252 分钟。结果显示，使用 Solitiare FR 支架取栓后 90 天 mRS 0 ～ 2 分为 60.2%，对照组为 35.5%，有降低死亡率的倾向。见图 1-11 至图 1-14，表 1-3。

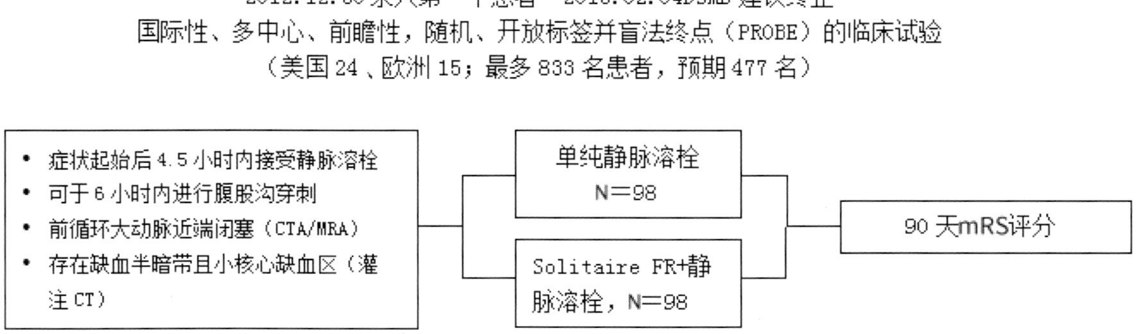

图 1-11 SWIFT PRIME 试验主要设计

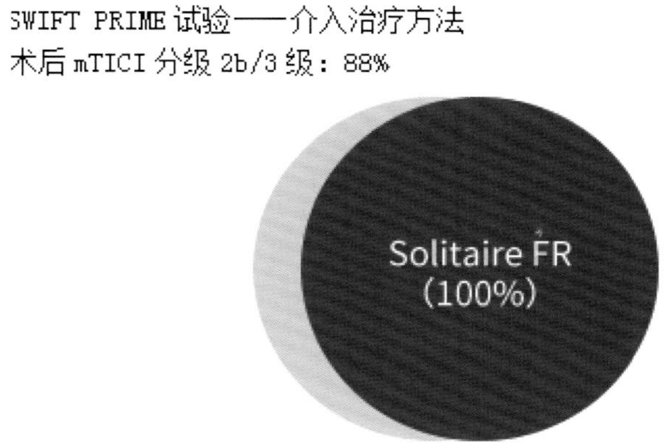

图 1-12 试验中选用血管内介入治疗的方法

表 1-3 SWIFT PRIME 试验——主要终点

主要终点	取栓组	药物组	OR 值（95% 可信区间）	*P*
90 天 mRS 评分 0 ～ 2 分	60%	35%	1.7（1.23 ～ 2.33）	＜ 0.001

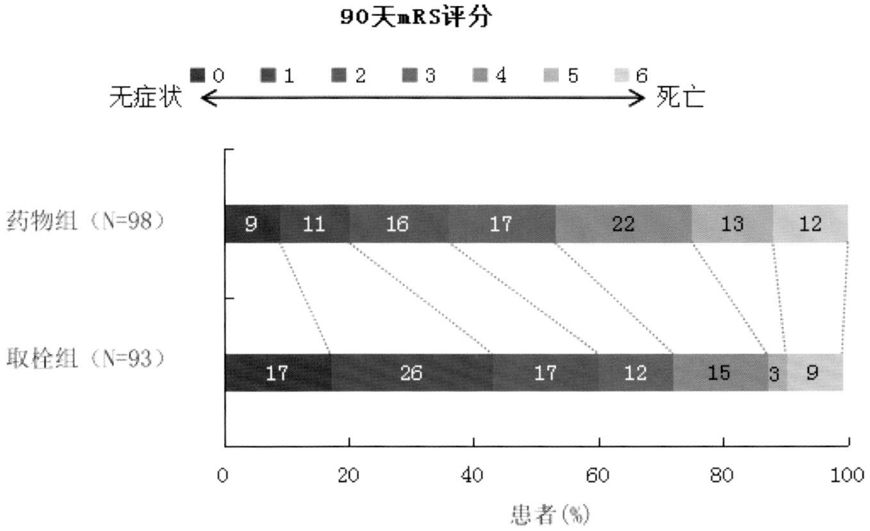

图 1-13 主要终点事件及临床效果

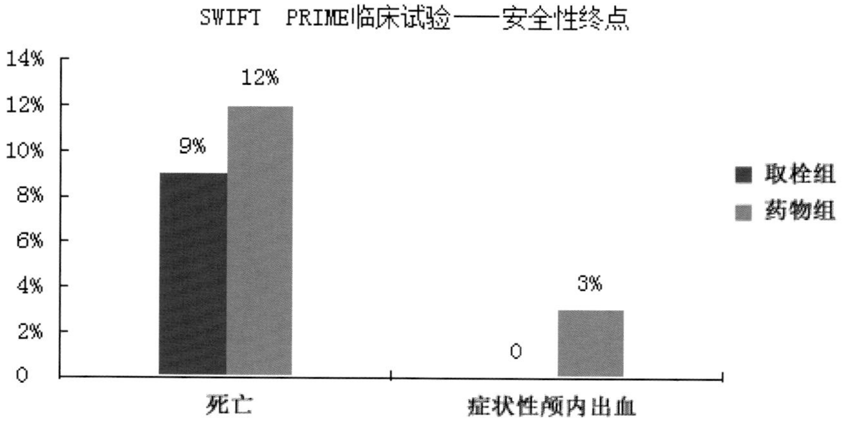

两组间无统计学显著差异。

图 1-14 主要安全性重点事件

8h 内支架取栓与最佳内科治疗随机对照研究（revascularization with Solitaire FR device VS best medical therapy in the treatment of acute stroke due to anterior circulation large vessel occlusion presenting within eight-hours of symptom onset，REVASCAT）试验，即西班牙 8 小时内支架取栓与内科治疗随机对照研究。该实验是一项西班牙 8 小时内取栓的前瞻性多中心随机对照试验，共入组 206 例发病 8 小时内接受治疗的前循环 AIS 患者，随机分配至药物治疗组和联合支架取栓的血管内治疗组和单纯药物治疗组，主要终点为 90 天 mRS。该实验计划最多招募 690 名患者，但在其他相似试验报道了血管内取栓阳性结果后提前终止。相比于药物治疗组，血管内治疗组 90 天 mRS 0 ～ 2 分患者的比例更高（43.7% vs 28.2%，矫正 OR 2.1，95 CI 1.1 ～ 4）。见图 1-15 至图 1-18。

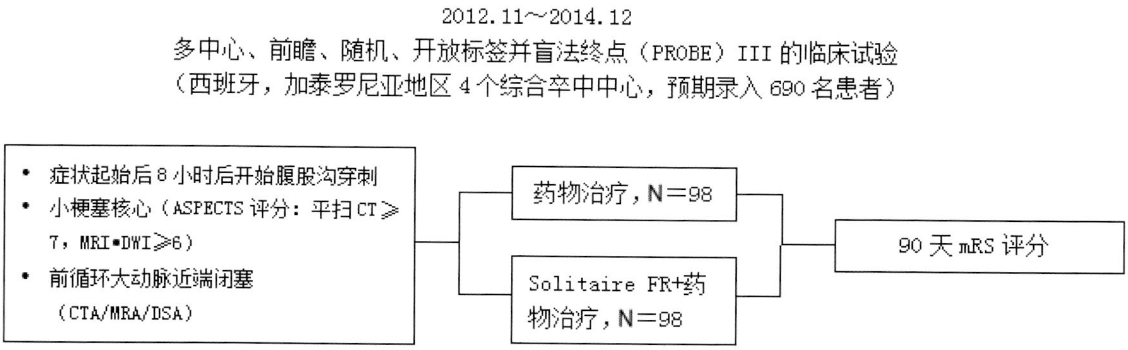

图 1-15 REVASCAT 试验主要设计

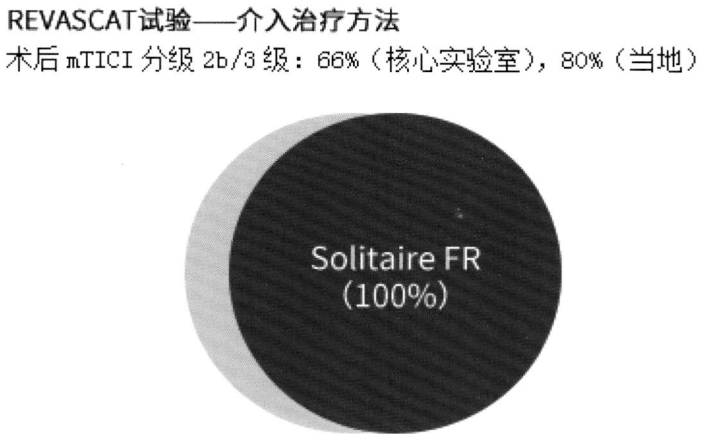

图 1-16 试验中选用血管内介入治疗的方法

表 1-4 REVASCAT 试验——主要终点

主要终点	校正 OR 值（95% 可信区间）	*P*
90 天 mRS 评分	1.7（1.05 ～ 2.8）	＜ 0.025

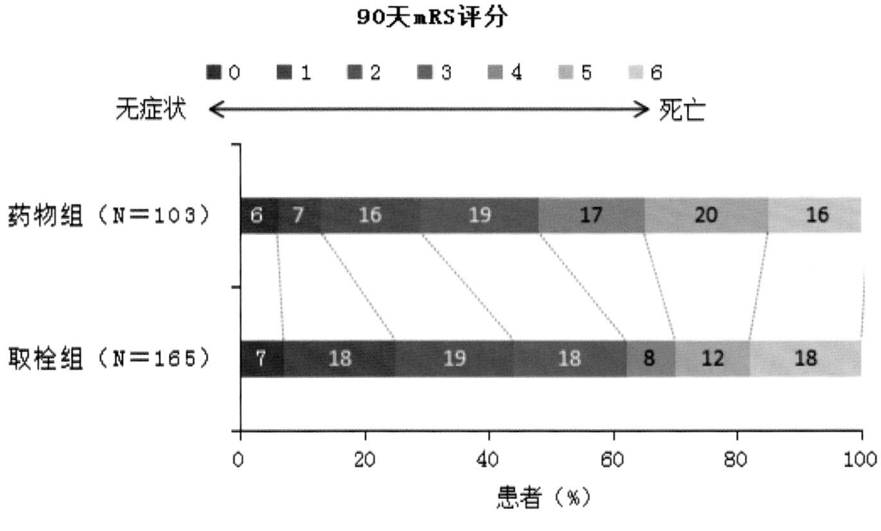

图 1-17 主要终点事件及临床效果

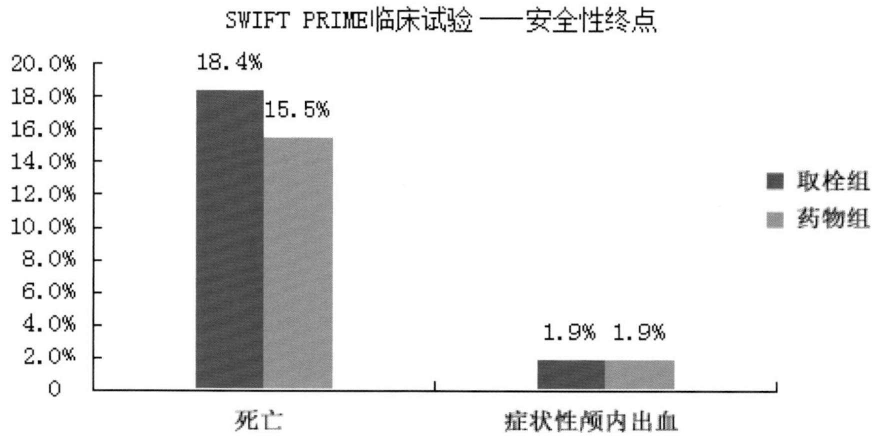

两组间死亡率和症状性出血率无统计学显著差异。

图 1-18 主要安全性重点事件

MR CLEAN 试验，即血管内治疗 AIS 的多中心随机临床试验。该试验是血管内治疗 AIS 的多中心随机临床试验。是一项来自荷兰的前瞻性多中心随机对照研究，第一个显示出血管内治疗与标准内科治疗相比显著获益。该研究纳入 500 例脑卒中发病 6 小时内 CTA 证实有前循环大血管闭塞且 NIHSS ≥ 2 分的患者随机分为标准内科治疗或血管内治疗组，血管内治疗组 97% 使用支架取栓（但无 1 例放置支架），主要终点为 90 天 mRS。两组患者均给予最佳的脑卒中治疗方案，如发病 4.5 小时内给予静脉注射 rt-PA 溶栓且实际接受该治疗的比例极高，近 90%。NIHSS 评分的中位数在介入治疗组 17 分，在对照组 18 分。这表明介入组人群在卒中严重程度与其他大型缺血性脑卒中试验有可比性。两组患者从发病到静脉溶栓的时间中位数是 85 ～ 87 分钟，发病到动脉穿刺时间的中位数是 260 分钟。结果显示血管内治疗组在 24 小时血管再通率极高（80% vs 32%，OR6.9，95% CI 4.3 ～ 10.9）。1 周是梗死体积的中位数较小（49mL vs 80mL），并且 3 个月的 mRS 评分更好（0 ～ 2 分，33% vs 195）。这项研究的阳性结果非常显著，血管内治疗明显提高了再通率、再灌注程度，以及良好的神经功能预后。见图 1-19 至图 1-23，表 1-5。

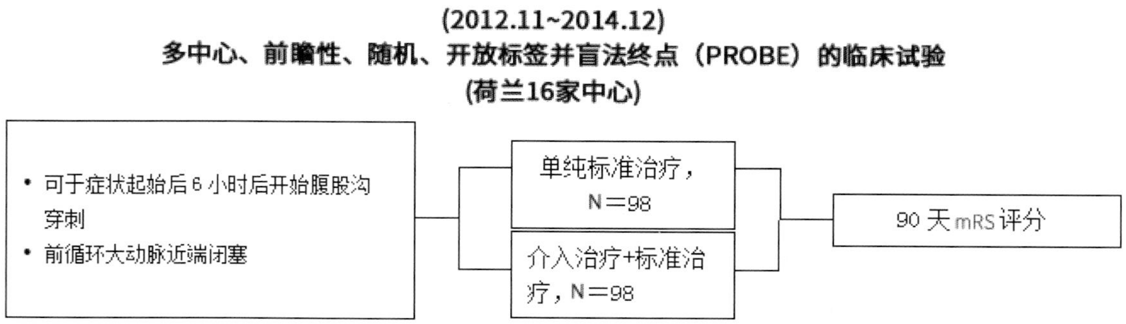

图 1-19 MR CLEAN 试验主要设计

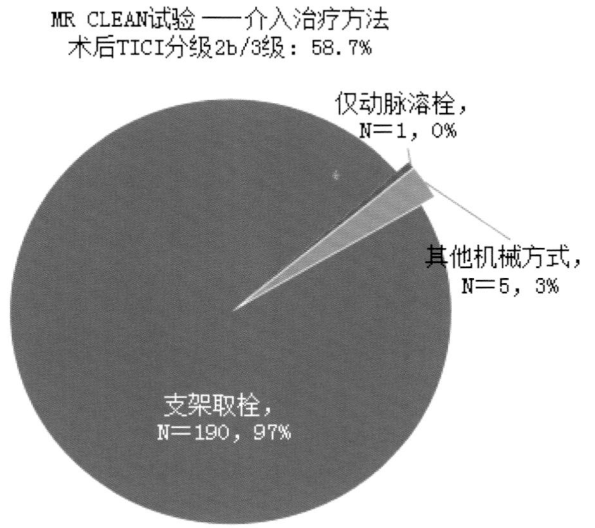

图 1-20 试管中选用血管内介入治疗的方法

表 1-5 REVASCAT 试验——主要终点

主要终点	介入组	对照组	校正 OR 值（95% 可信区间）	*P*
90 天 mRS 评分［中位数（四分位区间）］	3（2 ～ 5）	4（3 ～ 5）	1.7（1.05 ～ 2.8）	＜ 0.025

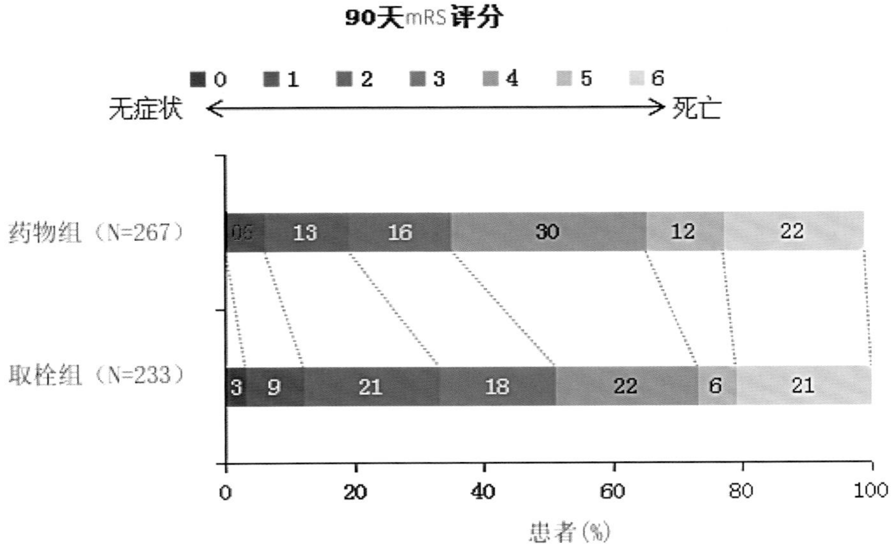

图 1-21 主要终点事件及临床效果

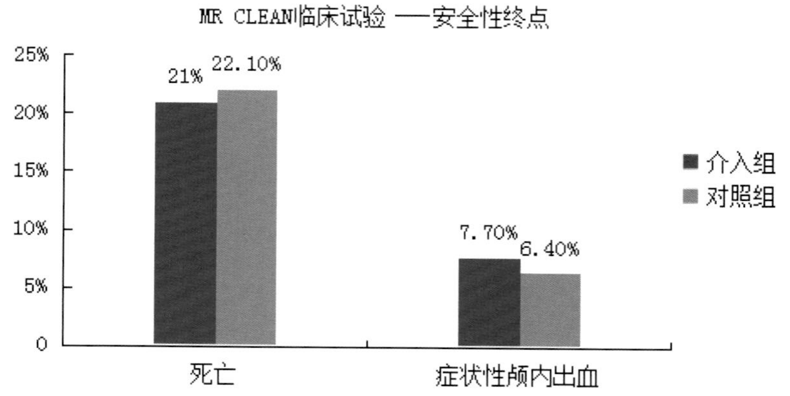

两组间死亡率和症状性出血率皆无统计学显著差异。

图 1-22 主要安全性重点事件

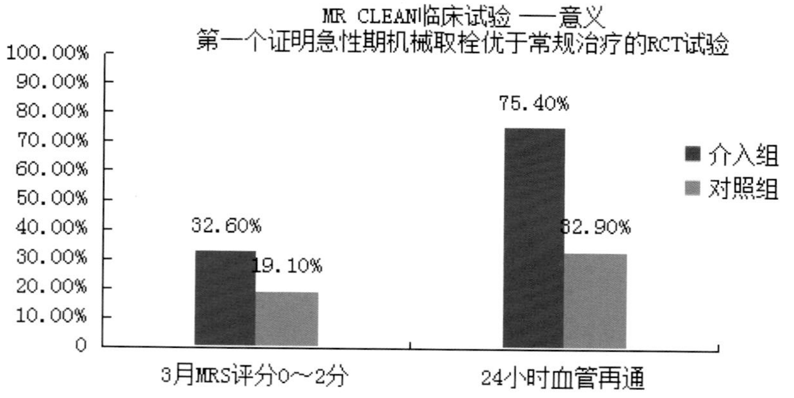

两组间皆无统计学显著差异。

图 1-23 治疗组与对照组死亡、症状性颅内出血情况

上述五个试验结果均证实了机械取栓治疗急性脑梗死的神奇效果，紧接着欧洲、美国和中国的指南也做了更新，把急性脑梗死机械取栓治疗作为 I 类推荐，A 级证据。

三、第三个里程碑

2017 年 11 月 11 日，卒中后 6 到 24 小时的机械取栓（thrombectomy 6 to 24 hours after stroke with a mismatch between deficit and infarct，DAWN）试验结果发布，见表 1-6。DAWN 试验的结果在脑血管病界引起轩然大波——对于急性前循环大动脉闭塞，取栓时间窗从 6 小时一下子扩展至 24 小时。这个结果可以说是人类征服脑梗死的又一个历史性进步。DAWN 研究方法：对符合条件的患者随机分为两组：一组接受取栓治疗，另外一组接受保守药物治疗。两组患者从发病到随机的中位时间分别是 12.2 小时和 13.3 小时。主要终点事件：一个是效用加权 mRS 评分，另外一个是 mRS ≤ 2 的比例。效用加权 mRS 评分是将 mRS 的每一个分级进行了加权处理，一般研究中用得不多。90 天的 mRS ≤ 2 的比例代表预后良好。

1．DAWN 研究纳入标准

（1）前循环 AIS 发病 6 ～ 24 小时。

（2）CTA 或 MRA 证实存在颈内动脉颅内段和大脑中动脉 M1 段闭塞。

（3）年龄≥ 80 岁，NIHSS ≥ 10，梗死体积＜ 21mL；或年龄＜ 80 岁，NIHSS ≥ 20，31mL ＜梗死体积＜ 51mL；（梗死体积由 MRI-DWI 或 CTP-rCBF 确定）。

从纳入标准看，DAWN 研究试图纳入一些临床症状重，而影像学检查显示梗死核心体积较小的患者。

从理论上讲，这些患者症状严重，说明较大范围脑组织已经发生了功能障碍；而 MRI-DWI 或 CTP-rCBF 却提示发生梗死的脑组织体积较小，说明还有不少脑组织处于已经发生功能障碍但是还没有最终形成梗死的状态（缺血半暗带），在这种情况下，如果恢复血供，这部分脑组织的功能可能会恢复。这就叫临床症状和梗死核心的不匹配。

2．主要结果 对于前循环大动脉闭塞，症状重且梗死灶小的患者，急诊取栓治疗使患者 90 天预后良好的比例从 13%（保守组）提升至 49%（取栓组），取栓治疗使预后良好的比例增加了 36%；症状性颅内出血的发病率取栓组为 6%，而药物保守组为 3%，没有统计学差异。同样，两组 90 天死亡率也没有统计学差异。取栓治疗并不增加患者症状性脑出血和死亡率。具体结果见图 1-24 至 1-25。两组患者死亡率和症状性颅内出血的比例见表 1-7。

表 1-6 DAWN 试验临床结果

Table 1.Efficacy outcomes.

Outcome	Thrombectomy Group（N = 107）	Control Group（N = 99）	Absolute Difference（95%CI）	Absolute Difference（95%Credible Interval）	Posterior Probability of Superiority
Primary end points					
Score on utility-weighted modified Rankin scale at 90 days	5.5±3.8	3.4±3.1	2.1（1.2 ～ 3.1）	2.0（1.1 ～ 3.0）	＞ 0.999
Functional independence at 90 days-no.（%）	52（49）	13（13）	36（24 ～ 47）	33（21 ～ 44）	＞ 0.999
				Risk Ratio（95%CI）	P Value
Secondary end points					
Early response-no.（%）	51（48）	19（19）	29（24 ～ 47）	3（2 ～ 4）	＜ 0.001
Recanalization at 24 hr-no.（%）	82（77）	39（39）	40（27 ～ 52）	2（2 ～ 4）	＜ 0.001
Change from baseline in infarct volume at 24 hr-mL					0.003
Median	1	13			
Interquartile range	0 ～ 28	0 ～ 42			

续表

Outcome	Thrombectomy Group（N = 107）	Control Group（N = 99）	Absolute Difference （95%CI）	Absolute Difference （95%Credible Interval）	Posterior Probability of Superiority
Infarct volume at 24 hour-mL					＜ 0.001
Median	8	22			
Interquartile range	0 ～ 48	8 ～ 68			
Grade of 2b or 3 on mTICI scale-no.（%）	90（84）	NA			

（此表摘自 DAWN 试验原文）

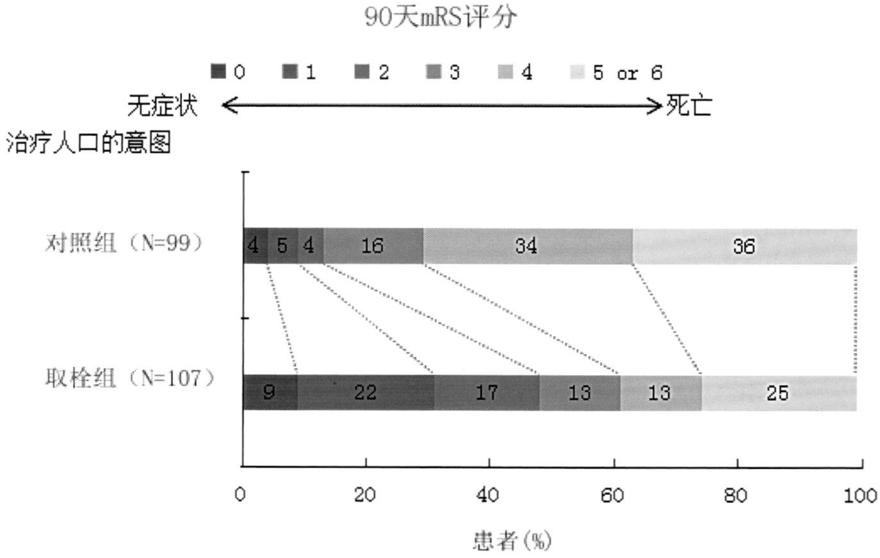

图 1-24 DAWN 试验临床结果：取栓组与对照组 90d mRS 评分

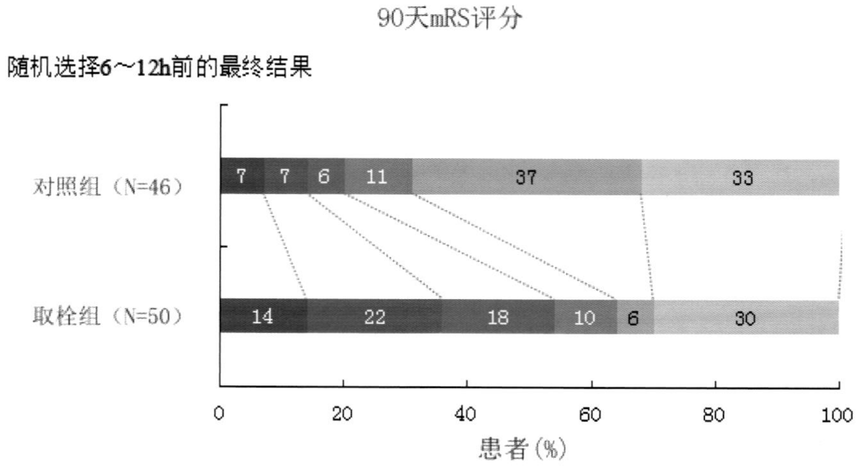

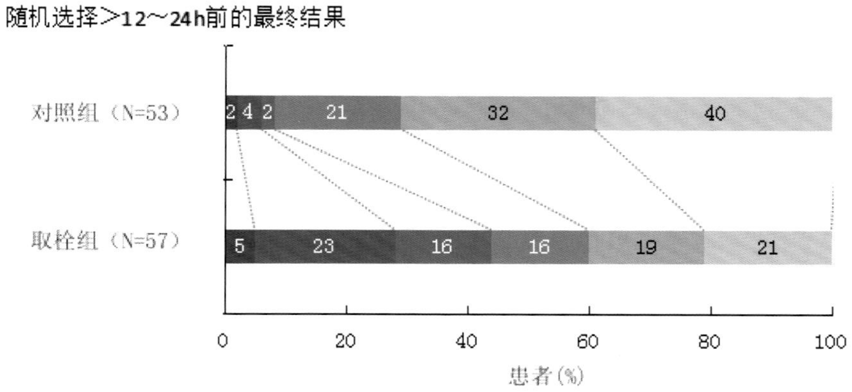

图 1-25 按取栓时间进行亚组分层后取栓组与对照组的 90d mRS 评分

表 1-7 两组患者死亡率和症状性颅内出血的比例

Table 2.Safety outcomes.

Outcome	Thrombectomy Group（N = 107）no.（%）	Control Group（N = 99）	Absolute Difference（95%CI）precentage points	Risk Ratio（95%CI）
Stroke-related death at 90 days	17（16）	18（18）	- 2（ - 13 to 8）	1（1 to 2）
Death from any cause at 90 days	20（19）	18（18）	1（ - 10 to 11）	1（1 to 2）
Symptomatic intracranial hemorrhage at 24hr	6（6）	3（3）	3（ - 3 to 8）	2（1 to 7）
Neurologic deterioration at 24hr	15（14）	26（26）	- 12（ - 23 to - 1）	1（0 to 1）
Procedure-related complications	7（7）	NA		
Distal embolization in a different territory	4（4）	NA		
Intramural arterial dissection	2（2）	NA		
Arterial perforation	0	NA		
Access-site complications leading to intervention	1（1）	NA		

注：两组结果未见明显差异。（此表摘自 DAWN 试验原文）

通俗地讲，经过筛选的前循环大动脉闭塞 6 ～ 24 小时的患者，取栓治疗使脑梗死后存活的患者预后更好，且不增加不良反应。

部分脑梗死患者取栓治疗的时间窗从 6 小时一下子扩展到了 24 小时，意味着成千上万的脑卒中患者能够延长生存时间，提高生存质量。

3．DAWN 研究的启示

（1）DAWN 研究并不是说所有大动脉闭塞的患者都可以把时间窗扩大到 24 小时。首先对象是前循环，后循环目前还没有充分证据；其次，要梗死核心体积小，临床症状重，即存在 Deficit 和 Infarct 的 Mismatch。

（2）预计 DAWN 研究很快会改变我们的临床实践，各国指南会针对该研究做出新的推荐。至少，我们目前对一些超过 6 小时时间窗患者进行多模态个体化评估后的临床实践病例有了大型研究结果的支持，增加了我们的底气。

另外一个重要的试验是 DEFUSE-3 试验。

DEFUSE 3 的详细结果在 2018 年国际卒中大会（International Stroke Conference，ISC）的第一天公布，同时其全文也同期在线发表于著名的《新英格兰医学杂志》。DEFUSE-3 是一项旨在探讨对于发病 6 ～ 16 小时内，存在缺血半暗带（由灌注成像评价）的急性缺血性脑卒中患者，评估血管内诊治是否优于标准药物治疗的研究。DEFUSE-3 由美国 NIH 资助，在美国的 38 个中心进行的随机对照研究，其主要的纳入标准如下：发病 6 ～ 16 小时的急性脑梗死患者，年龄 18 ～ 90 岁；NIHSS ≥ 6；CTA 或 MRA 证实颈动脉颅外段或颅内段或大脑中动脉近端闭塞；小梗死核心且大缺血半暗带（CTP/DWI 和 MRP 评估：梗死核心体积＜ 70mL；且缺血组织 / 梗死体积≥ 1.8；且缺血半暗带体积≥ 15mL）。符合条件的患者被 1 ∶ 1 随机分配到血管内治疗＋标准药物治疗组或标准药物治疗组。主要终点为 3 个月的 mRS 评分。

DEFUSE 3 研究设计为适应性富集设计，从 2016 年 6 月开始，原计划的最大样本量为 476，由于 DAWN 研究结果的公布，该研究在纳入 182 例患者后，在 2017 年 5 月提前终止。这些患者从发病到随机的时间将近 11 个小时。

治疗结果：3 月后，血管内治疗组 mRS 为 3（1 ～ 4），对照组为 4（3 ～ 6），OR 为 2.77，$P < 0.001$；血管内治疗组 45% 的患者获得了功能独立（mRS ≤ 2），而对照组仅 17% 的患者获得了功能独立，$P < 0.001$；症状性颅内出血和死亡率（血管内治疗组 14%，对照组 26%，$P = 0.05$）未增加。血管内治疗取得了压倒性的优势。

DEFUSE 3 研究和 DAWN 研究一下子把机械取栓的时间窗从 2015 年指南推荐的 6 小时，拓展到 24 个小时。但是并不是说所有的患者都可以在 6 小时后进行取栓治疗，要知道这两项研究取得成功的关键在于其合理的患者筛选方法。我们在临床中一定要避免只看实验结果而不顾其实现过程的做法。

第四节 机械取栓时间窗究竟应该是多久

时间窗的概念一直伴随着急性缺血性脑卒中治疗的历史，1995 年开启了 rt-PA 静脉溶栓治疗时代的 NINDS 研究，强调了 4.5 小时静脉溶栓的时间窗；尿激酶动脉内溶栓的时间窗限定在 6 小时；关于机械取栓的时间窗，回顾一下前面提到的 5 项大型研究患者纳入时间窗也不尽相同，ESCAPE 是 12 小时，REVASCAT 是 8 小时。这些研究都过早终止，但也得出了阳性结果。最终多国指南推荐了 6 小时时间窗的机械取栓。

这五项研究的数据汇总分析结果发表在 2016 年 9 月的《The Journal of the American Medical Association》上。该分析共纳入 5 项随机研究的 1287 例患者（血管内取栓联合内科治疗组 634 例，单独内科治疗组 653 例），从发病到随机的时间平均为 196 分钟。血管内治疗组，症状发作的动脉穿刺时间为 238 分钟（＜ 4 小时），症状发作到再灌注时间为 286 分钟（＜ 5 小时）。90 天血管内组和内科组平均 mRS 评分分别是 2.9 和 3.6。在血管内治疗组，随着症状发作到动脉穿刺时间的延长，90 天良好的概率逐渐下降。从 3 小时到 7.3 小时都保持着统计学差异。在血管内治疗组达到显著再灌注的 390 例患者中，每 1 小时再灌注延迟都会导致残疾程度较轻和功能独立比率的下降，但是死亡率没有变化。

结论：大动脉闭塞缺血性脑卒中的个体化数据 meta 分析结果提示，与单独内科治疗相比，早期血管内取栓联合内科治疗能够降低 3 个月时残疾程度。超过 7.3 小时（发病到动脉穿刺时间）后获益将无显著差异，提示应该在 7 小时内进行血管内治疗。

时间窗被认为是影响缺血性脑卒中患者血管内治疗效果的重要因素。一项汇总了 5 大临床研究的 meta 分析结果表明，越早接受血管内治疗联合药物治疗的患者，3 个月的残疾程度越低。如果血管内治疗在发病 7.3 小时以后开始，则血管内治疗联合药物治疗相对于单纯药物治疗的优势失去统计学意义。

然而，在第三届欧洲卒中大会上公布的一项针对影像学与临床不匹配的醒后卒中和晚呈现卒中的研究，DAWN 结果则显示出了临床和影像学评估的重要性。研究者筛选出症状发作 6 小时后利用影像检查和临床评分确定“目标不匹配”的患者。如果患者梗死核心较小且有 NIHSS 得分的数据，则被筛选出来纳入研究中，并随机分配至血栓切除术组或对照组。但具体的纳入要求随年龄而变化：若患者年龄＞ 80 岁，NIHSS 评分需要＞ 10 分，梗死核心体积＜ 21mL；若患者年龄＜ 80 岁，要求 NIHSS 评分＞ 10 分，核心体积＜ 31mL 或者 NIHSS 评分＞ 20 分，核心体积＜ 51mL。数据安全监测委员会建议这项研究提前终止，因为机械取栓组的患者显著获益。研究结果表明，即使超出时间窗，经过严格临床和影像评估选择的患者，仍可能从血管内治疗中显著获益。因此，时间是一个相对概念，在影像学的帮助下，可以尝试扩大时间窗下行血管内治疗。

上述 DAWN 试验结果于 2017 年 11 月 11 日正式发表在新英格兰杂志上，在脑血管病界引起轩然大波——对于急性前循环大动脉闭塞，取栓时间窗从 6 小时一下子扩展至 24 小时。当然，这个时间窗的延长是有前提的，要满足梗死核心体积小，临床症状重，即存在 Deficit 和 Infarct 的 Mismatch。DAWN 试验结果提示：部分脑梗死患者取栓治疗的时间窗从 6 小时一下子扩展到了 24 小时，意味着成千上万的脑卒中患者能够延长生存时间，提高生存质量。2017 年 11 月 11 日《新英格兰医学》杂志在线发表了“DAWN”研究的中期分析结果（2018 年 1 月 4 日发表最终版本）。其研究对象的纳入标准主要包括了三个方面：①已知患者最后处于正常状态的时间与就诊的间隔在 6 ～ 24 小时之间。②存在颈内动脉颅内段或大脑中动脉 M1 段的闭塞。③就诊时的神经功能缺损程度与梗死体积明显不匹配。入组患者被随机分配接受标准药物治疗加血管内取栓治疗或仅接受标准药物治疗。中期分析的结果显示，取栓治疗显著改善了 90 天的功能预后，取栓组 24 小时的血管再通率显著高于药物治疗组，两组间 90 天的症状性颅内出血风险和死亡率没有显著差别。因中期分析结果达到了预设的标准，研究已被提前终止。

在急性缺血性脑卒中的治疗中，延长血管再通的“时间窗”一直是努力的方向。DAWN 研究设立了“6 ～ 24 小时”的时间标准，这并非实际发病到就诊的间隔，而是指患者最后被证实处于正常状态到就诊的间隔。在取栓治疗组和对照组中，中位间隔时间分别为 12.2 小时和 13.3 小时，醒后卒中分别占到了 63% 和 47%，即使都减去正常成年人的平均睡眠时长，多数患者实际发病到就诊的间隔仍超过了 6 小时。换言之，DAWN 研究首次通过随机对照研究证实了发病 6 小时以后血管内取栓的价值，结果令人欣喜和鼓舞。但如果将 DAWN 研究的意义停留在延长“时间窗”的层面，则可能弱化了这项研究的价值。

在发病 6 小时内进行血管内取栓的 5 项经典研究中，所有取栓患者的基线 NIHSS 评分的中位数为 17，其中 83% 的患者取栓前接受了静脉溶栓，90 天时 mRS 0 ～ 2 分的比例为 46%。在 DAWN 研究中，取栓组的基线 NIHSS 评分中位数同为 17，仅有 5% 的患者在取栓前接受了静脉溶栓，90 天时 mRS 0 ～ 2 分的比例却达到了 49%，略高于 6 小时以内的接受取栓治疗的患者。在其他条件不变的情况下，血管再通时间延迟会造成患者获益下降是不争的事实。DAWN 研究中，哪些因素抵消了治疗延迟所带来的不利影响值得深入探究。

DAWN 研究中采用了 Trevo 自膨式可回收支架取栓，术后成功再灌注的比例达到 84%，与 EXTEND-IA 和 SWIFT PRIME 研究的结果近似。除了取栓装置的差异，更值得关注的可能是患者选择中的另一重要标准：即神经功能缺损严重程度和梗死体积的不匹配。大动脉闭塞性脑卒中患者能够从血管再通治疗中获益有两个前提：一是能够实现有效的血管再通和组织再灌注；二是存在一定体积的，需要挽救而又可以挽救的脑组织，可以挽救是指组织还没有发生不可逆坏死，需要挽救意味着如果不能及时恢复有效血流灌注，组织最终会进展至不可逆坏死，也就是通常所说的半暗带组织。

在机械取栓时代，实现血管再通的把握度大大增加，患者是否存在足够体积的半暗带成为决定血管再通治疗效果的关键因素。把“时间窗”作为关键适应证的内在含义是推测处于时间窗内的患者还存在足够体积的半暗带，而这种推测并非适用于所有患者。一个特定的时间窗，即使经过了循证医学的验证，仍可能排除一部分有治疗价值的患者，而同时又将一部分没有治疗意义的患者包括进来。准确评估有无半暗带及其大小，确定适合血管再通治疗的“组织窗”（半暗带的体积阈值）理论上要优于简单的“时间窗”标准。在 6 小时内的机械取栓研究中，EXTEND-IA 和 SWIFT PRIME 研究的入组标准增加了半暗带体积的限定，患者的结局也要优于 MR-CLEAN、ESCAPE 和 REVASCAT 研究。在半暗带的识别中，经典的方法是根据 DWI 或 CTP 确定梗死核心的体积，根据 CTP、PWI 判断低灌注区域的体积，然后推算半暗带体积。在 DAWN 研究中，根据神经功能缺损严重性和梗死体积不匹配来判断半暗带，简单易行，特别是当患者有 DWI 检查结果时，可不必再耗费时间进行灌注成像检查，其临床应用前景值得期待。

另外，DEFUSE-3 的结果在 2018 年 ISC 的第一天公布，也为取栓时间窗带来新的思考。该试验的纳入标准如下：发病 6 ～ 16 小时的急性脑梗死患者，年龄 18 ～ 90 岁；NIHSS ≥ 6；CTA 或 MRA 证实颈动脉颅外段或颅内段或大脑中动脉近端闭塞；小梗死核心且大缺血半暗带（CTP/DWI 和 MRP 评估：梗死核心体积＜ 70mL；且缺血组织 / 梗死体积≥ 1.8；且缺血半暗带体积≥ 1 mL）。符合条件的患者被 1∶1 随机分配到血管内治疗＋标准药物治疗组或标准药物治疗组。主要终点为 3 个月的 mRS 评分。可以看出，和 DAWN 试验相比，梗死核心体积更大了（前者为小于 50mL，后者为小于 70mL）。结果显示，血管内治疗组 45% 的患者获得了功能独立（mRS ≤ 2），而对照组仅 17% 的患者获得了功能独立，$P < 0.001$；症状性颅内出血和死亡率（血管内治疗组 14%，对照组 26%，$P = 0.05$）未增加。血管内治

疗取得了压倒性的优势且并发症并没有增加。

基于 DAWN 试验和 DEFUSE 3 试验的结果，2018《美国 AHA/ASA 急性脑卒中早期管理指南》已经以最高等级的证据推荐了 6 ～ 16 小时的取栓治疗，以 B-R 级别的证据推荐了 6 ～ 24 小时的取栓治疗。

核心梗死体积达到 70mL 的患者能够通过机械取栓，那么对于 Alberta 卒中项目早期 CT 评分（Alberta Stroke Program Early CT Score，ASPECTS）＜ 6 分，或者大面积脑梗死患者能否从血管内再通中获益？近期，来自法国的 Jean-Philippe Desilles 等在《the Journal of the American Medical Association》上发布了一项研究，他们使用基于 DWI-ASPECTS 对患者术前影像学进行分析，用以探索大面积脑梗死患者能否从血管内再通中获益。纳入了 218 例行再通治疗且术前 DWI-ASPECTS ≤ 6 的急性大血管闭塞性脑卒中患者，最终 145 例（66%）患者成功实现再通，73 例患者未成功再通。通过对两组进行对比显示，成功再通组患者较未成功再通组有着显著较高的 90 天良好预后（38.7% vs 17.4%；$P = 0.002$）及较低的死亡率（22.5% vs 39.1%；$P = 0.013$），两组围手术期症状性颅内出血率未见明显差异（13.0% vs 14.1%；$P = 0.83$）。

自从 DAWN 和 DEFUSE-3 奠定了大血管梗阻超时间窗取栓的临床证据基础，发病在 6 ～ 24 小时的患者就有了更多获得治疗和挽救的希望。但究竟如何治疗，时间是否会对预后造成影响，以及如何改进，这些亟待解决的问题催生了 AURORA 试验的诞生。AURORA 研究 (analysis of pooled data from randomized studies of thrombectomy more than 6 hours after last known well)，选取了 3 个取栓支架的 3 期临床试验 DAWN 和 DEFUSE-3 的全部数据，以及两个含有超窗患者的 ESCAPE 和 REVASCAT 试验中最后看起来正常的时间超过 6 小时的患者数据。通过统计学调整和回归分析来保持患者基线数据的一致性。主要临床终点为 90 天的 mRS 评分的迁移，次要临床终点是 90 天独立功能预后比例（mRS 评分 0 ～ 2 分的比例）。主要安全性终点是 90 天的症状性颅内出血和死亡率。瑞典时间 2018 年 5 月 17 日，由 Jovin 教授公布了 AURORA 研究的初步结果：

支架取栓在超窗患者中需要治疗人数（number need to treat，NNT）已经达到了 2.5，换句话说，我们每治疗两个半患者，就有一个人能够获得良好的功能预后。这从早期五大试验 MR CLEAN 时代的 NNT=7.3 已经是一个划时代的飞跃，也给了临床医生极大的信心。AURORA 研究的结论：对于超过 6 小时的急性脑卒中患者来说，支架取栓血管内治疗仍然是非常有效的；治疗效果和患者获益并不比发病 6 小时内的差；安全性指标可以接受而且与 6 小时内的治疗组无差异；无论患者发病时间长短，年龄大小，症状是否严重，以及 ASPECTS 评分高低，所有亚组患者均能获益；时间窗在 12 ～ 24 小时内患者组对比 6 ～ 12 小时组，能明显看到支架取栓治疗的有效性；目击脑卒中患者与醒后卒中以及未知发病时间的卒中患者对比，仍能得到相差无几的临床获益。

所以各种研究说明，时间窗是重要的，但绝不是绝对的。

上述的时间窗都是针对前循环的，后循环机械取栓时间窗尚没有大型随机对照试验结果支持。AIS 血管内治疗 2015 中国指南指出：急性基底动脉闭塞患者应行多模态影像学（CT 或 MRI）检查，评估后可实施机械取栓，或按照当地伦理委员会批准的随机对照血管内治疗试验进行（IIb 类推荐，B 级证据）。

总之，在急性缺血性脑卒中机械取栓治疗中，时间窗的概念是相对的，要根据患者的临床症状，是否是大血管闭塞、核心梗死灶大小、侧支循环情况进行个体化多模态评估后进行选择个体化的时间窗。

比如在一站式 CT 评估中，CTA 可清楚直观地显示是否存在大血管闭塞，CTP 可以提示是否存缺血性半暗带：CBV 降低区域（梗死核心）和 MTT 增加区域（半暗带区）存在不匹配。

其实，从理论上讲，患者能不能够从取栓治疗中获益，关键是要看患者有没有可以挽救的脑组织，也就是血供恢复后功能仍然能够恢复的脑组织（缺血半暗带）。缺血时间是缺血半暗带的一个影响因素，但绝对不是决定因素。这就解释了临床中经常看到的现象：有些发病 1 小时后取栓再通的患者预后仍然很差，而有些发病 10 小时后取栓再通的患者预后依然很好。区别就在于患者有没有缺血半暗带。有了这个理论后，就不难回答本文标题提出的问题“急性脑梗死的取栓治疗时间窗究竟应该是多久”，其实这个问题本身可能就有些问题，也许急性脑梗死取栓治疗本来就不应该有一个具体时间窗的限制，只要患者还有足够的可以挽救的缺血半暗带脑组织，患者就有可能从再灌注治疗中获益。所以，在急性脑梗死动脉取栓中，越来越发现时间窗只是个重要因素，但绝不是决定因素。确定适合血管再通治疗的“组织窗”（半暗带的体积阈值）理论上要优于简单的“时间窗”标准。

（朱青峰　孙　奇　王国芳　郭红梅　崔少罡）

参考文献

[1]Berkhemer OA, Fransen PS, Beumer D, et al. A randomized trial of intraarterial treatment for acute ischemic stroke. N Engl J Med, 2015, 372（1）: 11-20.

[2]Campbell BC, Mitchell PJ, Kleinig TJ, et al. Endovascular therapy for ischemic stroke with perfusion-imaging selection. N Engl J Med, 2015, 372（11）: 1009-1018.

[3]Goyal M, Demchuk AM, Menon BK, et al. Randomized assessment of rapid endovascular treatment of ischemic stroke. N Engl J Med, 2015, 372（11）: 1019-1030.

[4]Jovin TG, Chamorro A, Cobo E, et al. Thrombectomy within 8 hours after symptom onset in ischemic stroke. N Engl J Med, 2015, 372（24）: 2296-2306.

[5]Saver JL, Goyal M, Bonafe A, et al. Stent-retriever thrombectomy after intravenous t-PA vs t-PA alone in stroke. N Engl J Med, 2015, 372（24）: 2285-2295.

[6]Jeffrey L.Saver,Mayank Goyal,Aadvander Lugt,et al.time to treatment with endovascular thrombectomy and outcomes from ischemic stroke: a meta-analysis.JAMA, 2016, 36（12）: 1276-1288.

[7]GoyalM, MenonBK, vanZwamWH, et al.Endovascular thrombectomy after large-vessel ischaemic stroke: a meta-analysis of individual patient data from five randomised trials.Lancet, 2016, 387: 1723-1731.

[8]Coutinho JM, Liebeskind DS, Slater LA, et al.Combined intravenous thrombolysis and thrombectomy vs thrombectomy alone for acute ischemic stroke: a pooled analysis of the SWIFT and STAR studies. JAMA Neurol, 2017, 74 (3) : 268-274.

[9]Rai AT, Boo S, Buseman C, et al.Intravenous thrombolysis before endovascular therapy for large vessel strokes can lead to significantly higher hospital costs with-

out improving outcomes.Journal of Neurointerventional Surgery，2018，10（1）：17-21.

[10]Guedin P，Larcher A，Decroix JP，et al.Prior IV thrombolysis facilitates mechanical thrombectomy in acute ischemic stroke.J Stroke Cerebrovasc Dis，2015，24：952-957.

[11]Behme D，Kabbasch C，Kowoll A，et al.Intravenous thrombolysis facilitates successful recanalization with stent-retriever mechanical thrombectomy in middle cerebral artery occlusions.J Stroke Cerebrovasc Dis，2016，25：954-959.

[12]Angermaier A，Michel P，Khaw AV，et al.Intravenous thrombolysis and passes of thrombectomy as predictors for endovascular revascularization in ischemic stroke.J Stroke Cerebrovasc Dis，2016，25：2488-2495.

[13]Pfefferkorn T，Holtmannspötter M，Patzig M，et al.Preceding intravenous thrombolysis facilitates endovascular mechanical recanalization in large intracranial artery occlusion.Int J Stroke，2012，7：14-18.

[14]Abilleira S，Ribera A，Cardona P，et al.Outcomes after direct thrombectomy or combined intravenous and endovascular treatment are not different.Stroke，2017，48（2）：375-378.

[15]Bracard S，Ducrocq X，Mas JL，et al.Mechanical thrombectomy after intravenous alteplase versus alteplase alone after stroke（THRACE）：a randomised controlled trial.Lancet Neurol，2016，15：1138-1147.

[16]Muir KW，Ford GA，Messow CM，et al.Endovascular therapy for acute ischaemic stroke：the Pragmatic Ischaemic Stroke Thrombectomy Evaluation（PISTE）randomised，controlled trial.J Neurol Neurosurg Psychiatry，2017，88（1）：38-44.

[17]Mocco J，Zaidat OO，von Kummer R，et al.Aspiration thrombectomy after intravenous alteplase versus intravenous alteplase alone.Stroke，2016，47：2331-2338.

[22]Tsivgoulis G，Katsanos AH，Mavridis D，et al.Endovascular thrombectomy with or without systemic thrombolysis？Ther Adv Neurol Disord，2017，10（3）：151-160.

[18]Broeg-Morvay A，Mordasini P，Bernasconi C，et al.Direct mechanical intervention versus combined intravenous and mechanical intervention in large artery anterior circulation stroke：a matched-pairs analysis.Stroke，2016，47：1037-1044.

[19]Weber R，Nordmeyer H，Hadisurya J，et al.Comparison of outcome and interventional complication rate in patients with acute stroke treated with mechanical throm-

bectomy with and without bridging thrombolysis.J Neurointerv Surg，2017，9（3）：229-233.

[20]Sebastian Bellwald，Ralph Weber，Tomas Dobrocky，et al.direct mechanical intervention versus bridging therapy in stroke patients eligible for intravenous thrombolysis：a pooled analysis of 2 registries.Stroke.2017,45（12）：3282-3288.

[21]Louis R.Caplan. 王拥军主译 .Caplan 卒中临床实践 .5 版 . 北京：人民卫生出版社，2017.

[22]Nogueira RG，Jadhav AP，Haussen DC，et al.Thrombectomy 6 to 24 Hours after Stroke with a Mismatch between Deficit and Infarct.N Engl J Med，2018，378（1）：11-21.

[23]Tsivgoulis G，Katsanos AH，Arthur A，et al.Endovascular vs medical management of acute ischemic stroke.Neurology .2015；85，1980-90.

[24]Warach SJ，Luby M，Albers GW，et al.Acute Stroke Imaging Research RoadmapIII Imaging Selection and Outcomes in Acute Stroke Reperfusion Clinical Trials：Consensus Recommendations and Further Research Priorities.Stroke，2016，47（5）：1389-98.

[25]Desilles JP，Consoli A，Redjem H，et al.Successful Reperfusion With Mechanical Thrombectomy Is Associated With Reduced Disability and Mortality in Patients With Pretreatment Diffusion-Weighted Imaging-Alberta Stroke Program Early Computed Tomography Score ≤ 6.Stroke，2017，48（4）：963-969.

[26]G.W.Albers，M.P. Marks S，Kemp S，et al.Thrombectomy for Stroke at 6 to 16 Hours with Selection by Perfusion Imaging.The New England Journal of Medicine，2018，378（8）：708-718.

[27]Garcia.JH,Anderson ML.Pathophysiology of cerebral ischemia.Crit Rev Neurobiol 1989，4:303-324.

第二章　机械取栓的一般知识

第一节　机械取栓概述

所谓机械取栓，就是应用一种特殊的装置（支架、Penumbra 器械），穿过或到达脑血管闭塞部位，将堵塞血管的栓子通过介入手段取出，实现血管再通的一种血管内治疗方式。这种方式血管再通率高（84% ～ 98%）。机械取栓的目的是在不可逆的神经损伤之前尽早恢复脑组织血供，挽救尚处于缺血的组织。缺血组织血供恢复的越早，患者的预后越好。

患者的选择是决定机械取栓治疗效果的关键。5 大研究之所以取得非常好的阳性结果，体现了支架取栓技术联合静脉溶栓明显优于单纯静脉溶栓的优势，得益于严格的术前评估和入选标准。在这些研究中，绝大多数患者应用电子计算机断层扫描（computed tomography，CT）平扫计算的 ASPECTS 大于 6 分，血管影像显示存在明确的大动脉闭塞，且多数患者接受了侧支循环或组织灌注评估，入组患者侧支循环比较好。近期我国刘新峰教授发表的一项回顾性研究结果显示术后出血率明显高于预期的术后出血率，72 小时出血率高达 16%，大大超过了 5 大临床研究的结果。针对出血的原因分析显示，患者的选择与出血率高存在显著相关性，包括 ASPECTS 评分低（小于指南推荐的 6 分）、侧支循环差、操作时间长、多次取栓、开通之前时间延误、卒中程度重等。因此，介入取栓技术不应盲目开展，我们应遵循指南，严格筛选取栓患者，充分进行术前评估，才有可能取得与 5 大临床研究相似的结果，使更多的患者获益。

第二节　国内常用的取栓装置

美国食品药品监督管理局（Food and Drug Administration，FDA）批准的血栓清除装置有 4 种：Merci 取栓系统（2004 年）、Penumbra 系统（2007 年）、Solitiare FR 装置（2012 年）及 Trevo 取栓器（2012 年）。

目前常用的支架式取栓装置包括开放式支架（Solitiare FR）和闭环式支架样取栓装置（Trevo 和 Revive SE）。Solitiare FR 支架是美国 FDA 批准的第一个可用于血运重建的取栓装置，也是目前国际市场上应用最广、证据最多的一种取栓装置。早期报道的 Solitiare FR 支架取栓血运重建率 89% ～ 92%，功能显著恢复的患者达 61.9%。但是也有报道称 Solitiare FR 取栓后部分患者出现血管痉挛或夹层，极少数患者可能发生远期再狭窄或血管闭塞的情况。而 Trevo 和 Revive 类似于远端闭合的颅内支架，对血管的损伤相对较小，动物实验证实其对血管无损伤。尽管如此，目前尚无直接证据证实不同类型支架式取栓装置对比存在统计学差异，医生应该根据病变特点和个人经验选择合适的取栓器材。

一、Solitiare FR

也称为 Solitiare FR 血流重建装置，是唯一有充分循证医学证据的支架取栓装置（I 类证据，A 级推荐）。Solitiare FR 支架的结构见图 2-1；Solitiare FR 血流重建装置产品信息见表 2-1。

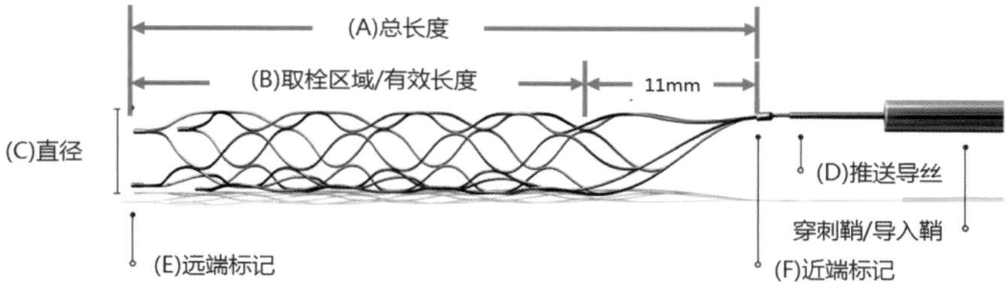

图 2-1 Solitiare FR 支架的结构

表 2-1 Solitiare FR 血管重建装置产品信息—支架的型号

产品编号	适用血管直径（mm）	（A）全长（mm）	（B）回收范围长度（mm）	（C）装置直径（mm）	（D）推送导丝长度（mm）	（E）远端标记	（F）近端标记	最小微导管内径（in）
SFR-4-15	2.0 ~ 4.0	26	15	4	180	3	1	0.021
SFR-4-20	2.0 ~ 4.0	31	20	4	180	3	1	0.021
SFR-6-20	3.0 ~ 5.5	31	20	6	180	4	1	0.027
SFR-6-30	3.0 ~ 5.5	42	30	6	180	4	1	0.027

Solitiare FR 取栓工作过程如下图所示，见图 2-2 至图 2-10。

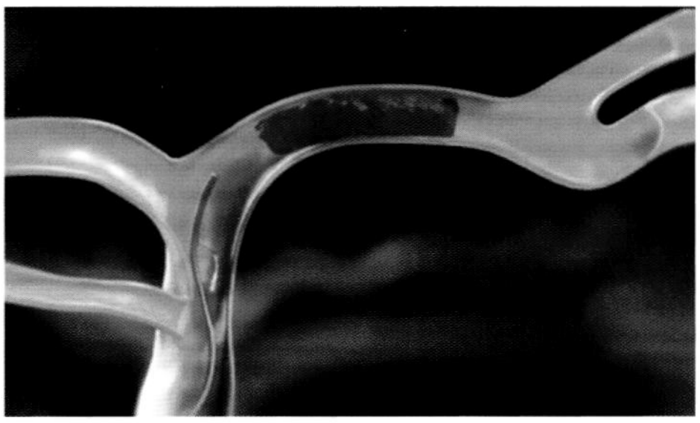

图 2-2 微导丝通过近端血管到达血栓近端

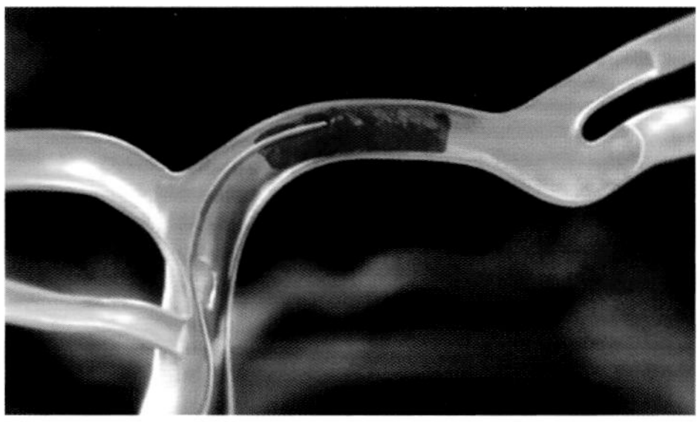

图 2-3 微导丝穿过血栓过程

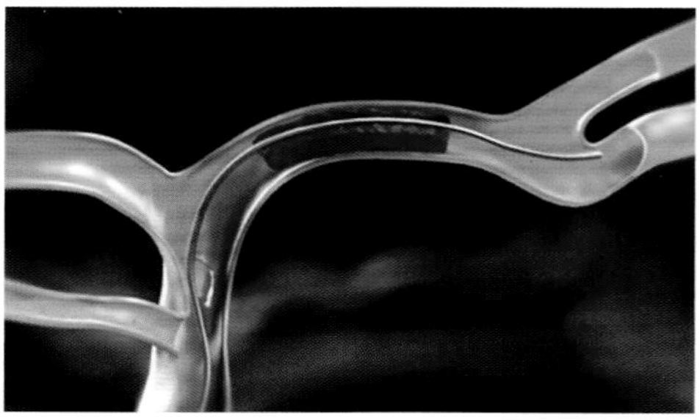

图 2-4 微导丝完全穿过血栓，
到达闭塞血管远端

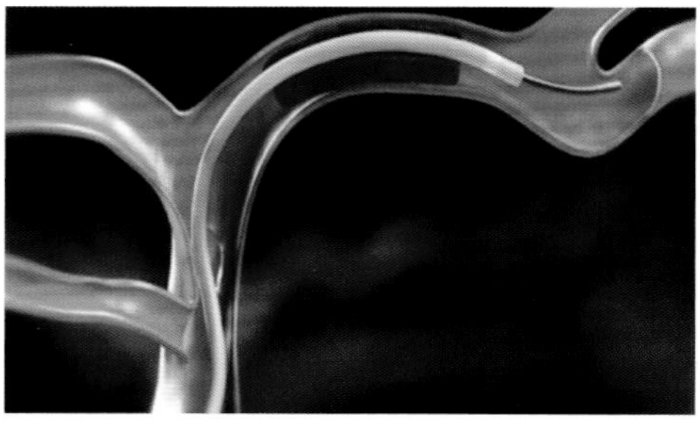

图 2-5 支架导管沿着微导丝完全穿过血栓，
到达闭塞血管远端

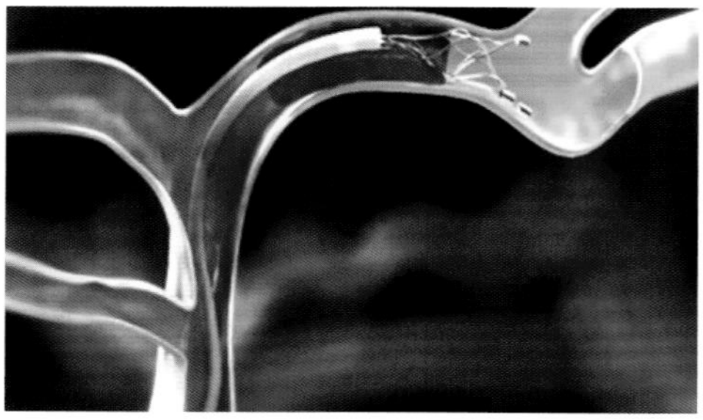

图 2-6 撤出微导丝后，通过支架导管装入支架系统，
图示为支架沿着支架导管到达血栓远端后，
回撤支架导管，使 Solitiare FR 支架在血栓内逐渐释放

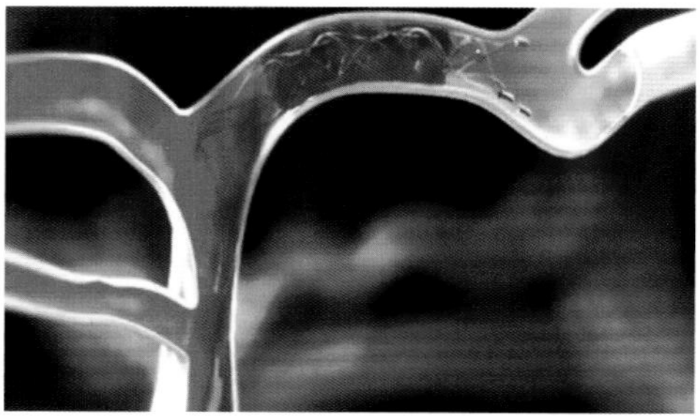

图 2-7 Solitiare FR 支架完全在血栓内释放，
支架和血栓相互“嵌顿”一起

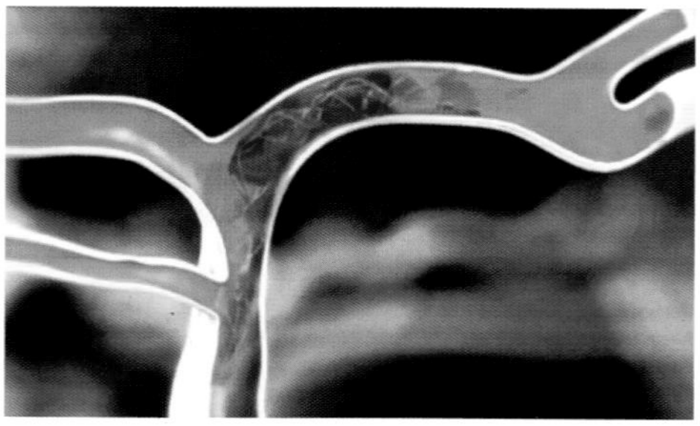

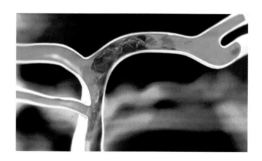

图 2-8 回撤 Solitiare FR 支架，使支架和血栓一同
向近端导引导管方向移动

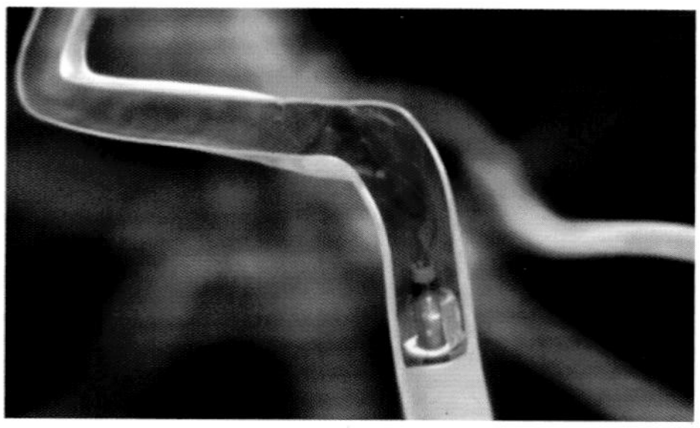

图 2-9 继续回撤 Solitiare FR 支架，使支架和血栓
一起拉向导引导管，向体外方向移动

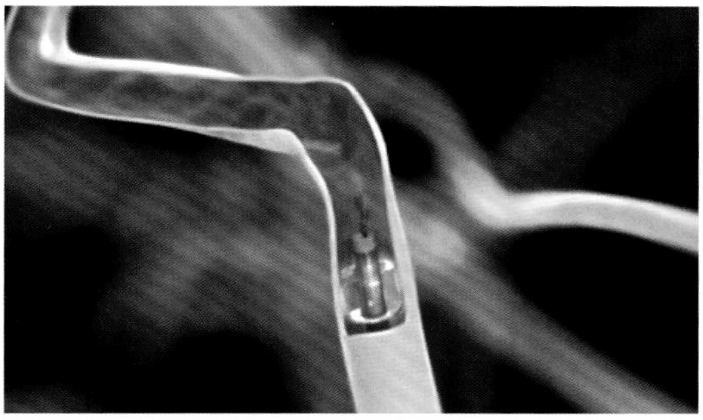

图 2-10　继续回撤 Solitiare FR 支架，使支架和血栓一起
拉向导引导管而移出体外，从而使闭塞血管再通

二、Trevo 支架

Trevo 支架是美国史塞克公司生产的远端闭合取栓支架，它的特点是全程可视且远端闭合。目前美国史塞克公司发起的急性大血管闭塞缺血性脑卒中血管再通（Trevo）登记研究正在进行，它是一项全球性多中心前瞻性单臂研究，有 100 多家中心参加，计划入组 2000 例患者，目前已经入组 1000 多例，从目前的初步结果看其安全性和有效性都与临床研究结果相似。本产品推荐：每个取栓支架最多可使用 3 次，每根血管最多可使用 6 次。Trevo 支架取栓系统全套产品信息见表 2-2。

表 2-2 Trevo 支架取栓系统全套产品信息

产品	型号尺寸	外径	内径	有效长度
Trevo Provue 支架	4mm×20mm			
Trevo Pro 微导管		2.7F/2.4F	0.21 in	150cm
8F Meric BGC 球囊导管	8F	8F(0.104 in)	0.078 in	80cm/95cm
9F Meric BGC 球囊导	9F	9F(0.116 in)	0.085 in	80cm/95cm
DAC 044 远端支撑导管		4.3F(0.056 in)	3.3F(0.044 in)	115cm/130cm
DAC 057 远端支撑导管		5.2F(0.068 in)	4.3F(0.057 in)	115cm/125cm

Trevo 支架取栓工作过程如下图所示：见图 2-11，图 2-12。

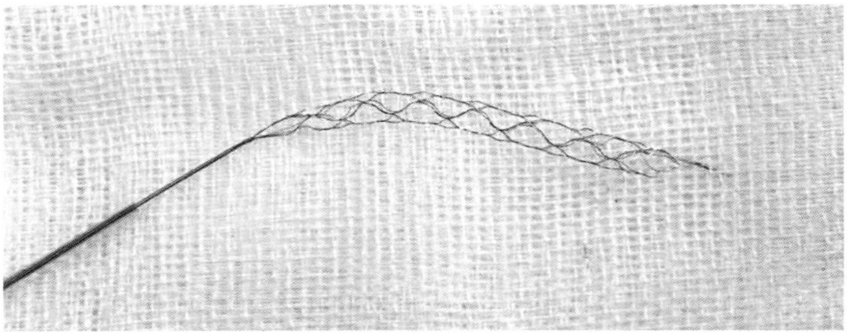

图 2-11 Trevo 支架

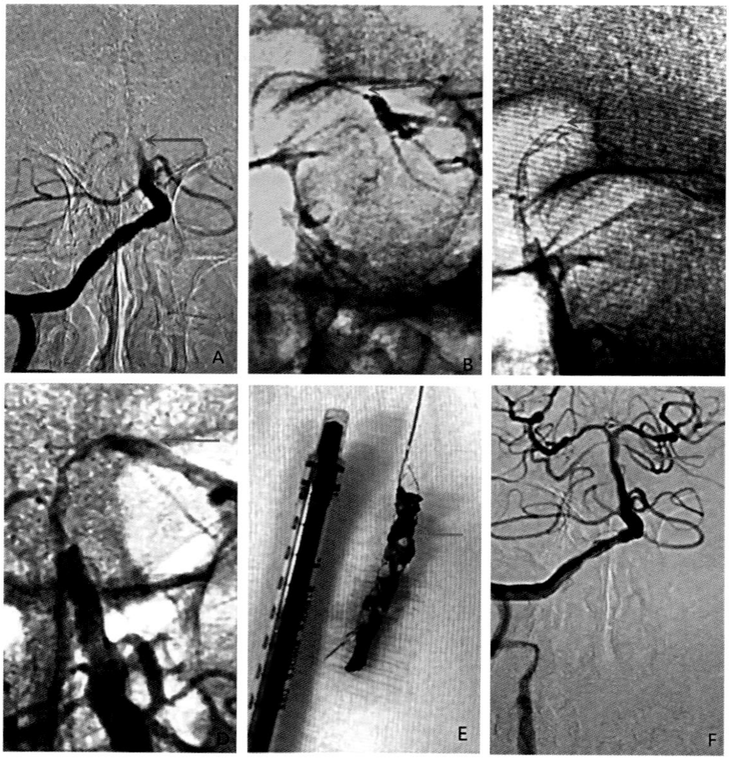

A. 中箭头所示基底动脉闭塞；B. 中箭头示微导管穿过闭塞部位造影，显示远端血管尚通畅；C. 中箭头示 Trevo 支架穿过闭塞部位释放，注意支架全程可视；D. 箭头所示支架穿过闭塞部位释放后，基底动脉部分再通；E. 箭头所示 Trevo 支架取出的血栓；F. 箭头所示，支架取栓后，基底动脉完全再通。

图 2-12　Trevo 支架取栓

三、Revive SE 支架

Revive SE 支架是 2005 年由 Henry Woo 和 David Florella @ Cleveland Clinic 专为取栓而设计（图 2-13）。

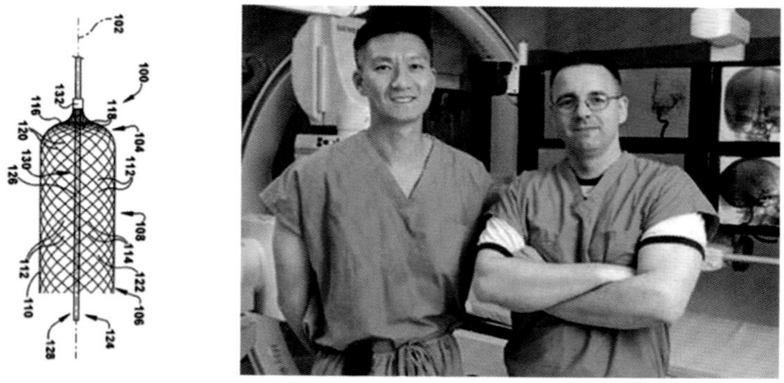

2005年　　原型设计师：Henry Woo / David Florella @ Cleveland Clinic

图 2-13　Revive SE 支架及原型设计师

Revive SE 支架是 4.5mmOD 镍钛合金装置（适用于 1.5 ～ 5mm 直径的血管）。它独特的远端闭合设计，由大渐小的网格设计，22mm 工作长度，13cm 近端不透光标记 /6mm 远端不透光标记，0.14” OD 输送丝，可配套 0.021” 的微导管使用。闭合远端能够捕捉取栓过程中可能脱落的栓子（图 2-14 ～图 2-16）。

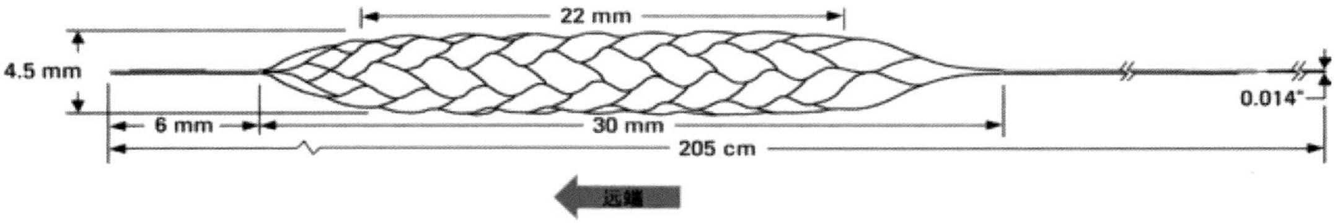

图 2-14 Revive SE 支架

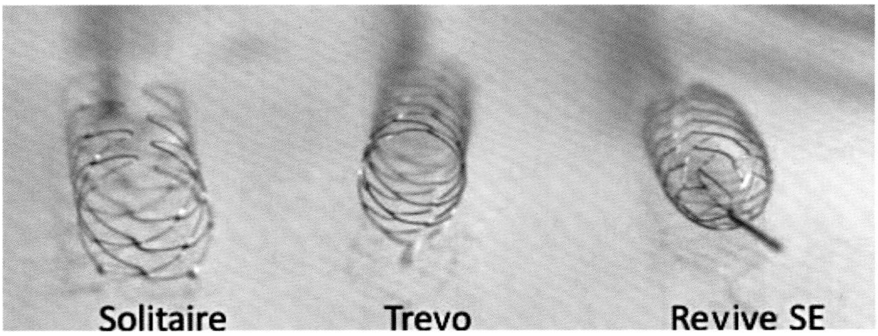

图 2-15 Solitiare FR 支架、Trevo 支架、Revive SE 支架远端情况

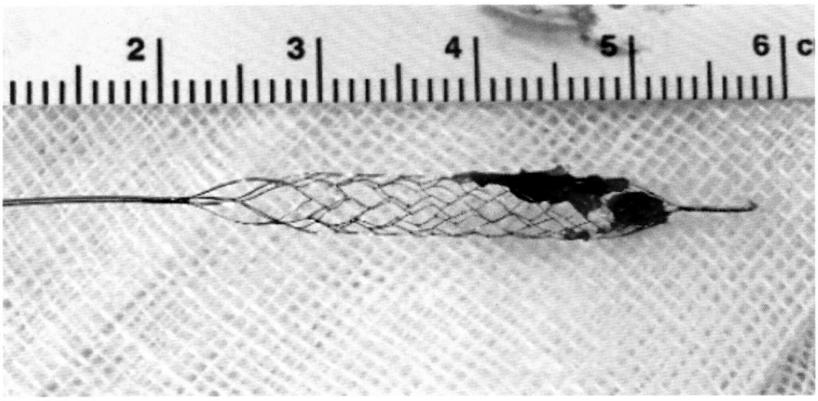

可见远端闭合可以有效防止已经捕获的栓子“逃逸”。

图 2-16 Revive SE 支架实际取栓情况

Revive SE 支架，径向力均匀，穿透栓子彻底；网孔多，捕捉栓子牢靠。锥形末端确保闭合网篮对称结构，不同形状的网孔沿轴心螺旋排列，较小的网孔增加了弯曲状态时的轴心点，在血管弯曲处与管壁完美贴合。而且闭合远端闭合设计，能够防止回收支架使已经捕获的栓子脱落或“逃逸”。

Revive SE 支架取栓见图 2-17。

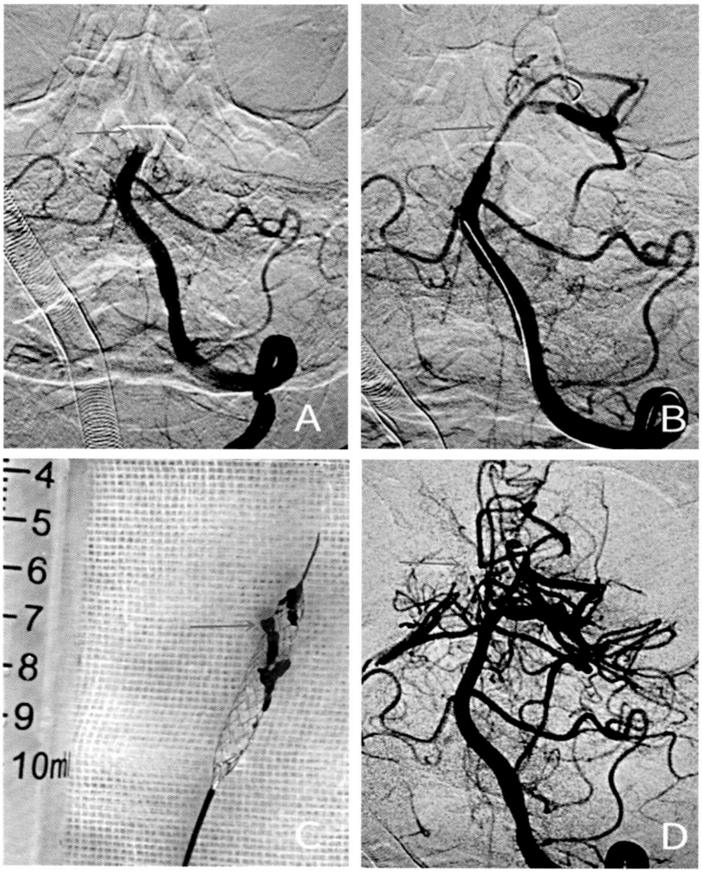

A. 箭头所示基底动脉闭塞；B. 箭头所示 REVIVE 支架穿过闭塞部位释放后，血管部分再通；C. 箭头示支架取出的血栓；D. 箭头示支架取栓后，闭塞的基底动脉完全再通。

图 2-17 Revive SE 支架取栓

四、Penumbra 血栓抽吸系统

Penumbra 血栓抽吸系统是一种可取出血栓的装置，该装置通过特殊设计的导管及血栓分离器进行碎栓及吸栓，以微创方式获得血管再通。它的治疗原理是：首先将抽吸导管推进到栓塞部位，有时甚至需越过栓塞部位，通过抽吸导管导入血栓分离器，随后将分离器反复进出抽吸导管，从而起到分离血栓的作用。通过电泵产生的负压将血栓碎片抽吸入导管，以达到再通病变血管，降低远端血管栓塞。

Penumbra 再灌注导管采用抽吸和机械碎栓技术，该技术还在不断改进中，2010 推出了 0.54 的导管，2010 还出了新的分离器。

取栓系统工作示意图见图 2-18。

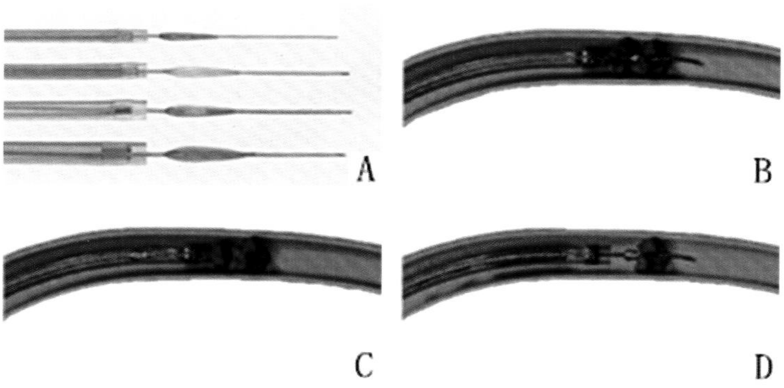

A. 根据闭塞血管直径选用不同型号的 Penumbra 再灌注导管，使之穿过闭塞血管的血栓部位；B. 合适型号的 Penumbra 再灌注导管摄取血栓；C. 打开主机开关，清除导管口部位的血栓；D. 打开主机开关，吸出血栓碎块，实现血管再通。

图 2-18 Penumbra 血栓抽取系统

五、Aperio® 支架

德国 Acandis GmbH 公司生产的 Aperio® 取栓支架。

1．Aperio® 支架材料及构成 是一个自膨式的、镍钛合金的装置；由支架取栓篮、支架标记点、芯轴标记带、鞘管组成；该装置被预装在套管中，术中可回收重置位置；环氧乙烷灭菌包装，一次性使用；该装置对血管再通，一台手术中可以进行三次取栓。

2．Aperio® 支架适应证 缺血性脑卒中颅内较大血管闭塞的动脉血流的恢复（ICA、MCAM1 和 M2 部分）；无法进行静脉溶栓治疗或不符合溶栓治疗指征的患者。与其他取栓支架的最大区别是可用于直径 1.5mm 栓塞血管的机械取栓。相关产品信息见表 2-3。

表 2-3 Aperio® 取栓支架产品信息

产品信息	Aperio® 取栓支架			
Device 该装置直径	3.5mm	4.5mm		6.0mm
Device 该装置长度	28mm	30mm	40mm	40mm
试用血管直径	1.5 ～ 3.0mm	2.0 ～ 4.0mm	2.0 ～ 4.0mm	3.5 ～ 5.5mm
微导管	与普通 ID0.0165" ～ 0.021" 兼容		与普通 ID0.021" ～ 0.027" 兼容	

3．Aperio® 支架的特点

（1）独特的双重显影定位标记，简单清晰的双重定位显影标记，保障精确控制支架的打开和置放位置（图 2-19 ～图 2-20）。

A．支架远端标记：3 个黄金显影标记点，确定支架头端位置（蓝色标记）。

B．推送导丝远端及近端标记端：导丝的远近端长度黄金标记，更精确定位工作段。

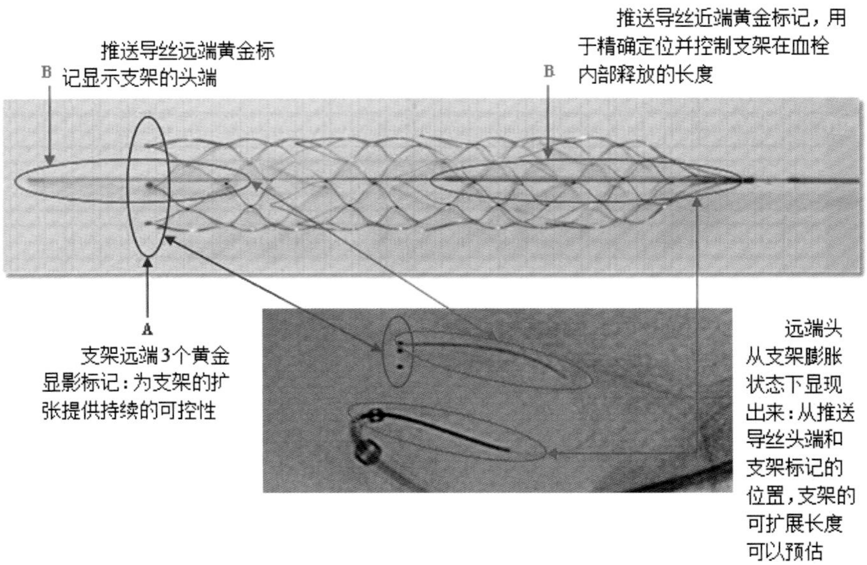

图 2-19 Aperio® 支架双重显影定位标记

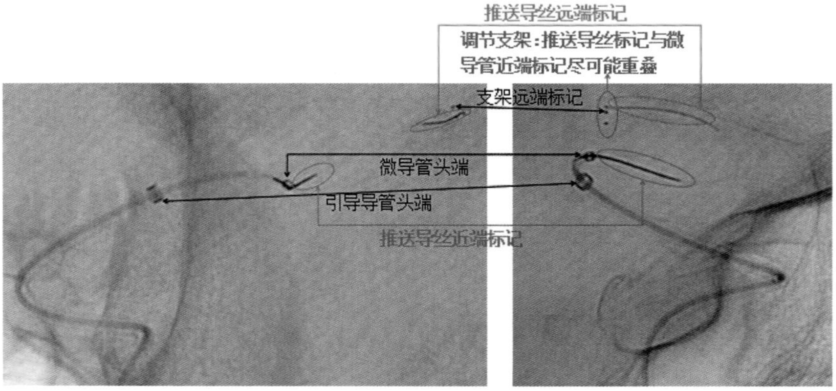

图 2-20 双重显影定位标记点

（2）每侧更多的工作单元达 11 个，开闭环工作单元达 11 个，与血栓结合更紧密。①大大增加与血栓的接触面积，保证完全取栓：更多的开闭环单元，大大增加与血栓的接触面积，会更好地将血栓挤压到血管壁，并且陷入血栓内部，使得血栓能够被彻底清除。②更有利于取小的血栓：更多的工作单元能保证支架与更小的血栓充分接触，取栓更彻底。③更多更细的网篮金属丝，更有助于嵌入血栓：结合紧密，完全取栓。④加上协助抽吸血栓，取栓更完全：在取栓过程中也可以配合使用抽吸泵或者注射器协助抽吸血栓，减少栓子脱落，取栓更完全。⑤更多的开闭环工作单元，使支架有更强的血管径向支撑力，贴壁性好，能及时迅速恢复血流：更多的开闭环单元，使支架有更强的径向支撑力，同时柱状设计保证更好地将血栓挤压到血管壁，再通血流。⑥支架释放后相当于支架成形术：支架释放时，相当于做了一次支架成形术，迅速恢复血流，而新鲜血液是最好的溶栓剂，带有纤溶酶、组织型纤溶酶原激活剂（tissue plasminogen activator，TPA）⑦多点贴壁，减少了对血管的可能损伤：更多的开闭环工作单元，减少了对血管的单位压强，减少了对血管的可能损伤。

（3）独特开环设计更易抓取血栓，更柔软，顺畅通过迂曲血管：①锐角开环设计，比钝角环更有利于抓取血栓。②开环增加了支架体的柔韧度，在通过迂曲血管时更顺畅。独特开环设计见图 2-21，Aperio® 支架单元表现见图 2-22。

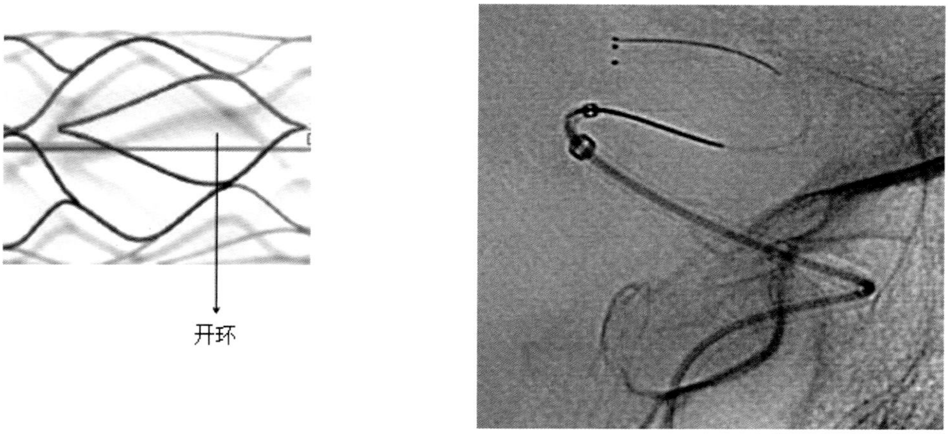

图 2-21 Aperio® 支架的独特开环设计

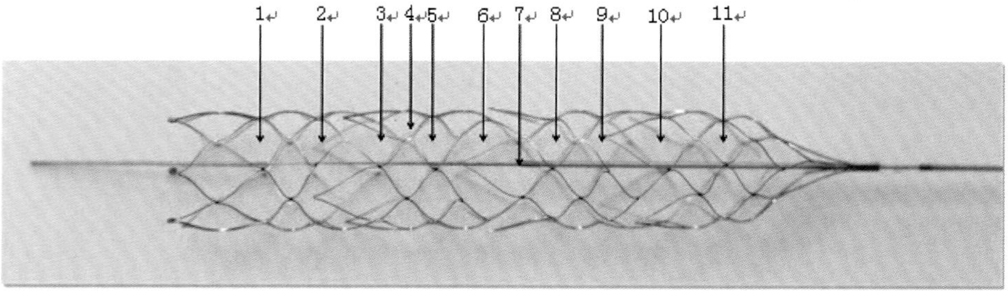

每侧更多的工作单元达 11 个，与血栓接触更紧密。

图 2-22 Aperio® 支架的 11 个单元

（4）闭环更多更小，与血管壁更好地贴合扩张栓塞血管：①闭环更多更小，保证了支架的径向支撑力，即时恢复血流能保证与栓塞位置的血管壁更好地贴合，迅速开放闭塞血管，迅速为远端供血，提高缺血耐受。②更多更小的闭环更有利于嵌入和抓取更小的血栓。Aperio® 支架闭环见图 2-23。

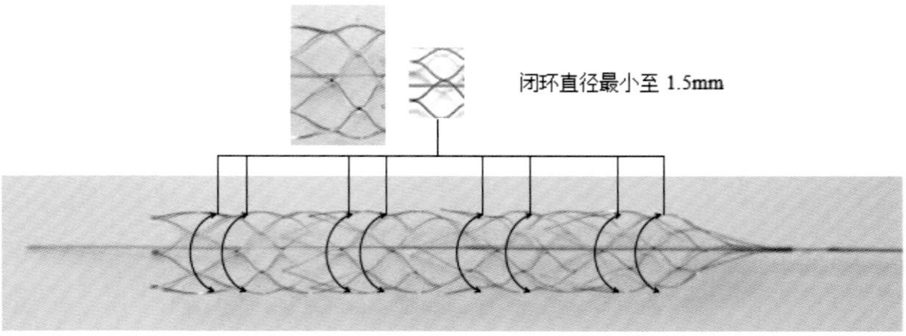

图 2-23 Aperio® 支架闭环

（5）支架工作长度可调节，支架在术中可以完全回收重新放置，可以使支架的工作（有用）长度适应血栓长度而充分调整。具有 3 个工作段，根据血栓长度，可调支架工作长度；完全覆盖大的近端栓塞（i.e. 颈动脉 T 闭塞）；部分较小的远端栓塞（即 M1/M2 段）（图 2-24）。

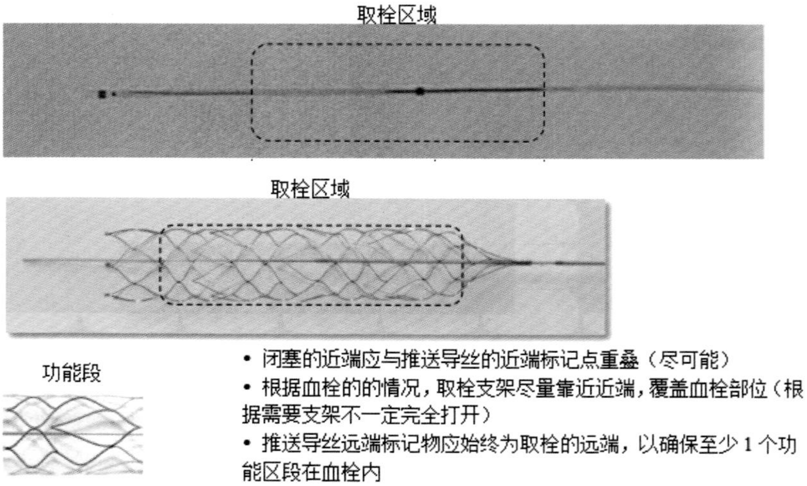

取栓区域
取栓区域
功能段
• 闭塞的近端应与推送导丝的近端标记点重叠（尽可能）
• 根据血栓的的情况，取栓支架尽量靠近近端，覆盖血栓部位（根据需要支架不一定完全打开）
• 推送导丝远端标记物应始终为取栓的远端，以确保至少 1 个功能区段在血栓内

图 2-24 支架工作长度可调节

（6）目前唯一可取 1.5mm 血管血栓的支架，特有直径 3.5mm 的规格，能够取 1.5mm 血管的血栓。

（7）所有规格支架均与 0.021 微导管兼容，为临床选择微导管提供了便利，见表 2-2。

4．Aperio® 特点总结　双重标记定位，更能精准地确定取栓位置；独特开环设计，更易抓取血栓，且更易通过迂曲血管；更多开闭环保证径向血管支撑力，迅速恢复血流血管再通；更多工作环，保证与血栓结合更紧密，抓取更小的血栓，取栓更完全；目前唯一能取 1.5mm 血管血栓的支架；能够 3 段调节工作长度，与 0.021 微导管均兼容。

（朱青峰　郭铁柱　李　清　陈来照）

参考文献

[1]Natalia Pe’rez de la Ossa，Carrera D,Gorchs M,et al.Design and validation of a pre-hospital stroke scale to predict large arterial occlusion：the rapid arterial occlusion evaluation scale.stroke，2014，45（1）：87-91.

[2] 朱青峰，孙奇，王国芳，等 .Solitiare FR 支架机械取栓治疗急性颅内大动脉闭塞效果观察 . 中国综合临床，2016，32（2）：100-104.

[3] 朱青峰，王国芳，孙奇，等 . 机械取栓治疗急性后循环大动脉闭塞 16 例临床分析 . 中国综合临床，2017，33（2）：105-108.

[4]Berkhemer OA，Fransen PS，Beumer D，et al.A randomized trial of intraarterial treatment for acute ischemic stroke.N Engl J Med，2015，372（1）：11-20.

[5]Goyal M， Demchuk AM，Menon BK，et al.Randomized assessment of rapid endovascular treatment of ischemic stroke.N Engl J Med，2015，372（11）：1019-30.

[6]Campbell BC，Mitchell PJ，Kleinig TJ，et al.Endovascular therapy for ischemic stroke with perfusion-imaging selection.N Engl J Med，2015，372（11）：1009-18.

[7]Saver JL，Goyal M，Bonafe A，et al.Stent-retriever thrombectomy after intravenous t-PA vs.t-PA alone in stroke.N Engl J Med.2015，372（24）：2285-95.

[8]Jovin TG，Chamorro A，Cobo E，et al.Thrombectomy within 8 hours after symptom onset in ischemic stroke.N Engl J Med，2015，372（24）：2296-306.

[9] 高峰，徐安定 . 急性缺血性脑卒中血管内治疗中国指南2015. 中国卒中杂志，2015，(7)：61-77.

[10]Schröder J，Thomalla G.A Critical Review of Alberta Stroke Program Early CT Score for Evaluation of Acute Stroke Imaging.Front Neurol，2017，7：245.

[11]Castro-Afonso LH，Abud TG，Pontes-Neto OM，et al. Mechanical thrombectomy with Solitiare stent retrieval for acute ischemic stroke in a Brazilian population. Clinics （Sao Paulo），2012，67（12）：1379-86.

[12]Palaniswami M，Yan B.Mechanical thrombectomy is now the gold standard for Acute ischemic stroke：implications for routine clinical practice.Interv neurol.2015，4（1-2）：18-29.

[13]Khan M，Goddeau RP Jr，Zhang J，et al.Predictors of outcome following stroke due to isolated M2 occlusions.Cerebrovasc Dis Extra，2014，4（1）：52-60.

[14]Sarraj A，Sangha N，Hussain MS，et al.Endovascular therapy for acute ischemic stroke with occlusion of the middle cerebral artery M2 segment.JAMA Neurol，2016，73（11）：1291-1296.

[15]Kim YW，Son S，Kang DH，et al.Endovascular thrombectomy for M2 occlusions：comparison between forced arterial suction thrombectomy and stent retriever thrombectomy.J Neurointerv Surg，2017，9（7）：626-630.

[16]Park JS，Kwak HS.Manual aspiration thrombectomy using penumbra catheter in patients with acute m2 occlusion：a single-center analysis.J Korean Neurosurg Soc，2016，59（4）：352-6.

[17]Sheth SA，Yoo B，Saver JL，et al.M2 occlusions as targets for endovascular therapy：comprehensive analysis of diffusion/perfusion MRI，angiography，and clinical outcomes.J Neurointerv Surg，2015，7（7）：478-83.

[18]Flores A，Tomasello A，Cardona P，et al.Endovascular treatment for M2 occlusions in the era of stentrievers：a descriptive multicenter experience.J NeuroInterv Surg.2015，7（4）：234-7.

[19]Campbell BCV，Donnan GA，Mitchell PJ，et al.Endovascular thrombectomy for stroke：current best practice and future goals.Stroke Vasc Neurol，2016，1（1）：16-22.

第三章 机械取栓的术前评估

第一节 适合机械取栓的患者类型

如今越来越多的急性脑梗死患者进行机械取栓治疗，但问题随之而来，所有的患者都能够获得可观的预后吗？会不会存在一些患者即使符合动脉内治疗的适应证，但却未从治疗中获益呢？Demet Funda Bas 等人对两项相关的大型研究进行分析，分别纳入患者 500 人及 200 人，以卒中后 90 天的 mRS 评分作为预后的结局（mRS 0 ～ 2 分为良好结局），塑造出一种可预测急性脑梗死患者动脉内治疗预后和效果的 Logistic 回归模型，主要包括 11 种临床特点和影像学特征。包括年龄、极限 NIHSS 评分、收缩压、rt-PA 治疗、脑卒中病史、糖尿病、卒中前 mRS 评分、ASPECTS 评分、阻塞位置、侧支循环评分、卒中发生至股动脉穿刺时间。相对过去单变量研究预后，将这些临床特点结合影像联合分析，可更加精确地预测患者动脉内治疗预后好坏，挑选可能获益的患者。

但上述因素在临床上操作起来太过复杂，一般掌握的原则是，取栓后临床预后较好的患者，大都满足以下三个条件：一是颅内大血管闭塞，二是核心梗死灶较小，三是侧支循环好。

第二节 脑侧支循环的评估

侧支循环概念：人体在生长发育过程中，血管之间可形成血管吻合，以适应生理需要，具有调节血流的作用。病理情况下，某一动脉主干发生闭塞时，吻合血管可将血流送至闭塞血管原供血区域，使之得到有效血供应而不发生缺血坏死，这种通过吻合重新建立的血管网称为侧支循环。脑侧支循环是指当颅内动脉严重狭窄或闭塞时，颅内外潜在或新生的吻合血管可以发生代偿作用，血流可以通过侧支或新生的血管吻合到达缺血区域。脑侧支循环主要分为原发性侧支循环和继发性侧支循环，前者主要是 Willis 环，后者主要是其他异常的颅内外血管吻合，比如颈外动脉与眼动脉的异常吻合、软脑膜支吻合等。

脑侧支循环分 3 级：一级：Willis 环；二级：软脑膜侧支、眼动脉侧支；三级侧支：新生血管。

一、侧支循环的分级

1．一级侧支循环代偿　Willis 环，它是由两侧大脑前动脉起始段、两侧颈内动脉末端、两侧大脑后动脉借前后交通动脉连接而成。是颅内前循环（颈动脉系统）和后循环（椎基底动脉系统）最重要的侧支循环途径，使左右大脑半球和小脑、脑干的血流互相沟通。正常生理情况下，Willis 环并不开放，病理状态下，一旦一侧颈内动脉闭塞或狭窄大于 70%，导致脑灌注压下降时，前后交通动脉可能开放，向病变血管供血区提供代偿血流，避免或降低神经细胞缺血坏死。Willis 环是调节双侧大脑半球血液重要结构，它是一侧大脑半球供血动脉重度狭窄或闭塞后最主要代偿途径，也称之为初级侧支代偿。但 Willis 环变异较多，完整者约 50%，有 25% ～ 30% 的患者表现为胚胎型大脑后动脉，不能完成前、后循环之间的良好代偿作用。目前核磁共振血管成像、CT 血管成像，经颅多普勒、血管造影等检查手段可以明确一级侧支循环代偿情况。

2．二级侧支循环代偿　主要包括眼动脉和一系列软脑膜侧支。一侧颈内动脉闭塞时，如果 Willis 环不能正常开放代偿，眼动脉可能是重要的二级侧支代偿通路，比如颈内动脉在眼动脉近端闭塞或严重狭窄，颈外动脉血流就会经眼动脉逆流向同侧脉络膜前动脉、大脑中动脉、大脑前动脉等供血进行代偿。另外，脑动脉也可以通过许多血管分支吻合建立侧支网络（软膜吻合），当网络内的一支血管闭塞时，其他吻合的血管网络可以起到重要的代偿作用。其中最主要的吻合主要有：大脑前动脉—大脑中动脉软膜支吻合、大脑后动脉—大脑中动脉软膜支吻合、小脑后下动脉—脑膜中动脉吻合。软膜支代偿好的 AIS 患者，核心梗死灶较小，缺血性半暗带体积较大，闭塞血管再通后临床效果相对较好。

3．三级侧支循环代偿　主要指新生血管，包括动脉生长和血管发生。动脉生长指原有的侧支小血管平滑肌细胞增殖使血管管腔扩大，使缺血部位供血增加。血管发生是指脑供血动脉严重狭窄或闭塞时，产生大量的血管内皮生长因子，促进核心部位的毛细血管增殖、迁移和形成管腔。是指通过血管发生和血管生成产生的新生供血。属于次级代偿。Eei 等研究发现，大鼠大脑中动脉闭塞 30 天之后，侧支动脉血管的内径扩大 2 倍，而且长度增加，同时可以看到大量的新生血管。

二、影响侧支循环的因素

脑组织侧支循环形成及有效代偿能力因人而异，一级侧支循环和二级侧支循环在不同人群中差异较大，有的 Willis 环完整且血管管径较粗，有的则存在变异，不仅由两侧大脑前动脉起始段、两侧颈内动脉末端、两侧大脑后动脉借前后交通动脉连接而成的 Willis 结构不完整，而且血管纤细。而 Willis 环结构的完整和管径侧粗细是影响侧支循环代偿能力的主要因素。另外，Orosz 等研究认为，前、后交通动脉血管末端压力梯度大小也是影响侧支循环代偿能力的因素之一。

三级侧支循环的建立与一些病理因素有关。Yoo 等研究提示，动脉狭窄或闭塞时，颅内血管的血流动力学发生明显变化，脑细胞缺氧和血管剪切力改变，使内皮细胞活化、迁移增殖直至新的基底膜形成，随后内皮细胞开始迁移、黏附和再连接，最终形成管腔样血管样结构。另外，一些基础研究结果提示，内源性促血管形成因子、血管内皮生长因子、血管生成素、转化生长因子、NO、碱性成纤维细胞生长因子、促红细胞生成素等也能够促进血管再生，促进三级侧支循环的形成。而一些基础疾病，诸如高血压、高血脂及糖尿病可能减少侧支循环的形成。

三、脑侧支循环的评定指标

脑侧支循环的评价工具：目前侧支循环检测手段包括经颅多普勒、MRA、螺旋 CT 血管成像（CT angiography，CTA）、磁共振静脉血管成像、CT 灌注成像等多种方法。另外，急性 AIS 患者头颅 CT 平扫（noncontrast CT，NCCT）的 ASPECTS 评分也可间接地反应侧支循环的多寡。当然，目前临床仍视数字减影血管造影（digital subtraction angiography，DSA）为诊断脑血管病变的“金标准”。

1. 经颅多普勒超声（transcranial doppler，TCD） TCD 可以通过检测颅底动脉血流方向、速度、频谱形态等反应脑侧支循环的情况。比如，如果病变同侧大脑前动脉出现逆向血流，病变对侧大脑前动脉血流方向正常，血流速度明显增加，则提示前交通动脉是开放的。压迫病变对侧颈总动脉，病变侧大脑前动脉和大脑中动脉血流信号明显降低，提示后交通动脉侧支开放。如果患侧颈内动脉近端闭塞，TCD 提示患侧眼动脉血流方向出现逆转时，提示患侧颈外－颅内颈内动脉的二级侧支循环是开放。研究结果提示，TCD 对脑侧支循环有一定的帮助，但尚不能完整、客观地评价脑侧支循环情况。Sloan 等报道，经颅彩色双功能超声，能够显示颅内静脉和小动脉分支，和传统的 TCD 比较，在观察血管的结构方面更加准确。但总的来说，TCD 的优势是无创、快捷、简单，缺点是受超声穿透力和操作者技术水平的限制，有一定的假阳性或假阴性。

2. 磁共振成像 脑血管闭塞后软膜侧支循环形成 MRA 和 MRI 液体衰减翻转恢复序列（fluid attenuated inversion recovery，FLAIR）上呈现为高信号血管征，磁共振血管成像，可以直观地观察 Wlills 环是否完整，但是基于 MRA 成像原理是利用血液中的质子泵，让周围组织与血管形成对比，不需要使用造影剂，所以容易产生伪影，有时不能真实反映侧支循环情况。PWI 提示血流降低区域，DWI 提示核心梗死区域，PWI/DWI 错配区域，为缺血半暗带区域，缺血半暗带的大小，提示侧支循环情况，缺血半暗带越大，提示侧支循环越好，反之亦然。

3. 计算机断层扫描 CTA 是无创性的评估技术，能够显示颈动脉系统、椎基底动脉系统的脑血管三维结构，同时可以较准确地评价 Willis 情况，对一级侧支循环评价具有较高的准确性。具有扫描速度快，稳定性好，在评价侧支循环完整性和软脑膜侧支结构方面具有重要的临床参考价值，是急性 AIS 患者评价血管结构的重要评价手段。但是 CTA 不能提供丰富的血流动力学信息，在侧支循环评估方面有一定局限性。而 CT 灌注成像（CT perfusion imaging，CTP），可对大脑血流灌注情况进行快速的定量和定性评估，CTP 不仅能反映脑侧支循环、梗死核心区以及缺血半暗带的相关信息，而且能够提示三级侧支循环相关信息。一般认为缺血半暗带区域 CBF 下降、脑血容量（cerebral blood volume，CBV）正常或升高和平均通过时间（mean transit time，MTT）升高，而核心梗死区则呈现 CBF 和 CBV 的同时下降以及 MTT 的升高。CTP 结合 CTA 能够全面的评估脑侧支循环情况。

ASPECTS，2000 年由 Barbe 等提出，它是急性前循环卒中的标准 CT 分级系统，是评价缺血性脑卒中早期缺血改变的一种简单、可靠和系统的方法，可对缺血性病变快速进行半定量评价。颅内大血管闭塞后，ASPECTS 评分越高，说明侧支循环越好。我国急性脑梗死机械取栓指南推荐将 ASPECTS ≥ 6 分作为进行血管内治疗的标准之一。

4．DSA 检查脑血管的最有效方法之一，其图像逼真、清晰、直观，不仅能够准确观察 Willis 环结构是否完整、血管管径粗细，而且还能够明确显示血流方向。能够对前、后交通动脉有无开放、开放程度以及代偿范围、代偿程度等做出迅速判断。尤其是不但能明确主要大血管的通畅情况，还可直接观察毛细血管的充盈速度，软脑支代偿情况。也就是说，DSA 不仅能够反映一级侧支循环情况，而且能够准确地显示二级、三级侧支循环情况。

目前认为 DSA 检查评估侧支循环，其真实性优于其他影像学检查，如超声、经颅多普勒、MRA、CTA、MRV、CTP 等多种方法。缺点是由于其为有创性检查，限制了 DSA 技术在临床上的应用。但其作为 AIS 取栓术的首要步骤，决定了其在侧支循环评估中的首要地位。

美国介入与治疗神经放射学学会和介入放射学学会技术评价委员会基于 DSA 的侧支代偿分级将侧支循环制定了分级标准：0 级：无可见的侧支血流；1 级：部分侧支血流缓慢到达缺血区周边区域；2 级：部分侧支血流快速到达缺血区周边和部分缺血区；3 级：静脉期可见缓慢但完全的侧支血流分布到缺血区；4 级：快速完全的侧支血流分布到整个缺血区域。

四、脑侧支循环与缺血性脑血管病的关系

缺血性脑血管病与脑侧支循环有着极为密切的关系。缺血性脑血管病既可以是脑血管在狭窄基础缓慢闭塞，也可以是栓子突然脱落导致血管急性闭塞。如果 AIS 发病急骤、颅内大血管突然闭塞，侧支循环不能及时有效的代偿，则脑功能损伤严重，神经功能障碍程度就较重。如果是颅内大血管在动脉粥样硬化、内膜增厚、狭窄的基础上慢性闭塞，则二三级的侧支循环代偿可以逐渐建立，患者大多数没有临床症状，CT 扫描仅显示正常或有小的梗死。

五、侧支循环对 AIS 急诊取栓术的指导

过去在急性脑梗死诊治中比较重视病因和发病机制的判断，但很少将其与脑侧支循环结合起来进行综合评估。侧支循环不仅影响溶栓及血管治疗的临床结局，也是 AIS 机械取栓技术术前评估的重要环节。Bang 等研究提示，DSA 显示的侧支循环的程度可帮助进行血管内治疗决策。在 222 例接受血管内治疗 (包括动脉内溶栓和（或）机械取栓］的急性脑缺血患者中，治疗前侧支循环非常好、较好、较差［神经介入和治疗神经放射学会 / 介入放射学会侧支血流分级评分分别为 4 分，2 ～ 3 分，0 ～ 1 分) 的患者中，血管再通率分别为 41.5%、25.2% 和 14.1%。血管再通后侧支循环较差的患者更容易发生大面积脑梗死。也就是说，脑侧支循环不仅是术前评估的重要因素，也是临床预后的重要因子。目前 AIS 机械取栓术前评价，有严格的时间窗限制，前循环指南推荐的时间是 6 小时内，后循环时间窗是 24 小时内。而且大都满足三个条件：一是颅内大血管闭塞，二是核心梗死灶较小，三是侧支循环好。大血管闭塞和核心梗死灶大小，通过普通的 CT、CTA 就可以明确，唯独对侧支循环的评估较复杂。如果能够应用多模影像评估对患者的侧支循环进行良好全面的评价，对于侧支循环很好的患者可以不拘泥于时间窗的限制，在多模全面评估的基础上，进行个体化的治疗方案，笔者等对一些超时间窗的大血管闭塞患者在综合评估的基础上，采用机械取栓治疗取得了较好的临床效果。

六、侧支循环对 AIS 机械取栓术预后的关系

对 AIS 患者进行介入干预血管再通治疗的研究提示，应用改良脑梗死溶栓评分（modified thrombolysis in cerebral infaction scale，mTICI）分级方法明显优于心肌梗死溶栓评分（thrombolysis in myocardial infarction，TIMI）分级。而且推荐 mTICI2b 级及 3 级作为血管完全再通的标准（mTICI 分级标准：0 级：无灌注；1 级：仅有微量的血流通过闭塞段，极少或无灌注；2a 级：前向血流部分灌注小于下游缺血区的一半；2b 级：前向血流部分灌注大于下游缺血区的一半；3 级：前向血流完全灌注下游缺血区）。对于侧支循环较好的 AIS 患者，血管再通良好的患者，围手术期发生过度灌注水肿、出血的风险较低，反之侧支循环不良的患者，即使术后血管再通很好，则发生过度灌注水肿，甚至出血的风险较高，临床预后不一定好。

侧支循环与缺血性脑卒中发生、发展、预后关系密切。只有对脑的各级侧支循环进行全面评估，才能保证临床医生针对不同患者选择个体化的介入干预方案，同时对围手术期风险、患者获益程度、临床结果进行有效预测和评估等。随着侧支循环的客观全面的评估，机械取栓的时间窗的概念可能面临挑战。目前侧支循环的评估手段多样，各有优缺点，临床上要根据医院硬件、技术水平采取多模式影像评估，力求快捷、准确对患者侧支循环进行评估。

另外，一级侧支代偿为先天生成，目前无法干预，只能判断其血管再通后风险能力发生过度灌注的风险。对于不能进行取栓手术或手术失败的患者，进一步探讨如何促进二级、三级侧支循环的开放，提高代偿能力，是下一步临床研究方向。有研究证实软脑膜侧支循环是急性脑血管闭塞时的主要代偿血管。另外，对于一些侧支循环不良，再通后出血风险大的患者，是否采取预见性去骨瓣减压，缓解颅内压，同时促进颞肌与软脑膜之间建立血管吻合，促进三级侧支循环形成等措施值得思考。总之，脑侧支循环与 AIS 分发生、发展、诊治疗方法的选择、临床预后的好坏关系密切。如何客观评估脑侧支循环以及如何刺激侧支循环的形成，是缺血性脑血管病研究的方向。

第三节 大血管闭塞的评估

首先明确一个概念，在机械取栓评估中所谓的大血管闭塞，什么是大血管呢？通常将内径在 2mm 及以上的血管划分为大血管，结合血管内治疗情况以及可以通过急性血管内治疗实现血运重建的血管分段，认为将包括颅外段及颅内段在内的颈内动脉（internal carotid artery，ICA）、VA V1 ～ V4 段、BA、PCA P1 段、大脑前动脉（anterior cerebral artery, ACA ）A1 段、MCA M1、M2 段列为大血管是合理的。

早期识别由大血管闭塞引起的 AIS 患者，对临床有效进行血管内治疗尤为必要。近期所有发表的血管内治疗 RCT 试验都使用无创动脉影像（脑或颈部动脉的 CTA 或 MRA）筛选 ICA 远端和（或）MCA M1 或 M2 段主干闭塞的患者。这可能是这些试验与前期取栓试验相比获得阳性结果的原因之一。如果无法进行无创动脉影像，在症状发生最初 3 小时内 NIHSS 评分 ≥ 9 分或者在 3 ～ 6 小时内 NIHSS 评分 ≥ 7 分，则提示颅内大动脉闭塞。急诊无创动脉影像检查在确定适合急性机械取栓患者时有显著的优势。

一项纳入 2209 例急性 AIS 患者的回顾性研究通过采集发病 24 小时内 CTA 影像数据，

将脑血管分为21个动脉片段，研究血管闭塞部位分布与AIS发病的关系。结果显示：前循环血管闭塞更常见（76.1%），颅内段闭塞多于颅外段（30.9% vs 24.6%），近端MCA闭塞发病率高（24.7%），其后依次为ICA颅外段（20.2%）、远端MCA（14.5%）。基于5大研究的荟萃分析，高效再灌注评价研究（the highly effective reperfusion evaluated in multiple endovascular stroke trials，HERMES）汇总1287例前循环急诊血管内治疗的AIS患者（颅内段ICA闭塞274例、MCA M1段闭塞887例、M2段闭塞94例），其中46%的患者90d功能预后良好［改良Rankin量表（mRS）评分0～2］；亚组分析结果表明机械取栓能够使ICA［比值比（odds ratio，OR）3.96，95%可信区间（confidence interval，CI）1.65～9.48］及MCA M1段（OR 2.29，95%CI 1.73～3.04）闭塞患者获益；而针对MCA M2段，机械取栓和内科治疗预后无显著差异（OR 1.28，95%CI 0.51～3.21）。

目前已经明确证实前循环近端大血管闭塞患者可从血管内治疗中获益，但是对于大血管的定义尚未完全统一。美国心脏学会/美国卒中学会（American Heart Association/American Stroke Association，AHA/ASA）将近端大血管定义为ICA或近端MCA M1段，欧洲卒中组织（European Stroke Organization，ESO）和中国指南中未明确指出前循环大血管范围。近期发表的一项MCA M2段血管内治疗的荟萃分析纳入8项临床研究，630例AIS患者接受了机械取栓或血栓抽吸在内的血管内治疗，成功再通率TICI 2b/3级为78%，3个月mRS评分0～1分的比例为40%、mRS 0～2分的比例为62%；死亡率为11%，术后颅内出血发病率为14%，其中5%为症状性颅内出血。目前，缺少MCA远端闭塞的自然病史，且无内科治疗对照组，证据强度不足，尚不能明确M2段血管内治疗的真实获益。

后循环血管内治疗尚缺乏大型RCT证据支持。2009年的一项前瞻性注册登记研究结果未能显示出血管内治疗的有效性及安全性，68%的患者预后不良。此外，2016年Gory等发表的一项系统综述共纳入16项研究334例患者，均为在发病4.5小时内接受静脉溶栓基础上行血管内治疗的急性后循环AIS患者，血管再通率（TICI 2b/3级）81%、90天良好功能预后（mRS 0～2分）率为42%、死亡率为30%、症状性颅内出血率为4%。目前，两项针对后循环基底动脉闭塞取栓的RCT研究—基底动脉国际协作研究（NCT01717755）和中国急性基底动脉闭塞血管内治疗临床试验（NCT02737189）正在进行中。

大血管闭塞的影像学评估方法如下：

一、平扫计算机断层扫描

通过NCCT发现的动脉高密度征是提示大血管闭塞的影像评估方法之一。由于急性血栓形成，血流减慢、停滞，进而在NCCT上可见血管走行区域内密度升高（77～89HU），即所谓的动脉高密度征，介于正常血管（35～60HU）与钙化斑之间（114～321HU），是动脉阻塞的早期征象（图3-1）。

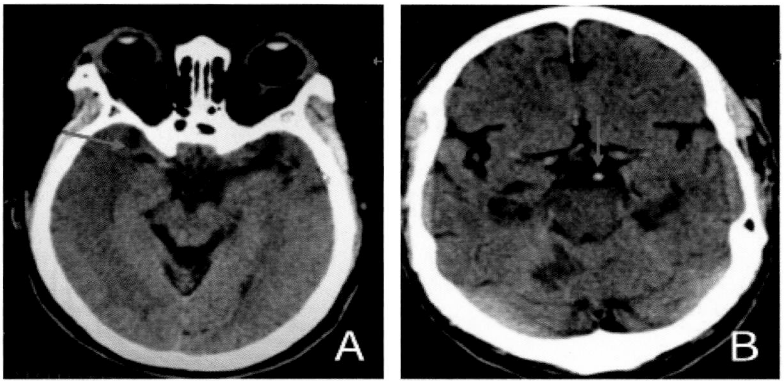

A. 中红箭头所示，右侧大脑中动脉高密度征；B. 中红箭头显示基底动脉高密度征。

图 3-1 NCCT 检查

二、血管成像

血管成像研究显示，相当一部分（19% ～ 39%）AIS 患者并没有明确可见的颅内动脉闭塞，而明确的大动脉闭塞是进行血管内治疗的前提。最近的这 5 项阳性结果的 RCT 研究均采用了 CTA 或 MRA 作为识别前循环近段大动脉闭塞的影像工具，这也是其与过去阴性结果研究的主要区别之一。即使在整体结果阴性的卒中血管内介入治疗研究 III（IMS III）中，使用 CTA 选择的患者亚组也能够从血管内治疗中显著获益。

1．CTA 影像评估 CTA 能够快速无创地评价颅内外血管形态，明确是否存在大血管狭窄或闭塞。CTA 评价颅内大动脉狭窄或闭塞的准确性很高，在部分研究中甚至超过 DSA。CTA 识别颅内动脉闭塞的敏感性和准确性分别为 92% ～ 100% 和 82% ～ 100%。CTA 除了能够快速明确血管闭塞位置外，还能够确定血管是否合并血管狭窄、钙化斑块以及弓上血管的入路路径是否迂曲，为血管内治疗选择适合的材料和技术方案提供参考依据（图 3-2）。

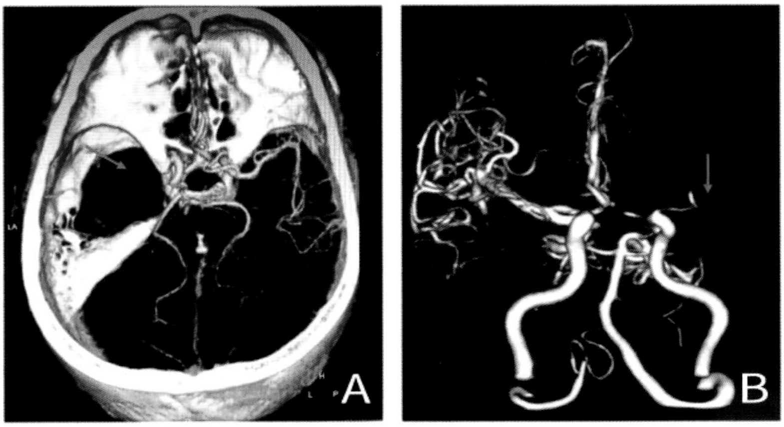

A. 中红箭头示右侧 MCA 闭塞；B. 中红箭头示左侧 MCA 闭塞。

图 3-2 CTA 检查

2．MRA 影像评估 MRA 是 MRI 常用的血管检查技术，常用的方法包括时间飞跃法（time of flight，TOF）、相位对比法（phasecontrast，PC）和对比增强 MRA（contrast-enhanced magnetic resonance angiography，CEMRA）。超早期 AIS 患者采用三维时间飞跃法（3D-TOF），不需要对比剂即可清晰显示颅内大血管及分支。与 DSA 及 CTA 相比，MRA 无创、简便且更为安全，避免了肾毒性造影剂和电离辐射。MRA 能够显示 Willis 环及其邻近颈动脉和各主要分支，可显示 AIS 的责任血管，评测血管有无狭窄、闭塞以及病变的程度。但是，MRA 容易将次全闭塞诊断成完全闭塞，容易对血管狭窄程度过度评估。此外，因为检查设备的限制，幽闭恐惧、心律失常、体内金属物置入（除颤器、关节置换等）的患者无法行 MRA 检查（图 3-3）。

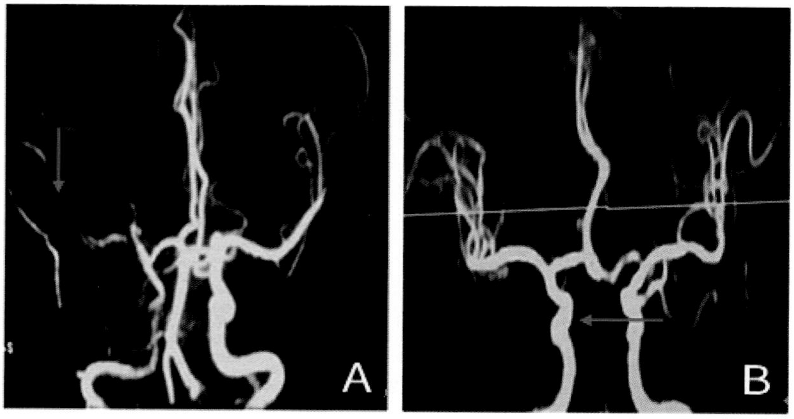

A. 中红箭头示右侧 MCA 闭塞；B. 中红箭头示基底动脉闭塞。

图 3-3 MRA 检查

3．DSA 影像评估 全脑血管造影能够清晰直观地判断闭塞血管及侧支循环情况，指导血管内治疗的操作。但其为有创检查，有一定的风险和禁忌证，不作为常规评估大血管闭塞的操作。当客观条件受限，无法快速有效实施无创血管影像检查而进行 DSA 检查较为迅速时，可在行 NCCT 排除颅内出血后，直接进行 DSA 判断大血管情况。转运到院的患者有 CT 及无创血管影像，符合血管内治疗标准及时间窗，预行血管内治疗时，可直接送往导管室行血管影像评估及治疗（图 3-4）。

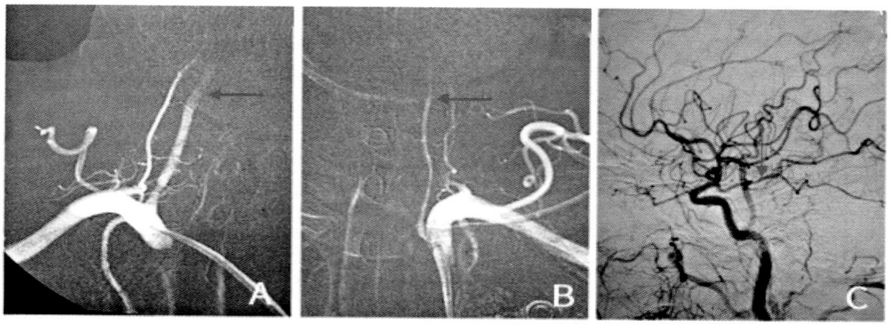

A. 中红箭头示右侧椎动脉闭塞；B. 中红箭头示左侧椎动脉闭塞；C. 中红箭头显示左侧后交通动脉代偿基底动脉系统。

图 3-4 DSA 检查

三、NIHSS 评分间接判断是否存在大血管闭塞

NIHSS 见表 3-1。可以间接地反应是否存在大血管闭塞。发病 3 小时内、NIHSS 评分≥ 9 分或发病 6 小时内、NIHSS 评分≥ 7 分时，提示存在大血管闭塞。

表 3-1 NIHSS

项目	评分标准
1A．意识水平 即使不能全面评价（如气管插管、语言障碍、气管创伤及绷带包扎等），检查者也必须选择 1 个反应。只在患者对有害刺激无反应时（不是反射）才能记录 3 分	0 ＝清醒，反应灵敏 1 ＝嗜睡（轻微刺激能唤醒患者有反应，可回答问题，执行指令） 2 ＝昏睡或反应迟钝（需反复刺激、强烈或疼痛刺激才有非刻板的反应） 3 ＝昏迷，仅有反射性活动或自发反应或完全无反应、软瘫或无反射
1B．意识水平提问 提问月份，年龄。回答必须正确，不能大致正常。失语和昏迷者不能理解问题记 2 分，因气管插管、气管创伤、严重构音障碍、语言障碍或其他任何原因不能说话者（非失语所致）记 1 分。可书面回答。仅对初次回答评分，检查者不要提示	0 ＝两项均正确 1 ＝一项正确 2 ＝两项均不正确
1C．意识水平指令 要求睁眼、闭眼；非瘫痪手握拳、张手。仅对最初反应评分，有明确努力但未完成的也给分。若对指令无反应，用动作示意，然后评分。对有创伤，截肢或其他生理缺陷者，应给予适宜的指令	0 ＝两项均正确 1 ＝一项正确 2 ＝两项均不正确
2．凝视 只测试水平眼球运动。对随意或反射性眼球运动记分。若眼球侧视能被自主或反射性活动纠正，记 1 分。若为周围性眼肌麻痹记 1 分。对失语者，凝视是可以测试的。对眼球创伤、绷带包扎、盲人或有视觉、视野疾病者，由检查者选择一种反射性运动来测试，建立与眼球的联系，然后从一侧向另一侧运动，偶尔能发现凝视麻痹	0 ＝正常 1 ＝部分凝视麻痹（单眼或双眼凝视异常，但无被动凝视或完全凝视麻痹） 2 ＝强迫凝视或完全性凝视麻痹（不能被眼头动作克服）
3．视野 如果患者能看到侧面的手指，记录正常。如果单眼盲或眼球摘除，检查另一只眼。明确的非对称盲（包括象限盲），记 1 分。任何原因的全盲记 3 分。濒临死亡的记 1 分，结果用于回答问题 11	0 ＝无视野缺损 1 ＝部分偏盲（包括象限盲） 2 ＝完全偏盲 3 ＝双侧偏盲（全盲，包括皮质盲）
4．面瘫 语言指令或动作示意，要求患者示齿、扬眉和闭眼。对反应差或不能理解的患者，根据有害刺激时表情的对称情况评分	0 ＝正常 1 ＝轻度面瘫（鼻唇沟变平、微笑时不对称） 2 ＝部分面瘫（下面部完全或几乎完全瘫痪） 3 ＝完全面瘫（单或双侧瘫痪，上下面部缺乏运动）
5、6．上下肢运动 置肢体于合适的位置，上肢伸展：坐位 90°，卧位 45°；下肢卧位抬高 30°。若上肢在 10 秒内下落、下肢在 5 秒内下落，记 1 ～ 4 分。对失语者用语言或动作鼓励，不用有害刺激。依次检查每个肢体，自非瘫痪上肢开始。对意识水平下降患者，可通过对痛刺激的反应来估计。若表现为反射性动作，记 4 分	上肢 0 ＝无下落，于要求位置坚持 10 秒 1 ＝能抬起但不能坚持 10 秒，下落时不撞击床或其他支持物 2 ＝可适当抵抗重力，但不能维持坐位 90° 或仰位 45° 3 ＝不能抵抗重力，肢体快速下落 4 ＝无运动 9 ＝截肢或关节融合，解释： 5a 左上肢 5b 右上肢

续表

项目	评分标准
	下肢 0 ＝无下落，抬高 30° 坚持 5 秒 1 ＝ 5 秒内下落，不撞击床 2 ＝ 5 秒内较快下落到床上，可部分抵抗重力 3 ＝立即下落到床上，不能抵抗重力 4 ＝无运动 9 ＝截肢或关节融合，解释： 6a 左下肢 6b 右下肢
7．肢体共济失调 目的是发现一侧小脑病变。检查时睁眼，若有视力障碍，应确保检查在无视野缺损中进行。双侧指鼻试验、跟膝径试验，共济失调与无力明显不呈比例时记分。若患者不能理解或肢体瘫痪不记分。盲人用伸展的上肢摸鼻。若为截肢或关节融合记 9 分，并解释。昏迷者记 9 分	0 ＝无 1 ＝一个肢体有 2 ＝两个肢体有，共济失调在： 右上肢 1 ＝有，2 ＝无， 9 ＝截肢或关节融合，解释： 左上肢 1 ＝有，2 ＝无 9 截肢或关节融合，解释： 右上肢 1 ＝有，2 ＝无， 9 ＝截肢或关节融合，解释： 左下肢 1 ＝有，2 ＝无， 9 ＝截肢或关节融合，解释： 右下肢 1 ＝有，2 ＝无
8．感觉 用针尖刺激和撤除刺激观察昏迷或失语者的感觉和表情。只对与卒中有关的感觉缺失评分。偏身感觉丧失者需要精确检查，应测试身体多处：上肢（不包括手）、下肢、躯干、面部。严重或完全的感觉缺失记 2 分。昏睡或失语者记 1 或 0 分。脑干卒中双侧感觉缺失记 2 分。无反应或四肢瘫痪者记 2 分。昏迷患者（1A ＝ 3）记 2 分	0 ＝正常 1 ＝轻～中度（患者感觉针刺不锐利或迟钝，或针刺觉缺失，或仅有触觉） 2 ＝完全感觉缺失（面，上肢，下肢无触觉）
9．语言 命名，阅读测试。要求患者描述图片上发生了什么、说出物品名称、读所列的句子。若视觉缺损干扰测试，可让患者识别放在手上的物品，重复和发音。气管插管者手写回答。昏迷的记 3 分。给恍惚或不合作者选择一个记分，但 3 分仅给哑的或一点都不执行指令的人	0 ＝无失语 1 ＝轻～中度失语（流利程度和理解能力有些缺损，但表达无明显受限。） 2 ＝严重失语（患者通过破碎的语言表达，检查者须推理、询问、猜测，交流困难） 3 ＝哑或完全失语；不能讲或不能理解
10．构音障碍 读或重复表上的单词。若有严重的失语，评估自发语言时发音的清晰度。有些发音不清，但能被理解，记 1 分；言语不清，不能被理解，或是哑人 / 口吃，记 2 分。若因气管插管或其他物理障碍不能讲话，记 9 分。同时注明原因。不要告诉患者为什么作测试。昏迷者记 9 分	0 ＝正常 1 ＝轻～中度，至少有些发音不清，虽有困难但能被理解 2 ＝严重，言语不清，不能被理解 9 ＝气管插管或其他物理障碍，解释：
11．忽略 若患者严重视觉缺失影响视觉忽略的检查，皮肤刺激正常，则记为正常。若失语者确实表现为关注两侧，记正常。视觉空间忽略或疾病感缺失可作为忽略的证据	0 ＝正常 1 ＝视、触、听、空间或个人的忽略；或对任何一种感觉的双侧同时刺激忽略 2 ＝严重的偏身忽略；超过一种形式的偏身忽略；不认识自己的手；只对一侧空间定位

远端运动功能说明：检查者握住患者手的前部，并嘱其尽可能的伸展手指。若患者不能或不伸展手指，则检查者将其手指完全伸展开，观察任何屈曲运动 5 秒钟。仅对第一次尝试评分，禁止重复指导和试验远端运动功能评分标准：0 ＝正常（5 秒后无屈曲）；1 ＝ 5 秒后至少有一些伸展，但未完全伸展，手指的任何运动不给评分（未给指令）；2 ＝ 5 秒后无主动的伸展，其他时间的手指运动不评分。

NIHSS 评分时注意事项如下：

1．给患者做 NIHSS 评分时，如果患者回答问题时有停顿。比如问“现在是几月份？”他/她停顿了一下，然后才说“1 月，2 月，3 月……4 月”，接着告诉医生现在是 4 月。这算不算反应正确呢？

如果患者明确地告诉了你一个错的答案，然后很快地纠正为正确答案，应认为这个项目回答错误；如果患者回答了相近的答案，也应该认为错误；如果提问患者多大年纪，而患者回答了出生年月，也应认为错误。但是如果这个患者只是出声地思考，而不是在回答问题，就应该等待他的最后答案。所以这种情况下，如果当时确实是 4 月份，则应该认为患者回答是正确的。另外，需要注意的一点是，不要提醒患者“再想想”“你觉得你回答的正确吗”等类似的语句，应以患者第一次回答为准，不要后面修改评分。

总结起来四句话：“从头到尾顺序来，评分落笔莫要改，指导用语用规范，无法评分记下来”。

2．总也记不住 NIHSS 评分细则怎么办？天坛医院杜万良老师发明的卒中量表诗，受益匪浅，便于记忆。

诗歌全文：

唤醒提问命令迟（3 项，3 + 2 + 2 = 7 分），

凝望视野面容知（3 项，2 + 3 + 3 = 8 分），

上下左右协调动（5 项，4 + 4 + 4 + 4 + 2 = 18 分），

感觉语音不忽视（4 项，2 + 3 + 2 + 2 = 9 分）。

详细解释：

NIHSS 总共 11 条，15 项。每项的分值在顺口溜的右侧列出。总分 42 分。

（1a）唤醒水平—唤醒。

（1b）回答提问—提问。

（1c）执行命令—命令。

（2）最佳凝视—凝。

（3）视野—视野。

（4）面瘫—面。

（5）上肢运动（5a 左，5b 右）—上（左右）。

（6）下肢运动（6a 左，6b 右）—下（左右）。

（7）协调运动—协调动。

（8）感觉—感觉。

（9）最佳语音—语。

（10）构音—音。

（11）忽视—忽视。

3．在视野的检查中，有些检查者用指动，有些用数指。如果可以看到指动，但是不能准确数指，那评分怎样计算呢？

这个项目的目的是为了查看是否存在视野异常，而不是看看患者是否会数指和是否有屈光异常。数指是最可靠的（只用 1、2 或者 5 个手指），但是如果患者没有戴眼镜或者任何原因不能够配合数指，那么就用指动（注意屈指，防止伤害患者眼睛）进行代替。

4．在一些项目的检查里，可能存在非神经系统疾病导致的功能缺失，这时我们应该怎么计算呢？

不同的观察者可能因为患者接受检查时疼痛刺激的强弱不一而得到不同的结果。但是为了提高评分者间信度，仅仅需要记录患者真正做到了什么，而不必考虑受限的原因。所以答案就是看到了什么，评到了什么，测到了什么，就记录什么，不用考虑既往脑梗死造成后遗症所造成的评分有多少，也不用考虑患者曾经车祸导致右手不灵活造成的评分有多少，就评目前是多少分，不记录原因。

总之，在评价 NIHSS 时，最具重现性的反应都是第一反应。需要注意的是以第一反应为准，会高估严重程度，这也是 NIHSS 评分的局限性之一；在任何项目上对患者不许辅导，除非有特别说明；有些项目只有绝对存在时才能打分。举例来说，偏瘫患者的共济失调应记为“无”；最重要的是，记录患者所做的，而不是记录者认为患者可以做的，即使结果看起来矛盾；患者的分数应当在检查后立即记录，不要所有项目评完后回忆得分，以防止根据整体印象而导致评分有所偏颇。

5．患者存在痴呆或认知功能障碍、多次卒中、既往周围性面瘫，均有可能高估严重程度。

四、快速动脉闭塞评价指标

快速动脉闭塞评价指标（the rapid arterial occlusion evaluation，RACE），见表 3-2。RACE 可以预测大血管堵塞。临床中普遍应用的 NIHSS 评分对评价患者是否存在大血管闭塞具有一定意义，但对大血管闭塞的界定分数一直存在争议。在此基础上，研究人员开发出 RACE，可用于院前及急诊迅速评估患者是否存在大血管闭塞。利用 RACE 评分共评价 357 名急性脑卒中患者，76 名患者影像学检查确诊为大血管闭塞。RACE 评分中，大血管闭塞界定分数为≥ 5 分，该分数对预测大血管闭塞敏感性为 0.85，特异性为 0.68；阳性预测值为 0.42，阴性预测值为 0.94。

RACE 评分可作为一个创新且简便易行的方法来评价脑卒中患者大血管闭塞的可能性，并早期发现适合血管内治疗的脑卒中患者。

表 3-2 快速动脉闭塞评价指标（RACE）

项目	RACE 评分	等同的 NIHSS 评分
面瘫		
无	0	0
轻度	1	1
中—重度	2	2 ～ 3
上肢活动障碍		
正常至轻度	0	0 ～ 1
中度	1	2
重度	2	3 ～ 4
下肢活动障碍		
正常至轻度	0	0 ～ 1

续表

项目	RACE 评分	等同的 NIHSS 评分
中度	1	2
重度	2	3 ～ 4
头部和凝视异常		
无	0	0
有	1	1 ～ 2
失语（限于右侧半球病变）		
可正确完成 2 项任务	0	0
可正确完成 1 项任务	1	1
不能完成任何一项任务	2	2
失认（限于左半球病变）		
对肢体和功能障碍有自知力	0	0
无法识别肢体或对功能障碍无自知力	1	1
对肢体和功能障碍均无自知力	2	2
总分	0 ～ 9	

注：失语：要求患者做如下动作：1. 闭上眼；2. 握拳，评价患者能否完成。
失认：1. 向患者展示患侧上肢，询问患者“这是谁的胳膊？”评价患者是否能认出。2. 询问患者“能否上举双臂并击掌”评价患者是否能完成动作。

第四节 核心梗死的评估

核心梗死即发生不可逆性损伤的脑组织，指的是与正常脑组织相比，脑血流量下降超过30% 的区域，在 NCCT 上显示为低密度区。梗死核心的大小与患者的临床预后密切相关。梗死核心越小，患者预后良好的可能性越大。有文献报道，与 AIS 患者良好预后相关的预测指标是梗死核心体积，而不是缺血半暗带。同时，评估梗死核心也可预测血管内治疗出现并发症的风险，因此，准确评价梗死核心有助于筛选出适合血管内治疗的脑卒中患者。

一、核心梗死评估方法

评估核心梗死的影像学指标主要为，ASPECTS，其次是梗死核心体积。ASPECTS 是2000 年由 Barbe 等提出的，它是急性前循环卒中的标准 CT 分级系统，是评价缺血性脑卒中早期缺血改变的一种简单、可靠和系统的方法，可对缺血性病变快速进行半定量评价。急性缺血性脑卒中发病几小时内，在头颅 NCCT 扫描影像上将出现局部低密度影区，即早期缺血改变（early ischemic change，EIC）。EIC 代表脑组织的细胞毒性水肿或不可逆性损伤。主要表现为：灰白质模糊区域（和对侧比较）、岛带征及皮质征（局部肿胀或占位效应，脑沟变浅或消失、脑回肿胀）（图 3-5 ～图 3-6）。

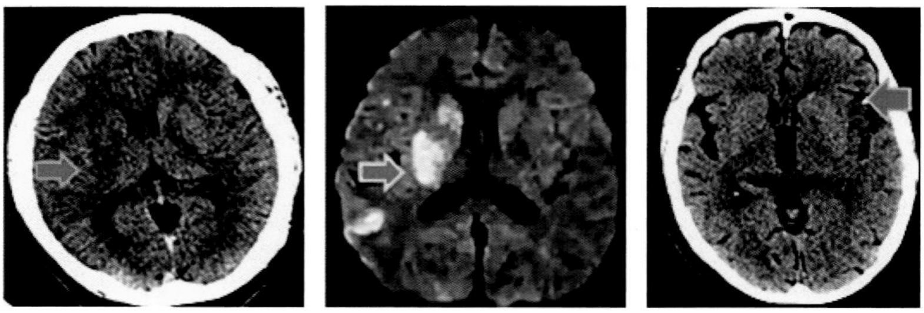

A. 箭头示 CT 片，右侧豆状核低密度影 (豆状核模糊)；B. 箭头示 MRI 片，右侧豆状核异常信号；C. 箭头示 CT 片，左侧岛叶低密度影 (岛带征)。

图 3-5 头颅 CT

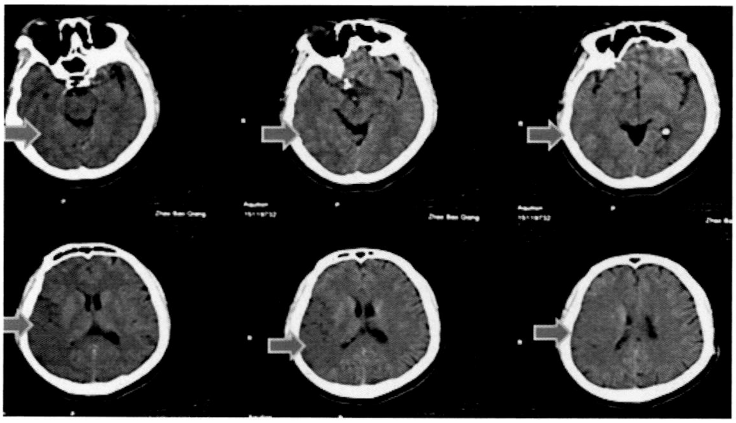

箭头示头颅 CT 片右侧大脑皮层低密度阴影（皮质征）。

图 3-6 头颅 CT

机械取栓 5 大临床试验阳性结果，除了 MR CLEAN 研究外，其余 4 项研究均对核心梗死有明确纳入标准。可分为两种：一种应用 NCCT/MRI DWI 评估，ASPECTS 评分≥ 7 分或 6 分；另一种应用 CTP 评估的核心梗死体积＜ 70mL。Federau 等纳入 109 例前循环大血管闭塞行机械取栓术患者，研究早期（发病 18 小时～ 5 天）MRI DWI 与 FLAIR 成像上梗死体积变化，发现对于术后 5 天内梗死体积的演变，MRI DWI 成像较 FLAIR 成像更准确。因此，评估 ASPECTS 评分可通过 NCCT、CTP 及 MRI DWI，评估核心梗死体积可通过 CTP、MRI DWI 及 PWI 等。有研究显示，ASPECTS 评分≥ 7 分对应于梗死体积＜ 70mL，ASPECTS 评分≤ 3 分对应于梗死体积＞ 100mL。

1. ASPECTS 评分方法 是基于 NCCT 评估 MCA 区域早期缺血改变简单而系统的一种方法。将 MCA 供血区各主要功能区分别赋分。核团层面（丘脑和纹状体平面）可分为：M1、M2、M3、岛叶、豆状核、尾状核和内囊后肢 7 个区域；核团以上层面（在核团水平上 2cm），包括 M4、M5 和 M6；每个区域赋值 1 分，EICs 每累及一个区域减 1 分。即正常脑 CT 为 10 分，MCA 供血区广泛梗死则为 0 分。脑部分区标识见图 3-7 及图 3-8。

ASPECTS 评分＝ 10 - 所有 10 个区域总分。

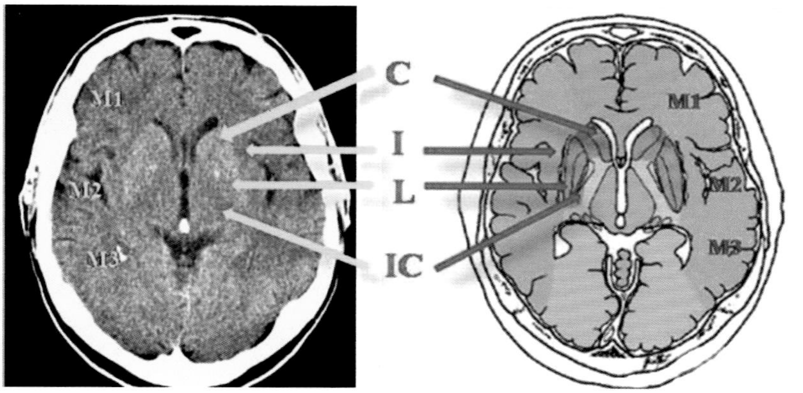

图 3-7 尾状核（C）、豆状核（L）、内囊（IC）、导叶皮质区（I）、前皮质区（M1）、岛叶外侧皮质区（M2）、后皮质区（M3）

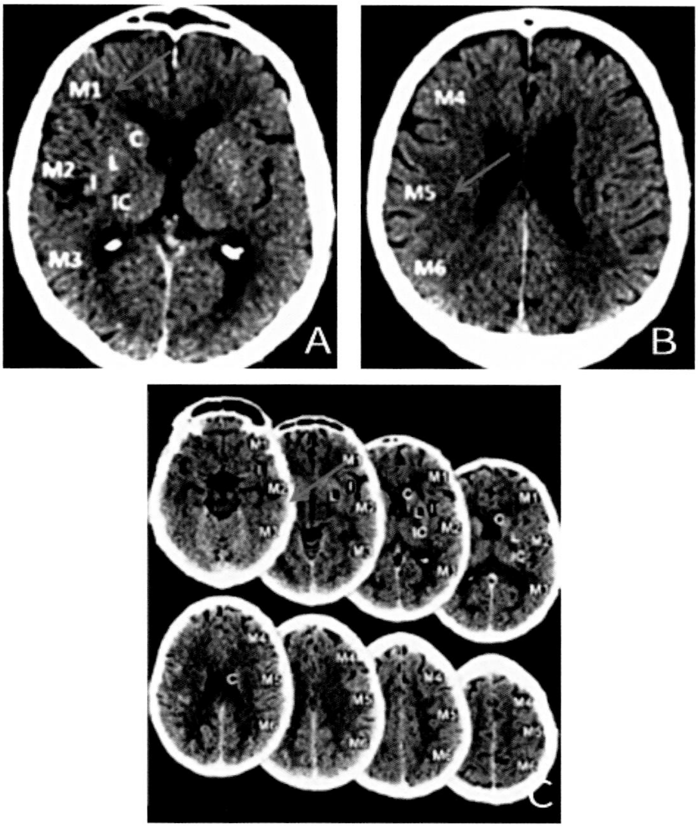

A. 箭头示 CT 片核团层面，大脑中动脉 M1、M2、M3、岛叶、豆状核、尾状核和内囊后肢 7 个区域；B、C. 箭头示核团以上层面，大脑中动脉 M4、M5 和 M6 支配区域。

图 3-8 MAC 供血区主要功能区

为评估后循环梗死患者早期梗死情况，Puetz 等建立了评估后循环的 AIS 预后早期 CT 评分（pc-ASPECTS）。pc-ASPECTS 总分也是 10 分：后循环 ASPECTS 评分满分为 10 分。

左、右丘脑，小脑和大脑后动脉的每一处 EIC 分别减 1 分，中脑或脑桥任何区域的 EIC 减 2 分（图 3-9）。

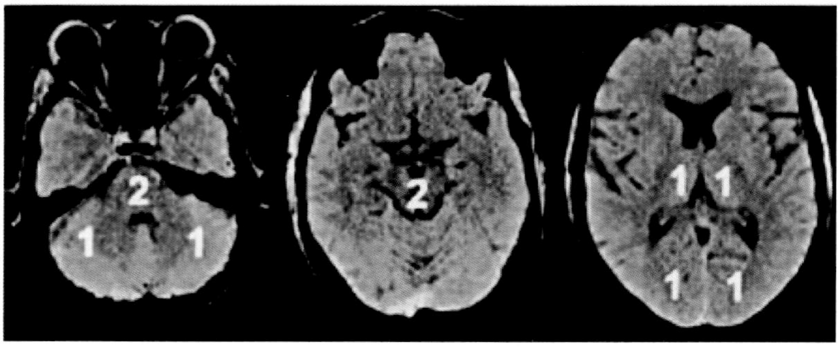

图 3-9 pc-ASPECTS 分数分布

为了提高组织结构细节的显示，使 CT 值差别小的两种组织能分辨，可采用不同的窗宽与窗位进行调整。窗宽的宽窄直接影响图像的对比度；窄窗宽显示的 CT 值范围小，每级灰阶代表的 CT 值幅度小，因而对比度强，可分辨密度较接近的组织或结构，因此检查脑组织选用窄的窗宽，能够增加不同改变的脑组织之间的辨识度。ASPECTS 评分与梗死面积的关系见表 3-3。

表 3-3 ASPECTS 评分与梗死面积的关系

得分	意义
10 分	CT 扫描正常，无梗死区域
8 ～ 10 分	小缺血核心
6 ～ 7 分	中缺血核心
0 ～ 5 分	大缺血核心
0 分	大脑中动脉缺血区广泛缺血

2015 年 5 大研究发表，证明机械取栓较标准内科治疗有明显的优势。其中，最先发表的 MR CLEAN 研究中，虽然没有使用 ASPECTS 限定入组患者，但是亚组分析显示，随着 ASPECTS 分值的增加，患者获益持续扩大。并且，ASPECTS 0 ～ 4 分的 20 例患者中，仅有 1 例患者的 mRS ≤ 2 分。SWIFT PRIME 研究将发病 6 小时内 ASPECTS 评分≤ 5 分作为排除标准，ASPECTS 评分 6 ～ 7 分和 8 ～ 10 分的患者在预后方面没有显著差异。ESCAPE 研究也除外了发病 12h 内 ASPECTS 评分≤ 5 分的患者，结果显示 ASPECTS 评分 6 ～ 7 分和 8 ～ 10 分的患者行血管内治疗获益无显著差异。而 REVASCAT 研究的排除标准是基于两种不同影像学方法的 ASPECTS 评分标准，即 CT-ASPECTS 评分小于 7 分和 DWI-ASPECTS 评分小于 6 分，研究结果也同样显示，中等 ASPECTS 评分（4 ～ 6 分）患者与高 ASPECTS 评分（7 ～ 10 分）患者在良好预后、颅内出血及死亡率方面均无显著差异。

最近一项基于 5 大研究的所有入组患者术前影像分析的荟萃分析显示，ASPECTS 评分＞ 5 分患者行机械取栓能够显著获益。区别于 CTA 和 MRI 需要数据后处理过程，ASPECTS 评价方法具有简便快捷的优势，然而使用 NCCT 进行评价的评价者间信度很低，甚至在专家中也是如此。超早期（起病 90 分钟内）影像的信度则更低。并且评价者间信度不仅受 CT 扫描质量的影响，还取决于 ASPECTS 评分是按照具体分值还是从是否可治疗（如仅二分类为＜ 6 分和≥ 6 分）的层面分析。通过标准化 NCCT 的影像质量，严格培训评价者，以及将该评价转变为决定治疗的基础影像模式，评价者间信度有可能会得到改善。

2. MR 弥散加权成像（diffusion weighted imaging，DWI）等多模式影像检查评价核心梗死灶。随着 MR 功能成像技术的不断发展，其在神经系统疾病的检查、判断方面正发挥着越来越大的作用。DWI 是目前唯一能检测活体组织内水分子扩散运动的无创检查方法。DWI 的病理生理基础是水分子的流动扩散是一种完全随机的热运动。人体组织中由于存在着各种各样的屏障物，水分子的自由流动扩散会受到一些影响。当脑的某个区域血流阻断，局部脑组织缺血、缺氧、能量代谢衰竭，从而使三羧酸循环中 ATP 的生成量减少，酶活性降低，导致 Na^{+}-K^{+} 泵功能失调，细胞内外离子失衡，造成细胞外水分子减少，细胞内水分子增加，导致细胞毒性水肿。同时，由于细胞肿胀，细胞外间隙变小，水分子在细胞外间隙的活动也受阻，导致细胞外水分子弥散速度下降，因此该缺血区域在 DWI 上表现为高信号。

在脑缺血超急性期，磁共振灌注加权成像（perfusion weighted imaging，PWI）显示的血流动力学改变早于反映细胞损伤的 DWI 和反映组织损伤的 T_2WI 上的变化，PWI 与 DWI 不匹配的脑组织区域就是影像学半暗带。所以临床上把 PWI 和 DWI 的错配作为缺血性半暗带存在的依据，也是静脉溶栓和机械取栓的依据之一。

另外，核磁的灌注成像也可判断核心梗死灶的情况。廖晓凌等通过对急性缺血性脑卒中超早期磁共振血管成像（MRA）-DWI 不匹配现象，对缺血半暗带进行了预测研究，认为超早期 MRA-DWI 不匹配预测缺血半暗带有很高的特异度，可作为筛选进行溶栓治疗患者的手段（图 3-10）。

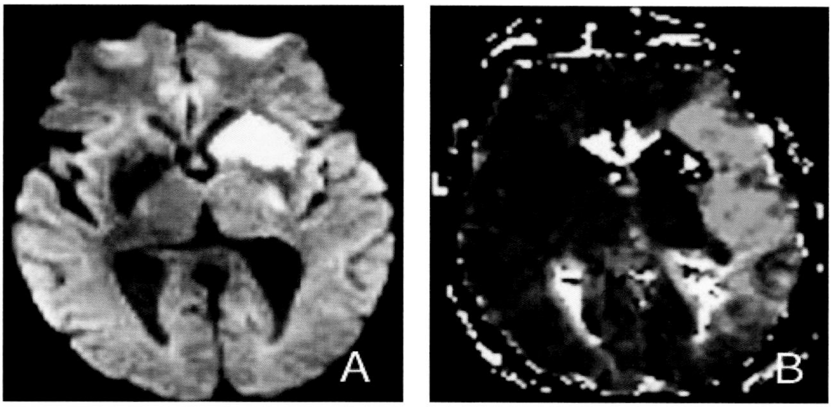

A. 磁共振 DWI 序列：高信号梗死区（粉红色区域）；B. 磁共振 PWI 序列：梗死区周围的缺血半暗带（绿色标记区域）。DWI：弥散加权成像；PWI：灌注加权成像。

图 3-10 磁共振成像 DWI-PWI 不匹配区影像

一般来讲，从脑血流量下降到超急性期脑梗死的发生，经历了三个阶段：①首先是脑灌注压的下降引起局部血流动力学的异常改变。②脑循环储备力失代偿性灌注所致的神经元功能改变。③脑血流量下降超过脑代谢储备力而发生的不可逆的神经元形态学改变，既脑梗死。前两期为脑梗死前期，脑梗死能够在 6 小时之内接受治疗的仅为 25% ～ 31%，所以脑灌注不仅可以对梗死区的微循环状态做出评价，并对局部脑缺血的诊断，对脑梗死前期提前做出预警，具有更高的临床价值。PWI 主要有五种异常表现：① RCBV、RCBF 正常，MTT 延长，提示为脑缺血。② RCBV、RCBF 下降，MTT 延长，提示低灌注。③ RCBV 正常或轻度增加，MTT 延长，提示侧支循环建立。④ RCBV 增加，MTT 与 TTP 正常或减少，提示血液再灌注。⑤ RCBV 明显增加，提示血流过度灌注。

MRI-PWI 常采用动态磁敏感对比增强技术，通过对比剂团注追踪技术进行动态增强扫描，依靠对比剂磁化率改变引起信号变化的原理成像。经处理后可得出相应灌注成像的参数如 CBF、CBV、MTT 及 TTP 等。研究表明，CBF 下降和 MTT 延长是组织缺血的相对敏感指标，但存在过分估计最终梗死体积的可能性；TTP 图像上脑灰质、白质之间无明显区别，可以清楚显示病变的范围和边界。虽然目前识别缺血半暗带的方法有多种，但 MRI-DWI 与 PWI 不匹配区是急诊过程中判断缺血半暗带较切合实际的方法。一项回顾性研究认为，PWI 的病灶面积是 DWI 病灶面积的 2.6 倍时早期再灌注的治疗效果最好。

3．CT 灌注成像　是用来识别 AIS 后缺血半暗带和核心梗死灶的另一种成像技术，通过对各循环参数的判定来识别缺血半暗带和核心梗死灶。CTP 常见的参数有：CBF、CBV、相对脑血容量（relative CBV，rCBV）、MTT、达峰时间（time to peak，TTP）、相对平均通过时间（relative MTT，rMTT）、相对延迟时间（relative DT，rDT）。随着 CT 对团注造影剂的扫描形成信号清除曲线，继而生成半定量 CBV 和 CBV 图。当缺血更为严重时，则 CBV 萎陷。CT 灌注成像对于梗死核心灶标记为 CBV 降低的区域，CBF 与 MTT 以低于界定的阈值［CBV ＜ 2mL/100g、CBF ＜ 20mL/（100g • min）及 MTT ＞ 8s］来显示脑的异常灌注区。缺血半暗带为脑梗死核心区与异常灌注区域之间的差异区域。具体情况见图 3-11。

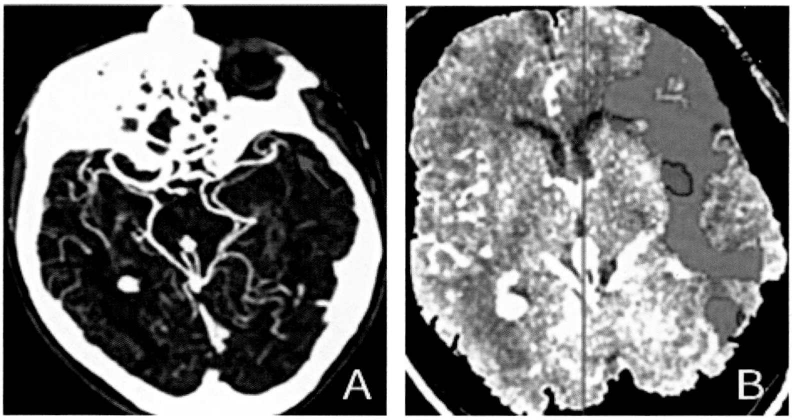

A.CT 血管造影显示大脑中动脉闭塞（红色箭头所示）；　B.CT 灌注成像，绿色区域为平均通过时间（MTT）异常区域（MTT145%，与对侧正常比较），红色区域为脑血容量（CBV）降低区域（CBV ＜ 2.0mL/100g）。

图 3-11 CT 血管造影（A）及 CT 灌注成像（B）

CT 灌注技术与 MRI 比较，最明显的优势在于 CTP 容易普及与实现，此外还可以提供很多强有力的生理学数值，扫描后可产生 CBF、CBV、TTP 及 MTT 等图像。然而也有一些不足之处，典型的 CT 扫描是 20mm 扫描 3 ～ 4 层，因此对非大血管闭塞导致的卒中敏感性较低。此外，与 MRI 相比，CTP 对急性小脑病变缺乏直接可视化的组织学改变。目前 CBF 或者 CBV 图像上的病变程度与 MTT 比较，还没有形成统一共识。未成功再通或再灌注患者中，MTT 与 TTP 图像上病变体积与最终梗死体积有强相关性。发病在 3 ～ 6 小时内的大血管闭塞患者，MTT 与 TTP 图像上的病变显示范围比 CBF 或 CBV 都要大。Wintermark 等基于正电子发射断层成像（PET）数据与动物研究认为，如果 CBV 低于阈值（2.5mL/100mg）则提示为梗死核心，rCBF 低于 64% 界定为处于高危状态的脑组织；两者之间的差别区域即代表缺血半暗带区域。另外一项研究提示 CBV 阈值所界定的梗死核心灶与 MRI DWI 的病灶体积吻合度很高，CT 灌注上的缺血半暗带与梗死核心灶与 MRI-PWI 上 MTT 病变有较好的匹配度。不进展为梗死的缺血半暗带的比例可以预测患者的临床结局。Kameda 通过对其中心 156 例经机械取栓治疗患者的 CT 灌注成像研究发现，CT 灌注成像或许可以预测经机械取栓的 AIS 患者可治疗的缺血半暗带和出血转化风险。

目前，对前循环大血管闭塞性脑卒中患者已采取发病早期的血管内介入治疗。治疗前常需通过影像学检查对患者进行筛选，包括 NCCT 的 ASPECTS 评分、MRI-DWI 序列成像以及 CTP。现有研究发现，对于血管内介入取栓疗效的预测，使用 CTP 作为筛选患者的方法比 NCCT 更有效。美国亚特兰大埃默里大学医学院格拉迪纪念医院神经科的研究者撰文报告，采取 CTP 或 NCCT 筛选血管内机械取栓患者的预后比较结果。文章发表在 2017 年 5 月《Stroke》杂志。有学者回顾性分析某三甲医院在 2010 年 9 月至 2016 年 3 月前瞻性研究注册登记库中 602 例前循环卒中行血管内取栓患者的资料。根据筛选方法分为 CTP 检查组与 NCCT 检查组，比较两组患者数据。主要预后评价指标是 90 天 mRS 评分。

结果发现，与 NCCT 组相比，CTP 组的患者年轻、并发症少；治疗 90 天后的 mRS 评分好（aOR ＝ 1.49；95%CI，1.06 ～ 2.09；$P = 0.02$）。CTP 组与 NCCT 组患者预后良好，即两者 90 天 mRS 评分 0 ～ 2 的比例为 52.9% ∶ 40.4%（$P = 0.005$）；CTP 组患者最终脑梗死体积为 9.8 ～ 63.1mL，平均 24.7mL；小于 NCCT 组患者的 13.1 ～ 88mL，平均 34.6mL（$P = 0.017$）。CTP 组患者的死亡率低，16.6% ∶ 26.8%（$P = 0.005$）。比较两组患者年龄、NIHSS 评分和血糖等参数，除 NCCT 组房颤患者比例高于 CTP 组和发病至动脉穿刺时间 CTP 组长于 NCCT 组外，其余临床表现两组均无差异。采用 CTP 选择的患者与 90 天 mRS 评分低、死亡率低和再灌注比例高相关。对发病超过 6 小时患者采用 CTP 预测预后要优于发病时间在 6 小时之内的患者，CTP 预测评分≤ 7 分患者的预后优于＞ 7 分患者。多元序数回归分析显示，取栓术前应用 CTP 评估是良好预后的独立预测因素。学者最后得出结论：在目前急诊取栓前的影像学评估方法尚未达成一致的情况下，该研究表明取栓术前使用 CTP 筛选患者的方法与良好预后相关。

二、大面积核心梗死

随着 AIS 血管内治疗的技术不断改进，很多研究在探讨急性大面积核心梗死患者行血管内治疗的安全性及有效性。按 Adama 标准，梗死灶直径超过 3cm，或者梗死面积达到 20cm^2，并累及 2 个以上解剖部位即为大面积脑梗死。

但对于大面积核心梗死的体积及 ASPECTS 评分，目前仍无明确界定。相关研究发现，大面积核心梗死患者行血管内治疗预后不佳，出血概率高。MR-CLEAN 亚组分析发现，梗死核心体积超过 70mL 的患者，血管内治疗组的死亡率（39%）高于内科治疗组（33%）。Protto 等的研究结果也显示，预后不佳的患者 ASPECTS 评分显著低于预后良好患者。Han 等也在研究结果中证实，无论是 DWI-ASPECTS 评分还是梗死核心体积，大面积梗死与不良预后显著相关，并且梗死核心体积的界值为 86.2mL。

来自中国的急性前循环缺血性脑卒中血管内治疗注册研究结果表明，ASPECTS 评分＜6 分是血管内治疗后症状性颅内出血的危险因素，并与不良预后显著相关。很多研究结果也提示，部分大面积梗死患者可从血管内治疗中获益。Rebello 等研究发现，梗死核心体积大于 50mL 的患者行血管内治疗组 90d 良好功能预后（mRS ≤ 2）比例显著高于内科治疗组（25% vs 0%，P = 0.04）。Kim 等应用 MRI-DWI 筛选纳入 171 例患者，将 DWI-ASPECTS 评分分为中分组（4 ～ 6 分）与高分组（7 ～ 10 分）两组，结果提示中分组与高分组在良好预后、症状性颅内出血及死亡率方面无显著差异。中分组中血管成功开通的患者良好预后达到 46.5%，未开通的患者中无一例获得良好预后。故有学者认为经 DWI-ASPECT 评分的中分组患者如果符合血管内治疗条件，在行支架取栓时或许不应该被排除。MR-CLEAN 亚组分析也验证了这一结论，ASPECTS 评分 5 ～ 7 分的人群也可从血管内治疗中获益。缺血性脑卒中血管内治疗研究结果也发现，DWI-ASPECTS 评分≤ 6 分的患者成功再灌注组的良好预后比例显著高于无再灌注组（38.7% vs 17.4%，P = 0.002），并且 3 个月死亡率更低（22.5% vs 39.1%，P = 0.013）。但同时也发现 DWI-ASPECTS 评分＜ 5 分的患者，无论有无再灌注，均有很低的良好预后率（13.0% vs 9.5%，P = 0.68）及较高的死亡率（45.7% vs 57.1%，P = 0.38）。而另一项探讨 DWI-ASPECTS 评分≤ 5 分的患者机械取栓是否获益的研究显示 DWI-ASPECTS 评分＞ 2 分即为良好功能预后的预测指标。因此，对于大面积梗死核心患者是否行血管内治疗，目前尚无明确证据，还需要随机临床试验数据来证实。

三、核心梗死与临床预后的相关性

近年来，多项临床试验结果显示，核心梗死体积与患者短期及长期临床预后显著相关。MR-CLEAN 亚组分析以及 Haussen 等的研究结果均表明，CTP 评估下的核心梗死体积和 ASPECTS 评分是功能预后的独立预测因子，ASPECTS 评分≥ 6 分及梗死核心体积≤ 50mL 与良好预后（mRS ≤ 2 分）显著相关。Yoo 等纳入 107 例前循环近端血管闭塞并行血管内治疗的患者，完成 3 个月随访，发现最终梗死体积（FIV）也是功能预后的独立预测指标，梗死体积＜ 50mL 及＞ 90 mL 分别与预后良好（mRS ≤ 2 分）及预后不良高度相关。

针对发病 8 小时以内，因 ICA 末端或 MCA 闭塞所致的 AIS 患者，Leslie-mazwi 等发现经 MRI-DWI 筛选的小核心梗死灶（梗死体积＜ 100mL）患者，机械取栓后脑组织若成功再灌注，则获得良好预后的可能性更大。因此，对于 ASPECTS 评分≥ 6 分或核心梗死体积＜ 50mL 的 AIS 患者，血管内治疗可明显获益，推荐行血管内治疗。

总结：核心梗死体积与血管内治疗功能预后密切相关，推荐使用 NCCT/CTP/MRI-DWI

评估患者核心梗死体积或计算 ASPECTS 评分；对于 ASPECTS 评分≥ 6 分或核心梗死体积＜ 50mL 的急性缺血性脑卒中患者，推荐尽早行血管内治疗；对于 ASPECTS 评分＜ 6 分的急性缺血性脑卒中患者，建议完善更多的影像学检查，评估侧支循环及缺血半暗带情况，指导血管内治疗方案选择。

第五节 机械取栓的适应证和禁忌证

一、机械取栓的适应证

1.《2015 中国缺血性脑卒中血管内治疗指导规范》中指出，机械取栓的适应证：

（1）年龄在 18 ～ 85 岁。

（2）前循环：动脉溶栓在发病 6 小时内，机械取栓及血管成形术在发病 8 小时内，后循环：可延长至发病 24 小时内，进展性卒中机械取栓可在影像学指导下，酌情延长治疗时间。

（3）临床诊断急性缺血性脑卒中，存在与疑似闭塞血管支配区域相应的临床症状和局灶神经功能缺损，且神经功能损害症状及体征超过 60 分钟不缓解。

（4）NIHSS 在 8 分到 25 分之间；后循环进展型卒中可不受此限。

（5）影像学评估：CT 排除颅内出血；脑实质低密度改变或脑沟消失范围＜ 1/3 大脑中动脉供血区域，或后循环低密度范围未超过整个脑干及单侧小脑半球 1/3；有条件的医院，建议行头颈 CTA 或 MRA 检查，证实闭塞的责任血管；有条件的医院，建议行头颅 CTP 检查，证实存在缺血半暗带。

（6）患者或患者亲属理解并签署知情同意书。

2. 超过 6 小时的患者参照 DAWN 试验或 DEFUSE-3 试验的纳入标准选择适应证：

（1）急性脑卒中患者，发病 6 ～ 24 小时（以最后看到正常的时间为准）。

（2）CTA 或 MRA 显示颈内动脉颅内段或大脑中动脉 M1 段闭塞。

（3）患者的脑梗死核心体积和临床症状间有不匹配，即梗死体积小，临床症状重 [年龄≥ 80 岁，NIHSS ≥ 10，梗死体积＜ 21mL；或年龄＜ 80 岁，NIHSS ≥ 10，梗死体积＜ 31mL；或年龄＜ 80 岁，NIHSS ≥ 20，31mL ＜梗死体积＜ 51mL（梗死体积由 MRI-DWI 或 CTP-rCBF 确定）；小梗死核心且大缺血半暗带（CTP-DWI 和 MRP 评估：梗死核心体积＜ 70mL；且缺血组织 / 梗死体积≥ 1.8；且缺血半暗带体积≥ 15mL）。

（4）其他纳入标准和排除标准与多数研究相似，这里不再赘述。

3. “$LAST_2CH_2ANCE$”的快速筛选工具 应用“$LAST_2CH_2ANCE$”有助于临床医生迅速掌握血管内治疗的具体标准，进行快速的病例筛选。具体标准如下：

L：大血管闭塞，颈内动脉或 MCA 近端闭塞。

A：年龄，≥ 18 岁，≤ 80 岁。

S：症状，NIHSS 评分≥ 6 分。

T：时间，发病到股动脉穿刺时间＜ 6 小时。

T_2：血小板计数，血小板计数≥ 40×10^9/L。

C：残疾，mRS ＜ 2 分。

H：低血糖，血糖≥ 2.7mmol/L。

H2：高血压，血压≤ 185/110mmHg。

A：抗凝，INR ≤ 3。

N：不可挽救脑组织，ASPECTS 评分≥ 6 分。

C：侧支循环，ACG 评分＞ 1 级。

E：预期寿命，＞ 1 年。

二、机械取栓的禁忌证

（1）最近 3 周内有颅内出血病史，既往发现脑动静脉畸形或动脉瘤未行介入或手术治疗。

（2）药物无法控制的顽固性高血压（收缩压持续≥ 185mmHg，或舒张压持续≥ 110mmHg）。

（3）已知造影剂过敏。

（4）血糖＜ 2.8mmol/L 或＞ 22.0mmol/L。

（5）急性出血体质，包括患有凝血因子缺陷病、国际标准化比值（international normalizEed ratio，INR）＞ 1.7 或血小板计数＜ 100×10^9/L。

（6）最近 7 天内有不可压迫部位的动脉穿刺史；最近 14 天内有大手术或严重创伤病史；最近 21 天内胃肠道或尿道出血，最近 3 个月内存在增加出血风险的疾病，如严重颅脑外伤、严重肝脏疾病、溃疡性胃肠道疾病等；既往 1 个月内有手术、实质性器官活检、活动性出血。

（7）疑脓毒性栓子或细菌性心内膜炎。

（8）生存预期寿命＜ 90 天。

（9）严重肾功能异常。

三、争议

DAWN 试验和 DUFSE 3 试验结果的发布，把机械取栓时间窗从 6 小时拓展到 24 个小时和 16 个小时，核心梗死区面积前者为小于 51mL，后者为小于 70mL，对于核心梗死体积超过 70mL 的患者能否进行机械取栓开通闭塞血管？血管再通后患者能否获益？再通后症状性颅内出血的发病率是否明显增加？这个问题一直困扰临床一线医生的决策。

近期，来自法国的一项由 Jean-Philippe Desilles 等在《Stroke》上发布了一项研究，他们使用基于 DWI-ASPECTS 对患者术前影像学进行分析，用以探索大面积脑梗死患者能否从血管内再通中获益。此研究纳入了 218 例行再通治疗且术前 DWI-ASPECTS ≤ 6 的急性大血管闭塞性脑卒中患者，最终 145 例（66%）患者成功实现再通，73 例患者未成功再通。通过对两组进行对比显示，成功再通组患者较未成功再通组有着显著较高的 90d 良好预后（38.7% VS 17.4%；$P = 0.002$）及较低的死亡率（22.5% VS 39.1%；$P = 0.013$），两组围手术期症状性颅内出血率未见明显差异（13.0% VS14.1%；$P = 0.83$）。具体结果见表 3-4。

表 3-4 结果

Outcome/DWI-ASPECTS	Successful Reperfusion Status		P Value
	No（n = 73）	Yes（n = 145）	
Favorable			
0 ～ 4	9.5（2/21）	13.0（6/46）	1.00*
5	27.3（6/22）	50.0（17/34）	0.091
6	15.4（4/26）	52.6（30/57）	0.001
Early neurological improvement			
0 ～ 4	9.5（2/21）	23.1（9/39）	0.30*
5	11.1（2/18）	52.9（18/34）	0.003
6	29.6（8/27）	57.4（31/54）	0.018
90 day mortality			
0 ～ 4	27.1（12/21）	45.7（21/46）	0.38*
5	40.9（9/22）	11.8（4/34）	0.012
6	23.1（5/26）	10.5（6/57）	0.18

最终有学者认为虽然研究结果证实基于 DWI-ASPECTS ≤ 6 分的患者仍然可以从再通治疗中获益，但对于更大面积（ASPECTS ≤ 5 分）的患者获益尚不明确。需要进一步前瞻性研究去验证。

（朱青峰 孙 奇 李丽华 朱义霞）

参考文献

[1]Berkhemer OA，Fransen PS，Beumer D，et al.A randomized trial of intraarterial treatment for acute ischemic stroke.N Engl J Med，2015，372（1）：11-20.

[2]Campbell BCV，Mitchell PJ，Kleinig TJ，et al.Endovascular therapy for ischemic stroke with perfusion-imaging selection.N Engl J Med，2015，372（11）：1009-18.

[3]Goyal M，Demchuk AM，Menon BK，et al.Randomized assessment of rapid endovascular treatment of ischemic stroke.N Engl J Med，2015，372（11）：1019-30.

[4]Jovin TG，Chamorro A，Cobo E，et al.Thrombectomy within 8 hours after symptom onset in ischemic stroke.N Engl J Med ，2015，372（24）：2296-306.

[5]Saver JL，Goyal M，Bonafe A，et al.Stent-retriever thrombectomy after intravenous t-PA vs t-PA alone in stroke.N Engl J Med，2015，372（24）：2285-95.

[6]Bracard S，Ducrocq X，Mas JL，et al.Mechanical thrombectomy after intravenous alteplase versus alteplase alone after stroke（THRACE）：a randomised controlled trial. Lancet Neurol，2016，15：1138-47.

[7]Goyal M， Menon BK，van Zwam WH，et al.Endovascular thrombectomy after large-vessel ischaemic stroke：a meta-analysis of individual patient data from five randomised trials.Lancet，2016，387：1723-31.

[8]Saver JL，Goyal M，van der Lugt A，et al.Time to treatment with endovascular thrombectomy and outcomes from ischemic stroke：a meta-analysis.JAMA，2016，316：1279-88.

[9]Lansberg MG，Cereda CW，Mlynash M，et al.Response to endovascular reperfusion is not time-dependent in patients with salvageable tissue.Neurology，2015，85：708-14.

[10]Jovin TG，Saver JL，Ribo M，et al.Diffusion-weighted imaging or computerized tomography perfusion assessment with clinical mismatch in the triage of wake up

and late presenting strokes undergoing neurointervention with Trevo（DAWN） trial methods. Int J Stroke，2017，12：641-52.

[11]Patel RD，Starkman S，Hamilton S，et al.The Rankin Focused Assessment-Ambulation：a method to score the Modified Rankin Scale with emphasis on walking ability. J Stroke Cerebrovasc Dis，2016，25：2172-6.

[12]Chaisinanunkul N，Adeoye O，Lewis RJ，et al.Adopting a patient-centered approach to primary outcome analysis of acute stroke trials using a utility-weighted modified Rankin scale.Stroke，2015，46：2238-43.

[13]Hernández-Pérez M，Pérez de la Ossa N，Aleu A，et al.Natural history of acute stroke due to occlusion of the middle cerebral artery and intracranial internal carotid artery.J Neuroimaging，2014，24：354-8.

[14]Lima FO，Furie KL，Silva GS，et al.Prognosis of untreated strokes due to anterior circulation proximal intracranial arterial occlusions detected by use of computed tomography angiography.JAMA Neurol，2014，71：151-7.

[15]Janardhan V，Venizelos A，Gianatasio RM，et al.Natural history of acute stroke from large vessel proximal occlusion：a comparison with the IMS III patients. Stroke，2014，45：Suppl 1：AWMP8.

[16]Albers GW，Lansberg MG，Kemp S，et al.A multicenter randomized controlled trial of endovascular therapy following imaging evaluation for ischemic stroke（DEFUSE 3）.Int J Stroke，2017，12：896-905.

[17]Mishra NK，Christensen S，Wouters A，et al.Reperfusion of very low cerebral blood volume lesion predicts parenchymal hematoma after endovascular therapy. Stroke，2015，46：1245-9.

[18]Rai AT，Seldon AE，Boo S，et al.A population-based incidence of acute large vessel occlusions and thrombectomy eligible patients indicates significant potential for growth of endovascular stroke therapy in the USA.J Neurointerv Surg，2017，9：722-6.

[19]Desilles JP，Consoli A，Rediem H，et al.Successful reperfusion with mechanical thrombectomy is associated with reduced disability and mortality in patients with pretreatment diffusion-weighted imaging-alberta stroke program early computed tomography score ≤ 6. Stroke，2017，48（4）：963-969.

[20]Bas DF, Ozdemir AO. The effect of metabolic syndrome and obesity on outcomes of acute ischemic stroke patients treated with systemic thrombolysis. J Neurol Sci. 2017;383:1–4.

[21] Eei KA, Meyers PM, Abruzzo TA, et al. Endovascular Therapy of A-cute Ischemic Stroke: report of the standards of practice committee of the society of neurointerventional surgery. J Neuro Intervent Surg, 2012, 4(2) : 87-93.

[22]Orosz C, Serena J, Dávalos A. Use of the New Solitaire(TM) AB Device for Mechanical Thrombectomy when Merci Clot Retriever Has Failed to R emove the Clot. A Case Report. Interv Neuroradiol, 2009, 15(2) : 209-214.

[23] Yoo AJ, Simonsen CZ, Prabhakaran S, et al. Refining Angiographic Biomarkers of Reperfusion: modified TICI is superior to TIMI for predicting clinical outcomes after intra — arterial therapy. Stroke, 2013, 44(9) : 2509-2512.

[24]Sloan MA, Alexandrov AV, Tegeler CH, et al. Assessment: Transcranial Doppler ultrasonography: Report of the Therapeutics and Tech-nology Assessment Subcommittee of the American Academy of Neu-rology. Neurology, 2004, 62(9) : 1468-1481.

[25] Bang T, R einartz J. Guethe T, et al. Early Clinical Experiences with a New Thrombectomy Device for the Treatment of Ischemic Stroke. Stroke, 2008, 39 (608) : 9.

[26]Goyal M, Menon B K, Van Zwam W H, et al. Endovascular thrombectomy after large-vessel ischaemic stroke: a meta-analysis of individual patient data from five randomised trials. Lancet, 2016, 387（10029）: 1723-1731.

[27]Gory B, Eldesouky I, Sivan-Hoffmann R, et al. Outcomes of stent retriever thrombectomy in basilar artery occlusion: an observational studyandsystematic review.J Neurol Neurosurg Psychiatry,2016,87(5):520-525.

[28]Federau C, Christensen S, Mlynash M, et al. Comparison of stroke volume evolution on diffusion-weighted imaging and fluid-attenuated inversion recovery following endovascular thrombectomy. Int J Stroke, 2017;12(5):510–518.

[29]Zhu G, Federau C, Wintermark M, et al. Comparison of MRI IVIM and MR perfusion imaging in acute ischemic stroke due to large vessel occlusion [published online ahead of print, 2019 Sep 3]. Int J Stroke. 2019.

[30]Puetz V, et al. Extent of hypoattenuation on CT angiography source images predicts functional outcome in patients with basilar artery occlusion.Stroke, 2008,39:2485-2490.

[31]Kameda K, Uno J, Otsuji R, et al. Optimal thresholds for ischemic penumbra predicted by computed tomography perfusion in patients with acute ischemic stroke treated with mechanical thrombectomy. J Neurointerv Surg, 2018;10(3):279–284.

[32]Bouslama M, Haussen DC, Aghaebrahim A, et al. Predictors of Good Outcome After Endovascular Therapy for Vertebrobasilar Occlusion Stroke. Stroke,2017;48(12):3252–3257.

[33]Update of the Korean Clinical Practice Guidelines for Endovascular Recanalization Therapy in Patients with Acute Ischemic Stroke. J Stroke 2016 Jan;18(1):102–13.

[34]LESLIE–MAZWI T M，HIRSCH J A，FALCONE G J，et al. Endovascular stroke treatment outcomes after patient selection based on magnetic resonance imaging and clinical criteria. JAMA Neurol，2016， 73（1）：43–49.

[35]YOO A J，BERKHEMER O A，FRANSEN P S S，et al. Effect of baseline Alberta Stroke Program Early CT Score on safety and efficacy of intra–arterial treatment：a subgroup analysis of a randomised phase 3 trial（MR CLEAN）. Lancet Neurol，2016，15（7）：685–694.

[36] 中国卒中学会，中国卒中学会神经介入分会，中华预防医学会，卒中预防与控制专业委员会介入学组．急性缺血性卒中血管内治疗影像评估中国专家共识．中国卒志，2017,12(11):1041–1055

[37]PROTTO S，PIENIMÄKI J P，SEPPÄNEN J，et al. Low cerebral blood volume identifies poor outcome in stent retriever thrombectomy. Cardiovasc Intervent Radiol，2017，40（4）：502–509.

[38] HAN M，CHOI J. W，RIM N–J，et al. Cerebral infarct volume measurements to improve patient selection for endovascular treatment. Medicine，2016，95（35）：e4702.

[39] KIM S J，NOH H J，YOON C W，et al. Multiphasic perfusion computed tomography as a predictor of collateral flow in acute ischemic stroke：comparison with digital subtraction angiography. Eur Neurol， 2012，67（4）：252–255.

[40] REBELLO L C，BOUSLAMA M，HAUSSEN D C，et al. Endovascular treatment for patients with acute stroke who have a large ischemic core and large mismatch imaging profile. JAMA Neurol，2017，74 （1）：34–40.

[41]Haussen DC, Bouslama M, Dehkharghani S, et al. Automated CT Perfusion Prediction of Large Vessel Acute Stroke from Intracranial Atherosclerotic Disease. Interv Neurol, 2018;7(6):334–340.

[42] MANCEAU P F，SOIZE S，GAWLITZA M，et al. Is there a benefit of mechanical thrombectomy in patients with large stroke（DWI–ASPECTS ≤ 5）? Eur J Neurol，（2017–9–14）.

第四章 机械取栓绿色通道关注要点

第一节 机械取栓常见的延误因素

有研究将急性缺血性脑卒中患者院前延迟的影响因素分为人口经济学因素、临床因素、环境因素和认知—态度—行为因素等四方面因素。

一、人口经济学因素

国内外研究显示，年龄、性别、种族、文化程度、经济因素等是院前延迟的主要影响因素之一。天津市某医院对 748 例急性脑卒中患者就诊时间的研究显示，干部、专业技术人员、高中以上文化程度的患者 6 小时内就诊比例高。国内部分学者认为经济因素影响脑血管病患者的就诊时间，如有关河北、内蒙古部分地区脑梗死患者的研究得出，患者因家庭经济困难，起病后顾虑加重家庭负担或一时难以筹集医疗费，而不能及时到医院就诊，与其他学者在四川省成都市某医院进行研究所得出的结论较为一致。

二、临床因素

临床因素主要包括危险因素、既往病史及临床特征等。高血压、糖尿病、心房颤动、高脂血症及短暂性脑缺血发作是脑血管病最常见的危险因素。国内外大多数研究显示，有心房颤动或脑血管病史的患者院前延迟时间短。韩国一项研究显示，既往有心房颤动病史的患者能够较早到达急诊室，而美国明尼苏达州的调查显示，既往有心肌梗死的患者到院时间较短。国内也得出类似结论，如有关云南某地区老年人急性脑梗死患者的研究显示，卒中既往史与就诊时间有关。一些临床特征包括卒中类型、发病症状、病情变化、疾病严重程度等对患者就诊时间可产生影响。国内外观点较为一致，与出血性卒中相比，缺血性脑卒中的院前延迟时间更长，主要原因是出血性脑卒中患者发病时症状较重，容易引起患者及家属重视，院前延迟时间短。国内外研究结论较为一致，卒中症状越重（NIHSS 评分越高），患者就诊延迟的危险性越低。

三、环境因素

环境因素通常指患者发病时的情景，包括发病时间、地点、场所及他人因素等。关于发病时间方面，国外研究显示，夜间发病的患者到院时间较长，与国内某项研究得出一致结论。这是由于患者夜间或节假日时发病，一般延迟至医院正常上班才去就诊，因此导致院前延迟风险增加。关于发病地点及场所方面，在家发病以及发病地点距离医院远是院前延迟的重要因素。国外一项研究显示，发病地点距离医院小于10km与到院较早有关。国内研究显示，距医院较远的患者，就诊中途所需时间较长，容易导致就诊延迟。关于他人因素方面，脑血管病患者发病后常无法自行就医，周围人的帮助有利于患者及时入院。国内外研究显示，独居与就诊延迟有关，特别是老年独居者，发病后无子女、亲属在场，自己无力就医或缺乏通信工具，无法呼救，从而导致就诊延迟。

四、认知一情感一行为因素

认知一情感一行为因素主要体现在患者或家属对脑血管病的认知、发病后情感变化、重视程度及所采取的措施等方面。关于认知与识别方面，国内外研究者一致认为，能识别卒中症状、正确看待卒中的患者院前延迟时间较短。内蒙古自治区包头市某项调查研究显示，就诊延迟与不能识别急性卒中首发症状、不了解超早期诊治知识有关。湖北省武汉市一项相关研究显示，知晓卒中相关知识的患者在6小时内的就诊率高。

第二节 优化机械取栓绿色通道的措施

众多研究的结果已经表明“时间就是大脑”。血管再通每延迟30分钟，良好预后的比率就减少11%。此外，延误还会增加死亡率，再通时间延迟1小时，良好预后的比率将降低38%。美国卒中及血管内介入治疗学会指出了急救流程中关键的“8D”环节：发现、派遣、转运、到院、检查、决策、用药、处置等八个方面。关键的部分包括：①以卒中症状和时间依赖的高效治疗选择的可及性的公共健康教育宣传。②患者转运的一线负责人。③综合卒中中心模式的发展来形成收治大血管闭塞患者的特定标准。然而，在中国的临床实践中，急性缺血性脑卒中血管内治疗救治少，救治慢，无体系，迫切需要分析现存问题，提高急救能力，改进急救流程，“量身定制”自己的急救体系。

参照国家卫生计生委脑卒中防治工程委员会、中华医学会神经外科学分会神经介入学组、中华医学会放射学分会介入学组、中国医师协会介入医师分会神经介入专业委员会、中国医师协会神经外科医师分会神经介入专业委员会、中国卒中学会神经介入分会在《中华神经外科杂志》2017年第九期“专家共识”上发表的《急性大血管闭塞性缺血性脑卒中血管内治疗中国专家共识（2017）》，优化机械取栓绿色通道，缩短从发病到机械取栓的时间，应该把握以下几个环节。

一、加强公众教育

AIS的救治具有很强的时间依赖性，我国37个城市62家医院调查显示，卒中院前延误的中位时间达15小时。而减少院前延误，提高救治效率的第一步是加强公众教育。目前，国内外的公众教育普及均不理想，国外调查发现，只有一半的公众能识别卒中。考虑到AIS-LVO的严重危害和血管内治疗的时间依赖性，在进行卒中宣教时，应着重针对AIS-LVO高危人群（如房颤、心脏瓣膜病、颈动脉狭窄等患者）及其家人开展，了解急性卒中早期溶栓、取栓的重要性，发现疑似症状及时拨打120，有助于缩短发病至呼救的时间。提高公众“尽早识别、快速转运、尽快救治”的意识。

1．牢记“FAST”口诀 2004年，美国北卡罗来纳大学医学院为帮助公众快速识别中风和院前急救，设计并提出了“FAST”宣传活动，直至今日仍然在全世界广泛推广。“FAST”作为判断中风的预警信号，用通俗的中文来表达即“面瘫/口角歪斜（Face）；肢体无力（Arm）；言语不清（Speech）；迅速求助（Time）”（图4-1）。

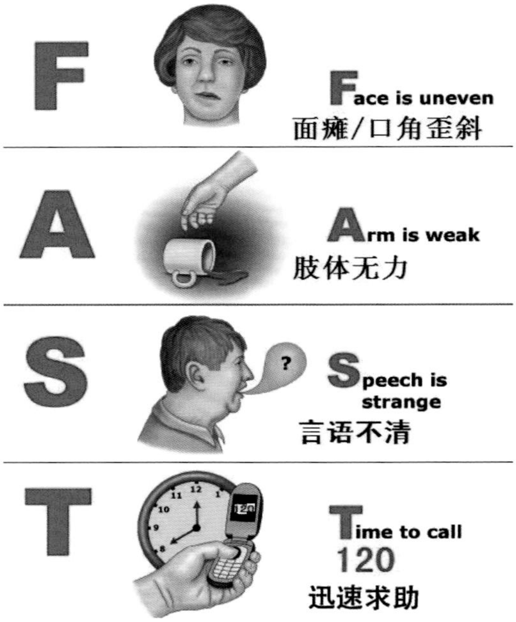

图4-1 “FAST”口诀

2．关注五个“突然”

（1）突然的颜面部、肢体的麻木或无力，尤其是在身体的一侧。

（2）突然不能说出物体的名称，说话或理解困难。

（3）突然单眼或双眼视物不清。

（4）突然行走困难，头晕，伴有恶心、呕吐，肢体失去平衡或不协调。

（5）突然的不明原因的从来没有经历过的剧烈头痛，可伴有恶心呕吐。

3．科学拨打“120”电话 不管采用什么方法，一旦发现身边有人出现上述情况，立即帮助拨打电话120求助，记下发生的时间，即刻、就近送往具备24小时中风急救能力的综合性医院进行救治。

二、优化院前急救流程

1．现场评估 院前急救人员在急救现场快速准确识别潜在的急性大血管闭塞缺血性卒中（acute ischemic stroke-large vessel occlusion，AIS-LVO）患者，是进行合理转运的前提。NIHSS虽然能够比较准确地筛选AIS-LVO患者，但操作复杂且需专业培训，不适用于院前急救。因此，国际上报道了多种院前筛查AIS-LVO的量表，包括洛杉矶运动卒中量表（Los Angeles Moter Scale，LAMS）、RACE、卒中分级转运现场评估量表（field assessment stroke triage for emergency destination，FAST-ED）等，但均未获得国际公认。针对我国国情，院前急救人员可应用以下简单表格对接诊患者进行初步筛查，见表 4-1。

表 4-1 院前急救中对患者的初步筛查

1. 患者信息　姓名	年龄	性别　男□	女□	固话手机	
2. 意识障碍	否□	不详□	是■		任何一项异常被选中，应尽快转运至初级卒中中心或者高级卒中中心
3. 语言障碍	否□	不详□	是■		
4. 面纹变浅	否□	不详□	左■	右□	
5. 上肢力弱	否□	不详□	左■	右□	
6. 下肢力弱	否□	不详□	左■	右□	
7. 发病时间（最后正常算起）	日期时间（24小时制）				
8. 发病时间＜3小时	否□	不详□	是■		两项被选中加之2-5项任何一项异常，符合初筛溶栓标准，继续评估下列病史及服药史
9. 血糖＞3mmol/L	否□	不详□	是■		
10. 口服华法林	否□	不详□	是■		
11. 3个月内患卒中	否□	不详□	是■		
12. 3个月内有创伤	否□	不详□	是■		
13. 3个月内有手术史	否□	不详□	是■		
14. 3个月内有出血	否□	不详□	是■		
15. 发病时间3～9小时	否□	不详□	是■		高级卒中中心会诊并转至高级中心
16. 救护车派遣时间	日期时间（24小时制）				

2．转运　对可疑 AIS-LVO 患者的转运不应单纯地遵循就近原则。美国 118 家机构的报告显示，直接将患者转运至高级卒中中心较经过初级卒中中心转运至高级卒中中心患者的病死率和死亡指数低，且转运距离越远，死亡风险越高。然而在临床实践中，大量 AIS-LVO 患者并未在具备血管内治疗条件的医疗机构就诊。有研究结果显示，“溶栓后转诊”的模式同样可以使 AIS-LVO 患者获益。因此，建立完善高效的院间转诊制度能帮助更多患者从血管内治疗中获益。目前国内几个大的神经医学中心配备了“移动卒中单元救护车”，院前急救人员接诊患者后，在救护车上就依据临床症状、体征对患者进行卒中评估，同时可以抽血化验、移动 CT、CTA、CTP 等检查，甚至在救护车上对患者进行静脉溶栓，尔后转入高级卒中中心，必要时可以桥接机械取栓。见图 4-2。

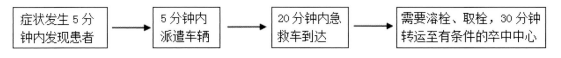

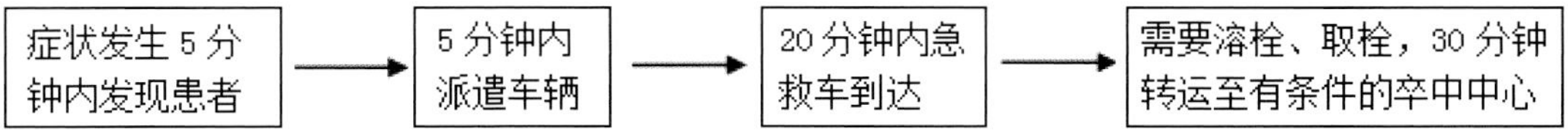

图 4-2　院前卒中急救系统与流程

3．预警　院前急救人员采用适当的 AIS-LVO 评估量表进行现场评估，将可疑的 AIS-LVO 患者直接转运至有血管内治疗能力的高级卒中中心并实施预警，高级卒中中心接到“预警”后，做好静脉溶栓、机械取栓的准备，有助于院前、院内有效衔接，提前启动院内卒中救治绿色通道，缩短入院至影像学检查时间、入院至静脉溶栓（intravenous thrombolysis，IVT）时间，提高接受 IVT 治疗的患者比例。

三、院内急救

院内救治常需急诊科，神经内、外科，影像、检验、放射及康复科等多学科的参与。因此，以疾病为中心，整合医疗机构内各种相关资源可以为卒中的诊疗带来极大便利。为推动我国多学科联合的卒中诊疗管理模式，国家卫生计生委颁布了《医院卒中中心建设与管理指导原则（试行）》，其针对不同级别医院卒中中心建设的基本条件、组织管理、资源及人力配置、诊疗模式提出了指导性意见。对于医疗机构，尽可能缩短院内延误是保证 AIS-LVO 患者从血管再通治疗中获益的有效措施。结合我国国情，先诊疗后付费、医生陪同检查等具体方法可能有助于减少院内延误。

美国卒中联盟推荐将综合卒中中心 AIS 血管内治疗患者的入院至血管内治疗开始时间（取栓装置的首次到位）目标设定为 2 小时；而 2016 年欧洲和美国发布的血管内治疗共识均推荐患者入院至股动脉穿刺时间应≤ 90 分钟。

我国卒中中心建设起步较晚，且二、三级医疗机构诊疗负荷较重，目前多数中心尚难以达到此目标。各级卒中中心应按照国家卫生计生委颁布的《中国卒中中心建设标准》进行优化改进，并加强院内急救流程建设，使接受血管内治疗的患者从入院至股动脉穿刺时间≤ 90 分钟。

第三节　机械取栓关注几个时间节点

一、主要效率指标

发病—血管开通时间（分钟）

二、次要效率指标

1. 发病—入院时间（分钟）
2. 入院—影像时间（分钟）
3. 影像—穿刺时间（分钟）
4. 穿刺—开通时间（分钟）
5. 入院—开通时间（分钟）

第四节　机械取栓患者临床效果关注要点

一、主要疗效指标

90 天 mRS 评分。

二、次要疗效指标

1. 术后造影闭塞靶血管获得再通比率（术后 mTICI 评分 2b，3）。
2. 术后即刻的 NIHSS 评分变化。
3. 术后 24±3 小时的 NIHSS 评分变化。

4．术后 24±3 小时的动脉再通比率（闭塞血管 TIMI 2 ～ 3）。

5．术后 24±3 小时脑梗死体积变化。

6．术后 7±3 天或出院时的 NIHSS 评分变化。

7．术后 90±7 天时的生活质量评价 [欧洲五维健康量表（the euroqol group's 5-domain，EQ-5D）、日常生活活动能力表（Barthel Index，BI）]。

三、安全性指标

1．术后 24±3 小时症状性颅内出血。

2．术后 24±3 小时内影像显示的颅内出血。

3．术后 90±7 天全因死亡。

4．手术相关不良事件（动脉穿破、动脉夹层、栓塞、蛛网膜下腔出血、血管痉挛）。

（朱青峰　王国芳　禹书宝　陈来照）

参考文献

[1]Whiteley W，Lindley R，Wardlaw J，et al. Third international stroke trial. Int J Stroke，2006，1（3）：172-176.

[2]The National Institute of Neurological Disorders and Stroke rt-PA Stroke Study Group-Tissue plasminogen activator for acute ischemic stroke. N Engl J Med，1995，333（24）：1581-1587.

[3]Hacke W，Kaste M，Bluhmki E，et al. Thrombolysis with alteplase 3 to 4.5 hours after acute ischemic stroke. N Engl J Med，2008，359（13）：1317-1329.

[4]Rha J H，Saver J L. The impact of recanalization on ischemic stroke outcome：a meta-analysis. Stroke，2007，38（3）：967-973.

[5]Herrera M，Gallego J，Munoz R，et al. Reperfusion in acute ischaemic stroke：present and future. An Sist Sanit Navar，2008，31（Suppl 1）：31-46.

[6]Jauch E C，Saver J L，Adams H P Jr，et al. Guidelines for the early management of patients with acute ischemic stroke：a guideline for healthcare professionals from the American Heart Association/American Stroke Association. Stroke，2013，44（3）：870-947.

[7]Khatri P，Yeatts S D，Mazighi M，et al. Time to angiographic reperfusion and clinical outcome after acute ischaemic stroke：an analysis of data from the Interventional Management of Stroke（IMS III）phase 3 trial. Lancet Neurol，2014，13（6）：567-574.

[8]Broderick J P，Palesch Y Y，Demchuk A M，et al. Endovascular therapy after intravenous t-PA versus t-PA alone for stroke. N Engl J Med，2013，368（10）：893-903.

[9]Zaidat O O，Yoo A J，Khatri P，et al. Recommendations on angiographic revascularization grading standards for acute ischemic stroke：a consensus statement. Stroke，2013，44（9）：2650-2663.

[10]Blackham K A, Meyers P M, Abruzzo T A, et al. Endovascular therapy of acute ischemic stroke: report of the standards of practice committee of the society of neurointerventional surgery. J Neurointerv Surg, 2012, 4 (2) : 87-93.

[11]Pedragosa A, Alvarez-Sabin J, Molina C A, et al. Impact of a telemedicine system on acute stroke care in a community hospital. J Telemed Telecare, 2009, 15(5): 260-263.

[12]Pedragosa A, Alvarez-Sabin J, Molina C A, et al. Endovenous thrombolysis in a district hospital using the telestroke system. Rev Neurol, 2011, 53 (3) : 139-145.

[13]Pedragosa A, Alvarez-Sabin J, Molina C A, et al. Collaboration between different links: one of the keys to the telestroke system. Reply. Rev Neurol, 2012, 54 (1) : 64.

[14]Pedragosa A, Alvarez-Sabin J, Molina C A, et al. Impact of telemedicine on acute management of stroke patients undergoing endovascular procedures. Cerebrovasc Dis, 2012, 34 (5-6) : 436-442.

[15]Johansson T, Wild C. Telemedicine in acute stroke management: systematic review. Int J Technol Assess Health Care, 2010, 26 (2) : 149-155.

[16]Di Carlo A, Lamassa M, Wellwood I, et al. Stroke unit care in clinical practice: an observational study in the Florence center of the European Registers of Stroke (EROS) Project. Eur J Neurol, 2010, 18 (5) : 686-694.

[17]Candelise L, Gattinoni M, Bersano A, et al. Stroke-unit care for acute stroke patients: an observational follow-up study. Lancet, 2007, 369 (9558) : 299-305.

[18]Seenan P, Long M, Langhorne P. Stroke units in their natural habitat: systematic review of observational studies. Stroke, 2007, 38 (6) : 1886-1892.

[19]Hemmen T M, Rapp K S, Emond J A, et al. Analysis of the National Institute of Neurological Disorders and Stroke tissue plasminogen activator studies following European Cooperative Acute Stroke Study III patient selection criteria. J Stroke Cerebrovasc Dis, 2010, 19 (4) : 290-293.

[20]Lisboa R C, Jovanovic B D, Alberts M J. Analysis of the safety and efficacy of intra-arterial thrombolytic therapy in ischemic stroke. Stroke, 2002, 33 (12) : 2866-2871.

[21]Furlan A, Higashida R, Wechsler L, et al. Intra-arterial prourokinase for acute ischemic stroke. The PROACT II study: a randomized controlled trial. Prolyse in Acute Cerebral Thromboembolism. JAMA, 1999, 282 (21) : 2003-11.

[22]Ogawa A，Mori E，Minematsu K，et al. Randomized trial of intra arterial infusion of urokinase within 6 hours of middle cerebral artery stroke：the middle cerebral artery embolism local fibrinolytic intervention trial（MELT） Japan. Stroke，2007，38（10）：2633-2639.

[23]Molina C A，Saver J L. Extending reperfusion therapy for acute ischemic stroke：emerging pharmacological，mechanical，and imaging strategies. Stroke，2005，36（10）：2311-2320.

[24] 中华预防医学会卒中预防与控制专业委员会介入学组，急性缺血性脑卒中血管内治疗中国专家共识组. 急性缺血性脑卒中血管内治疗中国专家共识. 中国脑血管病杂志，2014，11（10）：556-560.

[25]Uyttenboogaart M，De Keyser J，Luijckx G J. Thrombolysis for acute ischemic stroke. Curr Top Med Chem，2009，9（14）：1285-1290.

[26]Nakano S，Wakisaka S，Yoneyama T，et al. Reperfusion Therapy for Acute Middle Cerebral Artery Trunk Occlusion. Direct Percutaneous Transluminal Angioplasty Versus Intra-arterial Thrombolysis. Interv Neuroradiol，2004，10（Suppl 1）：71-75.

[27]Pagola J，Rubiera M，Folres A，et al. Selesting endovascular treatment strategy according to the location of intracranial occlusion in acute stroke. Cerebrovasc Dis，2013，35（6）：502-506.

[28]Lin M P，Sanossian N. Reperfusion therapy in the Acute Management of Ischemic Stroke. Cardiol Clin，2015，33（1）：99-109.

[29]Brekenfeld C，Remonda L，Nedeltchev K，et al. Endovascular neuroradiological treatment of acute ischemic stroke：techniques and results in 350 patients. Neurol Res，2005，27（Suppl 1）：s29-35.

[30]Smith W S，Sung G，Starkman S，et al. Safety and efficacy of mechanical embolectomy in acute ischemic stroke：results of the MERCI trial. Stroke，2005，36（7）：1432-1438.

[31]Penumbra Pivotal Stroke Trial Investigators. The penumbra pivotal stroke trial：safety and effectiveness of a new generation of mechanical devices for clot removal in intracranial large vessel occlusive disease. Stroke，2009，40（8）：2761-2768.

[32]Smith W S，Sung G，Saver J，et al. Mechanical thrombectomy for acute ischemic stroke：final results of the Multi MERCI trial. Stroke，2008，39（4）：1205-1212.

[33]Pereira V M，Gralla J，Davalos A，et al. Prospective，multicenter，single-arm

study of mechanical thrombectomy using Solitiare flow restoration in acute ischemic stroke. Stroke, 2013, 44（10）: 2802-2807.

[34]Shi Z S, Loh Y, Walker G, et al. Clinical outcomes in middle cerebral artery trunk occlusions versus secondary division occlusions after mechanical thrombectomy: pooled analysis of the Mechanical Embolus Removal in Cerebral Ischemia（MERCI） and Multi MERCI trials. Stroke, 2010, 41（5）: 953-960.

[35]Shi Z S, Loh Y, Walker G, et al. Endovascular thrombectomy for acute ischemic stroke in failed intravenous tissue plasminogen activator versus non-intravenous tissue plasminogen activator patients: revascularization and outcomes stratified by the site of arterial occlusions. Stroke, 2010, 41（6）: 1185-1192.

[36]Asadi H, Dowling R, Yan B, et al. Advances in Endovascular Treatment of Acute Ischemic Stroke. Intern Med J, 2015, 45（8）: 798-805.

[37]Alshekhlee A, Pandya D J, English J, et al. Merci mechanical thrombectomy retriever for acute ischemic stroke therapy: literature review. Neurology, 2012, 79（13Suppl 1）: S126-134.

[38]Gomis M, Dávalos A. Recanalization and Reperfusion Therapies of Acute Ischemic Stroke: What have We Learned, What are the Major Research Questions, and Where are We Headed ? Front Neurol, 2014, 5: 226.

[39]Enomoto Y, Yoshimura S, Egashira Y, et al. Long-term Magnetic Resonance Angiography Follow-up for Recanalized Vessels after Mechanical Thrombectomy. J Stroke Cerebrovasc Dis, 2014, 23（10）: 2834-2839.

[40]Saver J L, Jahan R, Levy E I, et al. Solitiare flow restoration device versus the MERCI Retriever in patients with acute ischaemic stroke（SWIFT）: a randomised, parallel-group, non-inferiority trial. Lancet, 2012, 380（9849）: 1241-1249.

[41]Nogueira R G, Lutsep H L, Gupta R, et al. Trevo versus Merci retrievers for thrombectomy revascularisation of large vessel occlusions inacute ischaemic stroke（TREVO2）: a randomised trial. Lancet, 2012, 380（9849）: 1231-1240.

[42]Apetse K, Mechtouff L, Cho T H, et al. Mechanical thrombectomy with the Solitiare stent at Lyon, France. Eur Neurol, 2013, 69（6）: 325-330.

[43]Mpotsaris A, Bussmeyer M, Buchner H, et al. Clinical outcome of neurointerventional emergency treatment of extra-or intracranial tandem occlusions in acute major stroke: antegrade approach with wallstent and Solitiare stent retriever. Clin Neuroradiol, 2013, 23（3）: 207-215.

[44]Yoon Y H, Yoon W, Jung M Y, et al. Outcome of mechanical thrombectomy with Solitiare stent as first-line intra-arterial treatment in intracranial internal carotid artery occlusion. Neuroradiology, 2013, 55（8）: 999-1005.

[45]Zaidat O O, Castonguay A C, Gupta R, et al. North American Soliaire Stent Retriever Acute Stroke Reqistry: post-marketing revascularization and clinical outcome results. J Neurointerv Surg, 2014, 6（8）: 584-588.

[46]Bae G S, Kwon H J, Kang C W, et al. Mechanical thrombectomy using a Solitiare stent in acute ischemic stroke; initial experience in 40 patients. J Cerebro-vasc Endovasc Neurosurg, 2012, 14（3）: 164-169.

[47]Abou-Chebl A, Lin R, Hussain M S, et al. Conscious sedation versus general anesthesia during endovascular therapy for acute anterior circulation stroke: preliminaryresults from a retrospective, multicenter study. Stroke, 2010, 41（6）: 1175-1179.

[48]Davis M J, Menon B K, Baghirzada L B, et al. Anesthetic management and outcome in patients during endovascular therapy for acute stroke. Anesthesiology, 2012, 116（2）: 396-405.

[49]Raoult H, Eugene F, Ferre J C, et al. Prognostic factors for outcome after mechanical thrombectomy with Solitiare stent. J Neuroradiol, 2013, 40（4）: 252-259.

[50]Castro-Afonso L H, Abud T G, Pontes-Neto O M, et al. Mechanical thrombectomy with Solitiare stent retrieval for acute ischemic stroke in an Brazilian population. Clinics（Sao Paulo）, 2012, 67（12）: 1379-1386.

[51]Ciccone A, Valvassori L. Endovascular treatment for acute ischemic stroke. N Engl J Med, 2013, 368（25）: 2433-2434.

[52]Broderick J P, Tomsick T A, Palesch Y Y. Endovascular treatment for acute ischemic stroke. N Engl J Med, 2013, 368（25）: 2432-2433.

[53]Kidwell C S, Jahan R, Saver J L. Endovascular treatment for acute ischemic stroke. N Engl J Med, 2013, 368（25）: 2434-2435.

第五章 机械取栓手术要点相关知识

第一节 机械取栓手术麻醉方法

主要包括气管插管全身麻醉和局部麻醉（神经镇静）。IMS-3 亚组研究表明，在全身麻醉下行动脉内介入治疗，患者临床预后较差；同时北美某支架取栓治疗急性卒中（NASA）登记研究的回顾性分析及 MR-CLEAN 研究的亚组分析均表明，局部麻醉组 3 个月临床预后良好率高于全身麻醉组。然而，近期的 2 项单中心随机对照试验（randomized controlled trial，RCT）研究结果均显示，局部麻醉组与全身麻醉组在术后 24 小时神经功能改善和 3 个月的预后良好率（mRS ≤ 2 分）差异均无统计学意义。

所以，机械取栓麻醉方式的选择应根据患者具体情况选择个体化的麻醉方式。对于存在意识障碍、气道保护反射消失、呼吸道受损和呕吐的患者，推荐使用全身麻醉。全麻的优点是：取栓操作时，路途清晰，避免导丝损伤血管。但全麻时，要快捷、便利，不能因为全身麻醉延误机械取栓时间，同时要注意全麻后不能使血压过低，以免影响脑灌注压。

对于患者躁动不明显，可以采用四肢、头部约束带固定后采用局部麻醉的方式。局麻的优点是：简单、快捷，对血压影响较小，同时术中可以观察患者病情变化。缺点是：患者配合不佳，患者躁动导致路途不清晰，要求术者对脑血管解剖十分熟悉，同时具有熟练的介入操作技巧。

第二节 机械取栓手术要点

一、血管通路的建立

取栓通路选择的关键在于是否使用球囊导引导管以及中间 / 抽吸导管。NASA 登记研究共纳入 24 个中心的 138 例使用球囊导引导管的患者，与未使用球囊导引导管者相比，使用者血管再通率较高，远端栓塞率和异位栓塞率无差别，3 个月临床预后良好比率高；多因素回归分析表明，应用球囊导引导管是临床预后良好的独立影响因素。使用中间导管辅助的 Solumbra 技术能够明显提高 MCA 闭塞机械取栓的成功率，降低远端栓塞率和异位栓塞率。体外实验进一步证实，支架取栓联合中间 / 抽吸导管抽吸可以降低硬且脆的血栓栓塞远端血管事件，联合球囊导引导管可显著降低新鲜红血栓的远端栓塞事件，故取栓术中联合使用球囊导引导管和中间/抽吸导管可能有助于提高血管再通的效率和成功率。

但在国内多数神经医学中心在机械取栓临床实践中并没有使用球囊导管。主要原因是：①球囊导管没有进医院，不能使用。②价格较贵。那么，在没有球囊导管的情况下，如何快速建立血管通路呢？

笔者经验总结

① 8F 的动脉鞘行股动脉穿刺。②用 5F 的单弯造影管作为"中间导管"套在 6F 的长鞘内，在泥鳅导丝的辅助下，将 6F 的长鞘送到责任血管的近端。③ 6F 的 Navien 导管通过 6F 的长鞘到达闭塞血管的近端。

二、机械取栓技术要点

支架取栓技术已被 6 个 RCT 试验所证实，其可以显著改善 AIS-LVO 患者的临床预后，已成为一线的血管内治疗措施。Turk 等率先提出的抽吸取栓技术可使 78% 的患者成功再通，辅以支架取栓后成功再通率可达到 95%，穿刺到有效再通的平均时间为 37 分钟，显示抽吸取栓技术具有较高的再通率和较短的开通时间。然而，最新公布的直接抽吸与支架取栓治疗急性缺血性脑卒中研究（ASTER）结果表明，对于前循环 AIS-LVO 患者，使用导管抽吸或支架取栓 2 种技术血管再通率差异无统计学意义（85.4% VS 83.1%，$P = 0.53$），在安全终点方面两组类似。

1. 支架取栓操作过程　术前及术中不使用双抗和肝素，所有手术操作均在局麻/全麻下进行，动脉穿刺选择股动脉。尽量选择局麻，如需要，将使用清醒镇静，气道塌陷高危的患者考虑插管。如患者预计即使使用清醒镇静在术中配合也较差或由于患者的疾病情况使用清醒镇静剂高危或气道情况高危，应使用全身麻醉。穿刺后可直奔主题，先取栓，后行全脑造影，或对能给闭塞部位血管远端组织提供代偿的血管进行造影（5 ～ 10 分钟能完成造影）。用 6/8F 导引导管或 90cm 长鞘管通过股动脉进入到患侧动脉，有球囊导管时推荐使用球囊导管。使用 0.014in 微导丝，配合 0.21in 微导管（如 Prowler Select Plus；Cordis or Vasco 21；Balt）穿过血栓到达闭塞远端位置。用少量造影剂超选择造影确认微导管的位置及血栓长度。根据管径及中心经验，推荐管径＞ 3mm 选择 6mm 支架；管径＜ 3mm 选择 4mm 支架；也可先用 4mm 无效时再用 6mm。用盐水冲洗微导管内造影剂后，将支架装置通过微导管送入。术中可以使用肝素盐水，但尽量不给肝素，除非存在高凝状态。用造影剂血管显影评估支架位置是否正确和张开程度。支架到位后放置 5 ～ 10 分钟，以使支架在血栓内完全张开。将充分张开的支架装置与微导管一起轻轻拉出体外，期间负压抽吸导管。血管成功再通定义为所有可治疗血管 TICI ≥ 2b 级。再通时间定义为首次血流通畅时间。如果对于可治疗血管，取栓操作 4 次仍不能开放血管达到至少 TICI2 的水平，将支架张开后造影，如果支架释放状态血管通畅，可考虑支架原位释放（或使用颅内支架系统），如果张开后造影仍然不通则认为治疗失败，应该取出支架。在取栓过程中不考虑使用动脉溶栓操作，除非有远端血栓栓塞。心源性栓塞术后不用双抗治疗，术前有慢性狭窄，原位血栓形成，可于术后 24 小时给予双抗治疗。

如果一开始微导管置入困难，微导丝通过后，0.021in 微导管通过困难，可能在血栓形成部位存在动脉狭窄，可以换 0.014in 微导管尝试通过后超选择造影，明确微导丝位于血管内后撤出 0.014in 微导管，用 2mm 球囊进行血管成形术以帮助 0.021 微导管通过。如果在支架取栓后，发现血栓形成部位有高度狭窄（> 70%），可采取以下治疗计划：重复不同角度的血管造影，确认该狭窄不是血管痉挛或动脉夹层造成，准备进行颅内粥样硬化病变的颅内血管成形术或支架术。如果血管造影机有 Dyna-CT 扫描，可以即刻在造影机扫描除外出血并发症，如血管造影机没有配备这一软件，患者可进行常规头部 CT。在排除颅内出血后，可进行颅内血管成形术以改善远端血流，降低近期再次闭塞风险。40% ～ 50% 的残余狭窄是可接受的。除非有血流动力学反复闭塞或局部夹层，否则应将支架从狭窄处取出。

如果接受了血管成形术，术中使用 IIb/IIIa 受体拮抗剂，如替罗非班（欣维宁）时，首先给予导管内注射 8 ～ 10mL（1 mL/min），后以 6 ～ 8mL/h 静脉泵入维持。给予 IIb/IIIa 受体拮抗剂持续泵入的患者，可在停止 IIb/IIIa 类拮抗剂治疗前 4 小时给予双抗治疗。所有计划进行颅内血管成形术或支架术的患者，均应划为颅内动脉粥样硬化性病变（intracranial atherosclerotic diease，ICAD）患者，将纳入颅内粥样硬化亚组分析。术后 24 小时应进行 MRA 或 CTA 检查以评估靶血管的开放程度。

腹股沟血管穿刺位置建议使用缝合器封闭。在手术结束即刻，应评估 NIHSS 评分和血压情况。术后所有患者均应收入 ICU，给予标准内科治疗。

2．抽吸取栓　抽吸取栓的治疗流程与支架取栓一致，通常使用 ADAPT 技术即“直接吸引一次性通过技术（a direct aspiration，fist pass technique for the endovascular treatment of stroke，ADAPT）进行抽吸取栓，也可以使用 Solumbra 等联合技术提高抽吸取栓效率或在抽吸取栓无法成功时进行补救。

3．血管成形　当病变为动脉粥样硬化性狭窄引起的急性闭塞时，可针对不同的病变类型进行球囊扩张或支架成形术。颈动脉或椎动脉开口慢性狭窄的急性闭塞或栓子脱落导致动脉 - 动脉栓塞时，难以通过狭窄对远端病变进行血管内治疗，可进行急性期的支架成形术，并对远端栓塞血管进一步进行血管内治疗（动脉溶栓、机械取栓）。对于颅内原位狭窄急性闭塞，可根据狭窄情况，进行球扩或支架成形术恢复并维持闭塞血管血流。颅内动脉粥样硬化常由于原位血栓形成出现闭塞，支架取栓可以尽快建立前向血流，但要仔细判断、识别狭窄的部位和长度，观察前向血流能否维持，必要时使用替罗非班，它可以提高血管再通率，如替罗非班仍无法维持前向血流则有必要进一步行血管成形术。

三、术中用药

术中药物包括肝素、IIb/IIIa 受体拮抗剂（如替罗非班）以及重组组织型纤溶酶原激活剂（rt-PA）等抗栓药物。既往有研究表明，在 IVT 后第 1 个 24 小时内使用肝素可能增加脑实质内出血的风险。一项纳入 33 项对 957 例缺血性脑卒中患者行血管内治疗的系统研究表明，大剂量肝素组（> 2500U/h）较低剂量肝素组（< 2500U/h）症状性出血率高。替罗非班半衰期短，临床上常用于取栓后反复闭塞或术中支架置入的辅助用药，一项病例对照研究证实，联合应用 rt-PA 和替罗非班并不增加症状性出血率。经动脉内应用溶栓药物逐渐减少，但对于重要的远端分支血管闭塞，常规支架取栓或抽吸血栓无法进行时，可经微导管局部应用。

所以，对于已行 IVT 的 AIS-LVO 患者，不推荐术中肝素化；术中可结合病变性质、闭塞部位和血栓倾向应用抗栓药物。

第三节 机械取栓手术围手术期管理

一、术后抗栓药物使用要点

目前，尚无 AIS-LVO 患者取栓术后抗血小板聚集治疗方案的直接证据，故参考一般 AIS 的治疗原则实施。多项 RCT 研究证实，AIS 早期给予双联合抗血小板聚集药物优于单用阿司匹林，且不增加出血风险。有研究表明，静脉使用 IIb/IIIa 受体拮抗剂治疗 AIS 是安全的，溶栓后静脉使用 IIb/IIIa 受体拮抗剂可能获益且不增加出血风险。所以，各种原因导致的 AIS-LVO 取栓术后建议采用抗血小板聚集治疗，启动时机根据是否溶栓和有无出血决定，具体使用经验如下：

1．心源性栓塞 此类型动脉管壁完整，无须进行抗血小板。血管内治疗两周后启动抗凝治疗。对于 Ib 型病变，抗凝治疗足以覆盖与本次栓塞无关的其他大血管狭窄。

2．供血动脉粥样硬化性 此类型操作会导致弥散性内皮损伤，建议使用 GP IIb/IIIa 受体抑制剂（欣维宁）24 小时，与 GP IIb/IIIa 抑制剂重叠 4 ～ 6 小时开始使用双抗持续治疗。

3．混合病因（心源性＋供血动脉粥样硬化） 此类型操作会导致弥散性内皮损伤，建议使用 GP IIb/IIIa 抑制剂（欣维宁）24 小时，与 GP IIb/IIIa 受体抑制剂重叠 4 ～ 6 小时开始使用双抗持续治疗两周。两周后启动抗凝联合单抗治疗。

4．病因不明 取栓后单抗治疗。如果行血管成形术（支架、球扩），建议使用 GP IIb/IIIa 受体抑制剂（欣维宁）。

二、术后抗凝药物一般不使用

一项 Meta 分析表明，在心源性卒中后 48 小时内给予抗凝治疗不仅不能降低早期再发卒中的风险，而且可增加颅内出血的风险。心源性卒中发生后，何时重启抗凝治疗仍存在争议，结合目前美国卒中指南及欧洲房颤指南推荐，房颤患者卒中后急性期不推荐抗凝治疗，卒中发生后 2 周左右启动抗凝治疗可能是合理的；对存在机械瓣膜、心房内血栓等心源性栓塞高风险患者，要充分评估再发卒中的风险及出血风险，个体化早期启动抗凝治疗。具体何时启动抗凝治疗仍不清楚。抗凝药物的选择参照相关心脏疾病治疗指南。

所以，心源性栓塞导致的 AIS-LVO 取栓术后，不推荐紧急抗凝治疗，何时启动需权衡卒中再发和出血转化的风险。

三、他汀类药物使用

他汀类药物可改善血脂水平和内皮功能。一项 meta 分析表明，低密度脂蛋白胆固醇水平每降低 1mmol/L，卒中再发风险下降 21.1%，他汀类药物使得卒中总体复发率下降 12% ～ 16%。而且，近来有研究表明，他汀类药物还具有脑保护作用，长期服用他汀类药物可以改善侧支循环，入院即应用他汀类药物可以降低患者出院时神经功能缺损评分。

所以，对于各种原因导致的 AIS-LVO 患者，机械取栓术后推荐常规应用他汀类药物。

四、血压监测与控制

目前，仍缺乏 AIS-LVO 患者血管内治疗围手术期血压控制方案的研究证据。围手术期血压过高可能导致过度灌注及心脏并发症等不良事件，而低血压可能导致低灌注，增加梗死风险。因此，必须平衡两者的获益及风险，特别是血管再通后仍存在颅内大血管狭窄的患者，在制定血压控制方案时更要慎重。理想的血压目标值尚无定论，应根据患者的卒中分型及具体情况遵循个体化治疗原则。华法林、阿司匹林治疗症状性颅内动脉狭窄研究的血压分层结果显示，收缩压控制在＜ 140mmHg、舒张压＜ 90mmHg 时，再发卒中率显著降低。

2018 年美国心脏学会 / 美国卒中学会（AHA/ASA）发布了《缺血性脑卒中患者血管内治疗指南》推荐：机械取栓的患者，在治疗过程中及治疗结束后的 24 小时内将血压调整至≤ 180/105mmHg 是合理的。（推荐级别：IIa，证据水平：B-NR）；对于行机械取栓并获得成功再灌注的患者，调整血压至≤ 180/105mmHg 可能是合理的。（推荐级别：IIb，证据水平：B-NR）

在临床实践中，具体血压应该控制在什么水平，要根据患者发病前正常血压水平个体化控制。取栓术后血压控制目标值需根据血管再通程度、再灌注损伤及低灌注缺血风险综合评价。如果取栓后闭塞血管完全再通（TICI ≥ 2b，3），为防止再灌注损伤或出血，将患者控制收缩压＜ 140mmHg 可能是合理的。如果取栓术后闭塞血管没有达到完全再通（TICI ＜ 2b，3），则无须刻意降低血压。

五、血糖监测与控制

研究表明，伴有高血糖（＞ 7.8mmol/L 或 140mg/dL）者 IVT 后缺血坏死脑组织的范围明显高于不伴高血糖者。高血糖会导致脑组织代谢、脑需氧量及耗氧量增加，导致细胞内酸中毒、血 - 脑屏障破坏、脑水肿形成及纤溶抑制，尤其是合并有大动脉闭塞且血管未再通的患者。对 SWIFT 研究进一步分析发现，MT 后伴有高血糖的患者 3 个月的良好预后率显著降低；尤其是对于血管再通程度较差的患者，高血糖是不良预后（mRS ≥ 3 分）的独立危险因素，血糖每增加 10mg/dL（1mg/dL ＝ 0.0555mmol/L），3 个月时良好预后率下降 42%。

所以，AIS-LVO 患者机械取栓术后，积极控制血糖＜ 7.8mmol/L 有助于改善患者的预后。

六、影像复查

AIS-LVO 血管内治疗术后早期影像复查有助于评估术后有无出血、梗死部位和范围及占位性水肿等，尤其是对术后仍处于镇静状态或存在意识障碍的患者，可以早期发现出血转化、大面积脑水肿等需要外科手术干预的并发症。而且对于 MCA 闭塞导致的大面积脑梗死患者，若存在外科手术指征，48 小时内行减压手术能明显降低残疾率和病死率。

所以，AIS-LVO 患者血管内治疗术后须尽快行头颅 CT 检查，并根据情况动态复查（＜ 48 小时），条件允许可进一步完善 MRI、CTA/CTP 等相关检查。

七、神经功能缺损评估

NIHSS 评分是公认的且被广泛接受的用于评价脑卒中患者的神经功能缺损的量表。5 项 RCT 研究均在术后早期行 NIHSS 评分（＜ 36 小时），并在术后 3 ～ 5 天或出院前完成复测。一项对 IMS III 和 NINDS 关于 rt-PA 多中心研究结果后期分析表明，前循环缺血性脑卒中后 24 小时 NIHSS 评分与 3 个月的预后明显相关；24 小时 NIHSS ≤ 11 分的患者，术后 3 个月时

mRS 0 ～ 2 分的比例为 75.6% ～ 77.7%，而 NIHSS ＞ 20 分的患者仅为 1.4% ～ 3.6%。由于影像学改变晚于临床症状出现，因此积极地行神经功能检查可以早期发现病情变化，指导影像学检查和临床治疗。

所以，AIS-LVO 患者血管内治疗术后 24 小时行神经功能评价（NIHSS 评分）有助于预测术后 90 天的临床预后。

八、总结

机械取栓能明显改善 AIS-LVO 患者的临床预后，但血管内治疗术后患者的残死率仍高达 29% ～ 58%。常见的并发症包括：颅内出血 [症状性、非症状性颅内出血，蛛网膜下腔出血（subarachnoid hemorrhage，SAH）等]、无效再灌注及再灌注损伤 (进展性卒中、大面积脑水肿、出血转化等）、异位栓塞、血管再闭塞、动脉夹层、术中血管破裂及对比剂相关并发症（如肾衰竭等）等。早期识别和发现术中及术后并发症，并采取相应的治疗措施，可以降低患者的残死率。鉴于 48 小时内行去骨瓣减压能明显改善大面积脑梗死患者的预后，对于各种并发症导致的严重颅高压可早期行去骨瓣减压，尤其对于非优势半球病变；而对于异位栓塞及血管再闭塞，可根据血管闭塞的部位、所支配区功能重要性等考虑再次行支架取栓、球囊扩张支架成形术等。

（朱青峰　王国芳　郭铁柱）

参考文献

[1]Emberson J，Lees KR，Lyden P，et al.Effect of treatment delay，age，and stroke severity on the effects of intravenous thrombolysis with alteplase for acute ischaemic stroke：a meta-analysis of individual patient data from randomised trials.Lancet，2014，384（9958）：1929-35.

[2]Jauch EC，Saver JL，Adams HP Jr，et al.Guidelines for the early management of patients with acute ischemic stroke：a guideline for healthcare professionals from the American Heart Association/American Stroke Association.Stroke，2013，44（3）：870-947.

[3]Borst J，Berakhemer O A，Roos Y B，et al. Value of computed tomographic perfusion-based patient selection for intra-arterial acute ischemic stroke treatment. Stroke，2015，46(12):3375-3382.

[4]Heldner MR，Zubler C，Mattle HP，et al.National Institutes of Health Stroke Scale score and vessel occlusion in 2152 patients with acute ischemic stroke.Stroke，2013，44（4）：1153-7.

[5]Christou I，Burgin WS，Alexandrov AV，et al.Arterial status after intravenous TPA therapy for ischaemic stroke：a need for further interventions.Int Angiol，2001，20（3）：208-13.

[6]Lima FO，Furie KL，Silva GS，et al.Prognosis of untreated strokes due to anterior circulation proximal intracranial arterial occlusions detected by use of computed tomography angiography.JAMA Neurol，2014，71（2）：151-7.

[7]Lee M，Hong KS，Saver JL.Efficacy of intra-arterial fibrinolysis for acute ischemic stroke：meta-analysis of randomized controlled trials.Stroke，2010，41（5）：932-7.

[8]del Zoppo GJ，Higashida RT，Furlan AJ，et al.PROACT：a phase II randomized trial of recombinant pro-urokinase by direct arterial delivery in acute middle cere-

bral artery stroke.Stroke，1998（1），29：4-11.

[9]Furlan A，Higashida R，Wechsler L，et al.Intra-arterial prourokinase for acute ischemic stroke-the PROACT II study：a randomized controlled trial.JAMA，1999，282（21）：2003-11.

[10]Ogawa A，Mori E，Minematsu K，et al.Randomized trial of intraarterial infusion of urokinase within 6 hours of middle cerebral artery stroke：the Middle Cerebral Artery Embolism Local Fibrinolytic Intervention Trial（MELT）Japan.Stroke，2007，38：2633-9.

[11]Mehta B，Leslie-Mazwi TM，Chandra RV，et al.Assessing variability in neurointerventional practice patterns for acute ischemic stroke.J Neurointerv Surg，2013，5：Suppl 1：152-157.

[12]Broderick JP，Palesch YY，Demchuk AM，et al.Endovascular therapy after intravenous t-PA versus t-PA alone for stroke.N Engl J Med，2013，368：893-903.

[13]Ciccone A，Valvassori L，Nichelatti M，et al.Endovascular treatment for acute ischemic stroke.N Engl J Med，2013，368：904-13.

[14]Kidwell CS，Jahan R，Gornbein J，et al.A trial of imaging selection and endovascular treatment for ischemic stroke.N Engl J Med，2013，368（10）：914-23.

[15]Fransen PS，Beumer D，Berkhemer OA，et al.MR CLEAN，a multicenter randomized clinical trial of endovascular treatment for acute ischemic stroke in the Netherlands：study protocol for a randomized controlled trial.Trials，2014，15：343.

[16]van Swieten JC，Koudstaal PJ，Visser MC，Schouten HJ，van Gijn J.Interobserver agreement for the assessment of handicap in stroke patients.Stroke，1988，19：604-7.

[17]EuroQol Group.EuroQol-a new facility for the measurement of health-related quality of life.Health Policy，1990，16：199-208.

[18]Mahoney FI，Barthel DW.Functional evaluation：the Barthel Index.Md State Med J，1965，14：61-5.

[19]Barber PA，Demchuk AM，Zhang J，et al.Validity and reliability of a quantitative computed tomography score in predicting outcome of hyperacute stroke before thrombolytic therapy. Lancet，2000，355（9216）：1670-4.

[20]Khatri P，Neff J，Broderick JP，et al.Revascularization end points in stroke interventional trials：recanalization versus reperfusion in IMS-I.Stroke，2005，36（11）：2400-3.

[21]Zaidat OO，Yoo AJ，Khatri P，et al.Recommendations on angiographic revascular-

ization grading standards for acute ischemic stroke：a consensus statement.Stroke，2013，44（9）：2650-63.

[22]Fiorelli M， Bastianello S，von Kummer R，et al.Hemorrhagic transformation within 36 hours of a cerebral infarct：relationships with early clinical deterioration and 3-month outcome in the European Cooperative Acute Stroke Study I（ECASSI）cohort.Stroke，1999，30（11）：2280-4.

[23]Boers AM，Marquering HA，Jochem JJ，et al.Automated cerebral infarct volume measurement in follow-up noncontrast CT scans of patients with acute ischemic stroke.AJNR Am J Neuroradiol，2013，34（8）：1522-7.

[24]Saver JL.Novel end point analytic techniques and interpreting shifts across the entire range of outcome scales in acute stroke trials.Stroke，2007，38（11）：3055-62.

[25]Hernández AV，Steyerberg EW，Habbema JD.Covariate adjustment in randomized controlled trials with dichotomous outcomes increases statistical power and reduces sample size requirements.J Clin Epidemiol，2004，57（5）：454-60.

[26]Whitehead J.Sample size calculations for ordered categorical data.Stat Med，1993，12（24）：2257-71.

[27]Nogueira RG，Lutsep HL，Gupta R，et al.Trevo versus Merci retrievers for thrombectomy revascularisation of large vessel occlusions in acute ischaemic stroke（TREVO 2）：a randomised trial.Lancet，2012，380（9849）：1231-40.

[28]Saver JL，Jahan R，Levy EI，et al.Solitiare flow restoration device versus the Merci retriever in patients with acute ischemic stroke （SWIFT）：a randomised，parallel-group，non-inferiority trial.Lancet，2012，380：1241-9.

[29]Dorn F，Stehle S，Lockau H，et al.Endovascular treatment of acute intracerebral artery occlusions with the Solitiare stent：single-centre experience with 108 recanalization procedures.Cerebrovasc Dis，2012，34（1）：70-77.

[30]Pereira VM，Gralla J，Davalos A，et al.Prospective，multicenter，single-arm study of mechanical thrombectomy using Solitiare Flow Restoration in acute ischemic stroke.Stroke ，2013，44（10）：2802-7.

[31]Esmee Venema，Maxim J H L Mulder，et al.Selection of patients for intra-arterial treatment for acute ischemic stroke：development and validation of a clinical decision tool in two randomized trials.BMJ，2017，357：J1710.

[32]Natalia Pe' rez de la Ossa et al.Design and Validation of a Prehospital Stroke Scale to Predict Large Arterial Occlusion：The Rapid Arterial Occlusion Evaluation Scale. Stroke，2014，45（1）：87-91.

[33] Turk AS1, Frei D, Fiorella D， et al. ADAPT FAST study:a direct aspiration first pass technique for acute stroke thrombectomy.J Neurointerv Surg. 2014,6(4):260-4.

[33]Berkhemer OA，Fransen PS，Beumer D， et al. A randomized trial of intraarterial treatment for acute ischemic stroke. N Engl J Med，2015，372(1): 11-20.

[34] Campbell BC，Mitchell PJ，Kleinig TJ， et al. Endovascular therapy for ischemic stroke with perfusion-imaging selection. N Engl J Med，2015，372(11): 1009-1018.

[35]Goyal M，Demchuk AM，Menon BK，et al. Randomized assessment of rapid endovascular treatment of ischemic stroke. N Engl J Med，2015，372(11): 1019-1030.

[36] Jovin TG，Chamorro A，Cobo E，et al. Thrombectomy within 8 hours after symptom onset in ischemic stroke. N Engl J Med，2015，372(24):2296-2306.

[37]Saver JL，Goyal M，Bonafe A，et al. Stent-retriever thrombectomy after intravenous t-PA vs t-PA alone in stroke. N Engl J Med，2015，372 (24):2285-2295.

第六章　机械取栓“实战”病例

第一节　颈内动脉急性闭塞取栓病例

一、概述

颈内动脉急性闭塞导致的急性缺血性脑卒中分为两种情况：如果颈内动脉－颈外动脉侧支及 Willis 环存在，能够代偿病变侧的大脑中动脉、大脑前动脉的供血，则预后较好，否则预后极差，致残率和致死率分别高达 70% 和 55%，临床预后差，这种情况下，血栓负荷量极大，静脉溶栓的再通效果差（26% ～ 31%）。因此这种情况特别适合机械取栓。

另外，颈内动脉急性闭塞时，往往是串联病变。串联病变主要指同一血管近端存在狭窄或夹层等病变基础上合并远端血管的栓塞，前后循环均可发生。串联病变总体血管再通成功率约为 81%，良好临床结局为 44%，病死率为 13%，症状性出血率约为 7%。由于远端栓塞和近端病变同时存在，故需要考虑治疗的先后顺序。一项系统综述汇总 11 项关于串联病变的研究，其中 5 项先处理近端后处理远端，5 项先处理远端后处理近端，1 项 2 种方法均有采用，提示临床上治疗顺序存在争议。一项针对治疗顺序的研究表明，采用先远端取栓再近端支架成形的治疗策略，可以显著缩短手术时间，临床预后也略优于先近端后远端组。先处理近端有利于为远端提供更好地通路，而先处理远端更有利于尽快开通症状相关的靶血管，因此，在条件允许的情况下先行远端取栓可能更有利于改善临床预后。关于近端病变的处理，采用一期支架置入可能是合理的。研究显示，与常规机械取栓相比，支架置入后服用抗血小板聚集药物总体症状性出血率并没有明显增加。

二、指南推荐意见

对于串联病变，同时行机械取栓和血管成形术可能是合理的，治疗顺序应个体化。

三、治疗原则

颈内动脉急性闭塞导致的急性缺血性患者，如果颈内动脉－颈外动脉侧支及 Willis 不能代偿病变侧大脑半球的血液供应，介入治疗的目的是快速开通闭塞的血管，尽快恢复脑灌注。如果存在串联狭窄病变，近端狭窄用球囊扩张后，能够恢复部分血流且能够通过导引导管，则应该尽快开通远端血管，尽早恢复脑灌注，挽救缺血的脑组织。如果颈内动脉近端狭窄，球囊扩张后，前向血流不能保留，则需要先释放闭环支架，便于通过导引导管，继续远端操作。

笔者经验总结

笔者经验总结：颈内动脉起始处闭塞患者的机械取栓，在所有的取栓患者中应该是最难的，一是血栓负荷量大；二是病因多，夹层、原位狭窄的基础上急性闭塞等。所以颈内动脉闭塞取栓时术者一定要有充分的思想准备，各种预案要制定完善，球囊、支架、保护伞、3 米的交换微导丝、微导管等材料要准备到位，免得术中被动。另外，和家属一定要充分沟通，也可能不能再通。

四、材料准备

（1）8F 的动脉穿刺鞘。

（2）8F 的导引导管或 6F 90cm 的长鞘管。

（3）5F 的单弯造影管。

（4）2.6 米泥鳅导丝。

（5）6F、5F 的 Navien 导管。

（6）Rebar-18 微导管。

（7）14in 的 Avigo 微导丝。

（8）Solitiare FR 6mm×20mm、Solitiare FR 4mm×20mm 支架。

（9）2mm、5mm 的球囊。

（10）保护伞。

（11）颈动脉支架（闭环）。

（12）压力泵。

五、技术操作要点

（1）约束带固定患者仰卧位于手术床上，铺无菌巾单。

（2）在腹股沟穿刺点用 2% 利多卡因 5mL 局部浸润麻醉。

（3）用 Seldinger 方法穿刺股动脉，成功后，置入 8F 动脉鞘，肝素盐水冲洗鞘管。

（4）用 5F 的单弯造影管明确闭塞血管（可根据临床症状，判断可能的责任血管），可直奔主题（责任血管），如果在 6 小时机械取栓时间窗内，则直接机械取栓，如果超过时间窗，需要评估侧支循环时，则行全脑血管造影评估后再进行责任血管机械取栓。

（5）明确责任血管后，建议顺着 5F 的造影管将 2.6m 泥鳅导丝放置在责任血管近端，而后撤出 5F 造影管，将 8F 的导引导管交换到患侧颈总动脉分叉处（8F 的导引导管近端用肝素盐水持续冲洗）。

（6）如果是颈内动脉起始处重度狭窄引起的急性闭塞，球囊扩张后能够通过 6F 的 Navien 导管，则进行下一步操作，否则需要先放置颈动脉支架，建立取栓的血管通路。

（7）Navien 导管近端连接 Y 阀、三通，肝素盐水持续冲洗，在泥鳅导丝辅助下，尽量将 Navien 导管送到闭塞血管的近端（越高越好），同时通过 Navien 导管近端负压抽吸。

（8）后在微导丝辅助下将2.4F的微导管（EV3公司，美国）穿过闭塞部位，撤出微导丝后，用1 mL注射器微导管造影，判断远端血栓情况及血栓远端位置。

（9）通过2.4F微导管导入Solitiare FR 6mm×20mm支架，回撤支架微导管释放支架，使支架在闭塞血管的血栓内释放；支架释放后，造影出现以下几种情况：①远端血管完全再通，原闭塞部位没有任何血栓龛影：可能是夹层，无须取栓，直接解脱支架。②远端血管完全不通：可能有两种情况，一是原位狭窄，取栓一把后直接球囊扩张，视具体情况再做下一步处理。二是栓子比较硬，支架不能嵌入血栓，支架内不能实现血流部分再通；这种情况需要回撤支架时结合抽吸。③远端血管部分再通，可以看到血栓龛影：这种情况最常见，按照正常取栓程序操作。④支架释放后部分再通，停留5分钟不通：可能是血栓嵌入较多，完全占据了支架内腔，一把取通概率较高。停留5分钟（目的是血栓和支架粘连紧密）开始回撤支架取栓。

(10）在回撤支架前要关闭冲洗盐水，利用支架释放后在远端血管的“铆定”力量，术者右手固定支架系统，左手持Navien导管末端使之远端再向血管闭塞部位靠近，即颅内支撑导管辅助支架取栓技术，目的使导引导管尽量靠近血管闭塞部位，防止回撤支架系统时血栓逃逸，提高取栓效率。

(11）在导引导管末端连接50mL注射器，在持续负压回抽吸引的同时，撤出支架系统，撤出取栓支架时要做到“二慢一快”（通过血栓部位时要慢，通过血管迂曲部位时要慢，进入Navien导管后要快，主要目的是防止血栓从支架内脱落）。当支架系统到达Y阀时，术者迅速分离Y阀与Navien导管，并迅速将50mL注射器直接与Navien导管连接，再次抽吸。然后造影了解血管再通情况，如果没有完全再通，可重复上述过程1～2次。

（12）如果血管完全再通，则适当控制血压，将收缩压控制在140mmHg，舒张压控制在90mmHg左右，以防血压过高，导致再灌注水肿或脑出血。如果闭塞血管没有完全再通，则将收缩压控制在160mmHg，防止血压过低，影响侧支循环代偿，不利于神经功能恢复。另外术后常规复查头颅CT，排除出血，则继续给予阿司匹林100mg及氯吡格雷75mg，每日1次，瑞舒伐他汀10mg，每日1次，扩容、神经营养药物等对症治疗。术后24小时给予复查头颅CT、CTA，了解有否过度灌注水肿、出血、脑梗死范围以及有否血管再闭塞。

六、病例

（一）病例1

1．简要病史 患者，男，51岁，主因突发昏迷、小便失禁、左侧肢体完全偏瘫5小时于2015年10月4日转入院，NIHSS评分17分。DSA提示右侧颈内动脉起始处闭塞。给予取栓手术。

2．接诊后治疗思路 患者中年男性，突发意识障碍，左侧肢体偏瘫起病，定位体征明显，为右侧半球病变，头颅CT排除脑出血，但已经有早期脑缺血表现，ASPECTS = 7分。NIHSS评分17分，提示颅内大血管闭塞，已经超过了4小时静脉溶栓的时间窗。如果不能使闭塞血管再通，致残率、死亡率极高。入院时头颅CT表现见图6-1。

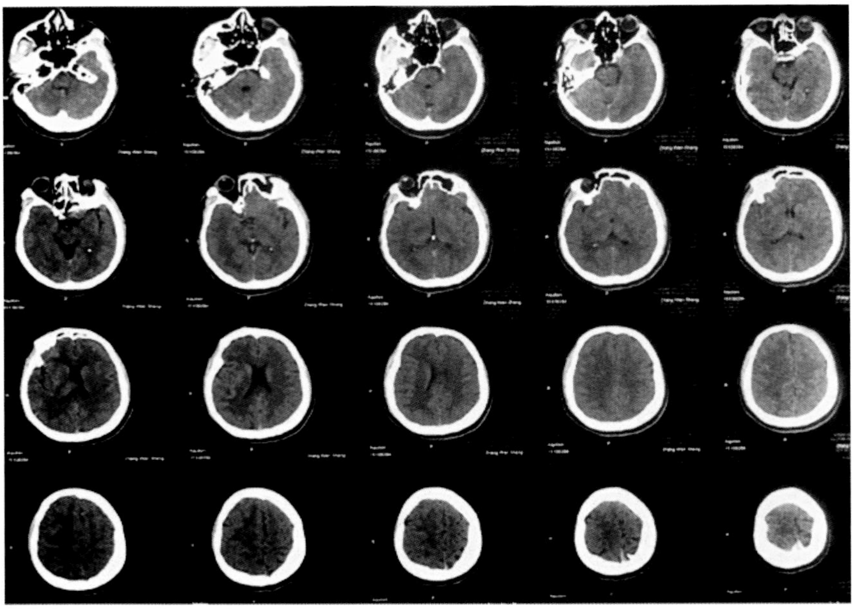

图 6-1 入院时头颅 CT 未见出血征象，ASPECTS = 7 分

3．术前评估 家属签署知情同意书后，立即应用“$LAST_2CH_2ANCE$”的快速筛选工具筛选，判断是否适合机械取栓。

L：大血管闭塞？左侧肢体偏瘫、昏迷，NIHSS = 17，提示右颈内动脉系统大血管闭塞。

A：年龄＝ 51 岁，符合大于 18 岁小于 80 岁标准。

S：症状，NIHSS 评分＝ 17 分，符合≥ 6 分标准。

T：时间，发病到股动脉穿刺时间＜ 6 小时。

T_2：血小板计数，血小板计数≥ 40×10^9/L。

C：残疾，术前神经功能正常，符合 mRS ＜ 2 分。

H：低血糖，血糖符合≥ 2.7mmol/L。

H_2：高血压；血压符合≤ 185/110mmHg。

A：抗凝，INR 符合≤ 3。

N：不可挽救脑组织，ASPECTS 评分＝ 7 分符合≥ 6 分。

C：侧支循环，没有测评，拟直接血管造影评估，是否符合 ACG 评分＞ 1 级标准。

E：预期寿命，符合＞ 1 年。

4．手术要点

（1）约束带固定患者仰卧位于手术床上，铺无菌巾单，2% 利多卡因局部麻醉。

（2）在腹股沟穿刺点用 2% 利多卡因 5mL 局部浸润麻醉。

（3）用 Seldinger 方法穿刺股动脉，成功后，置入 8F 动脉鞘，肝素盐水冲洗鞘管。患者左侧肢体偏瘫，怀疑右颈内动脉系统闭塞，直奔主题：用 5F 的单弯造影管先行右侧颈内动脉造影，结果见图 6-2。

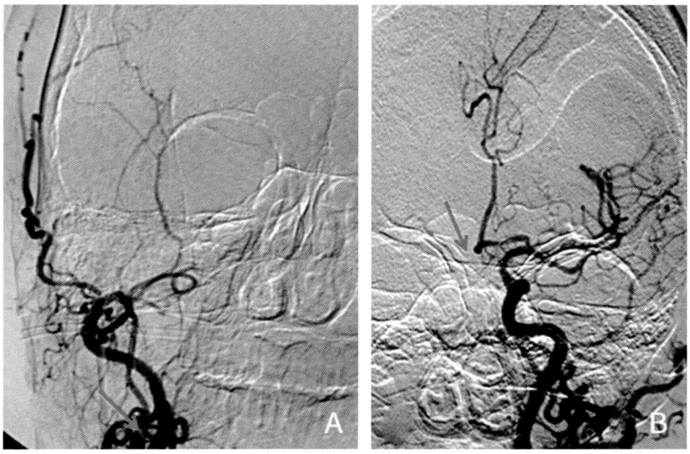

A. 中红箭头提示右侧颈内动脉起始处闭塞，颅内血管不显影；B. 中红箭头提示左侧颈总动脉造影，前交通动脉不开放，不能向右侧大脑半球代偿。

图 6-2　患者右侧颈内动脉造影

（4）椎动脉造影，了解后交通动脉是否开放，能否向右侧半球代偿，结果见图 6-3。

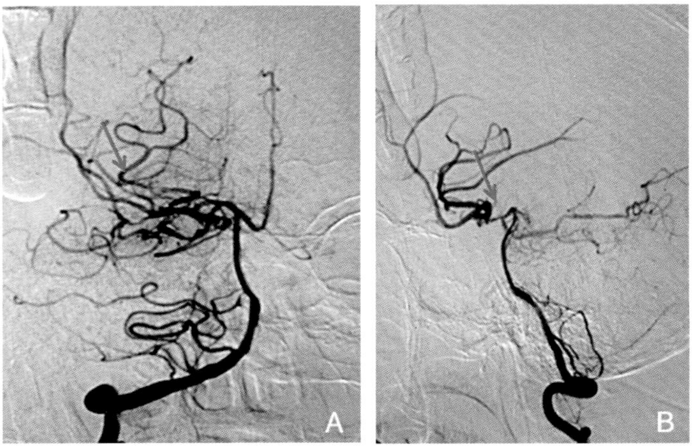

A. 红箭头提示右椎动脉造影正位，后交通动脉开放，向右侧半球代偿；B. 红箭头提示后交通动脉开放，向右侧大脑半球代偿。

图 6-3　患者颈动脉造影

（5）通过侧支循环评估，虽然前交通动脉不开放，不能代偿右侧半球，但是后交通动脉开放，向右侧半球有较好代偿，符合 ACG 评分＞ 1 级标准；开始取栓。

（6）8F 的导引导管交换到患侧颈总动脉分叉处（8F 的导引导管近端用肝素盐水持续冲洗）。

（7）Navien 导管近端连接 Y 阀、三通，肝素盐水持续冲洗，在泥鳅导丝辅助下，尽量将 Navien 导管送到闭塞血管的近端（越高越好），同时通过 Navien 导管近端负压抽吸，抽吸后颈内动脉部分再通 (图 6-4A)。而后在微导丝辅助下将 2.4F 的微导管（EV3 公司，美国）穿过闭塞部位，撤出微导丝后，用 1mL 注射器微导管造影，判断远端血栓情况及血栓远端位置后造影见图 6-4B。

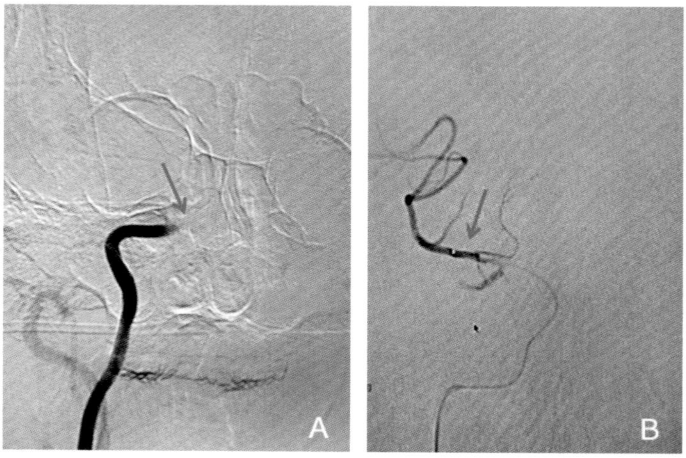

A. 红箭头示抽吸后右颈内动脉颅内段部分开通；B. 红箭头示微导管穿过闭塞部位造影，右侧 M1 远段血管良好。

图 6-4　微导管造影

（8）通过 2.4F 微导管导入 Solitiare FR 4mm×20mm 支架，回撤支架微导管释放支架，使支架在闭塞血管的血栓内释放，停留 5 分钟后回撤支架，见图 6-5。

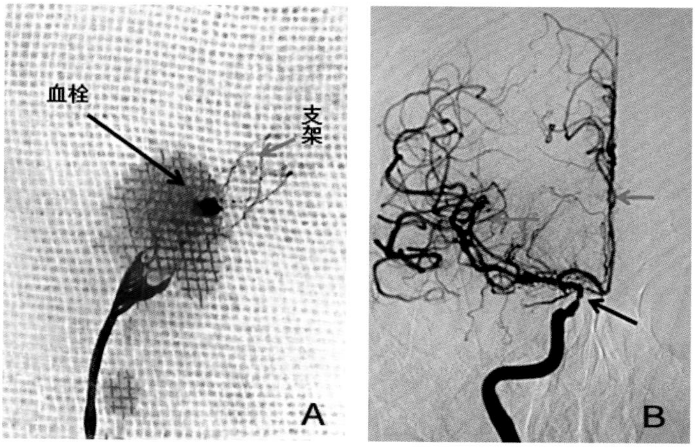

A. 显示支架和支架内血栓；B. 红箭头示右侧大脑前动脉、大脑中动脉再通良好，黑箭头示颈内动脉局部狭窄，但观察 10 分钟，前向血流很好，没有对狭窄进一步球囊扩张或支架置入处理。

图 6-5　微导管导入 Solitaire 支架

5. 围手术期管理及病情演变　术后给予生命体征监测，血压控制在 140/80mmHg 左右。由于右侧颈内动脉虹吸段有狭窄，所以术后给予氯吡格雷 75mg，拜阿司匹林 100mg，每日一次。术后 24 小时患左侧肢体肌力 2 ～ 3 级，可回答问题，NIHSS 评分从术前 17 分降至 6 分。术后第 3 天，意识恶化，NIHSS 评分＝ 15 分。CTA 提示右颈内 A 闭塞，通过前交通代偿右 M1 显影，术后 2 ～ 4 天，右侧出现低密度梗死灶，中线结构移位，术后 5 天脑疝，右侧瞳孔散大，去大骨瓣减压（切除部分失活脑组织，内减压）术后 24 小时患者神志清楚，语言恢复，左侧肢体肌力 1 ～ 2 级。90 天 mRS 评分 2 分。病情进展期间影像资料见图 6-6 ～图 6-12。

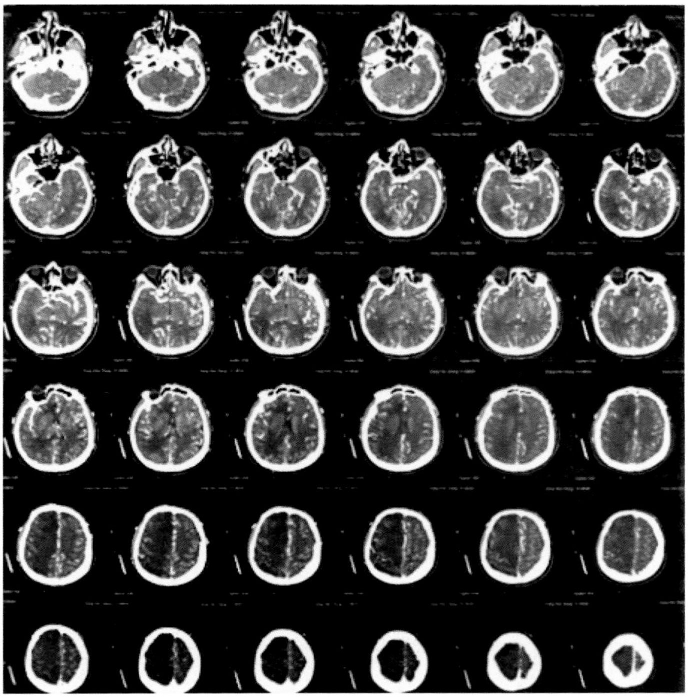

可见右侧半球低密度阴影。

图 6-6 术后第 3 天，意识恶化时头颅 CTA 源图像

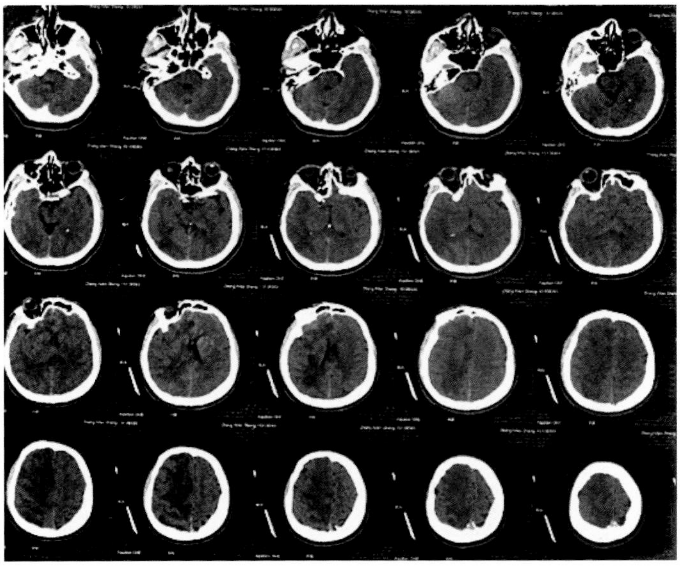

可见右侧半球低密度阴影。

图 6-7 术后第 3 天，意识恶化时头颅 CT 图像

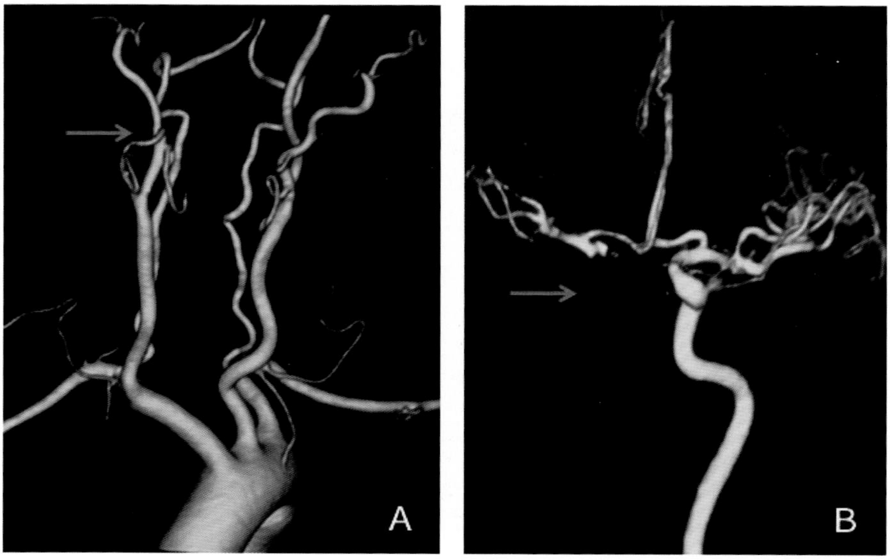

A、B. 箭头所示，右侧颈内动脉起始处——颈内动脉 T 形分叉处闭塞。

图 6-8 术后第 3 天头颈部 CTA 图像

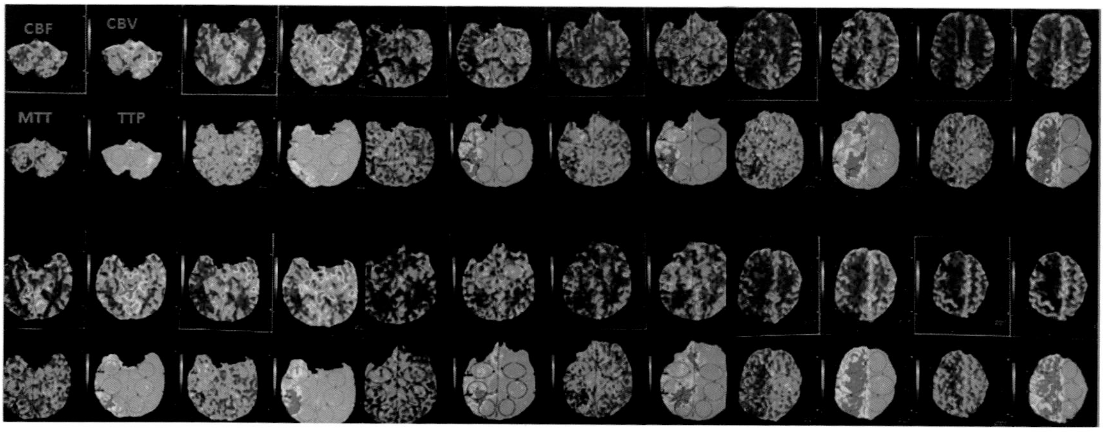

MTT 红色区域明显增加。

图 6-9 术后第 3 天头部 CTP 图像

CBV 降低区域（梗死核心）和半暗带区域（MTT 增加的区域）并不完全匹配，说明存在着缺血性半暗带。

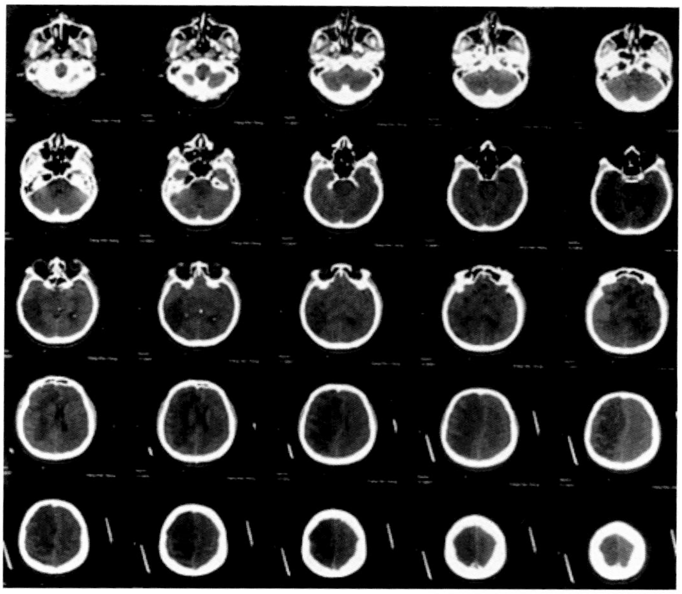

头颅 CT：中线结构移位。给予骨瓣减压。

图 6-10 术后第 5 天，出现一侧瞳孔散大，脑疝

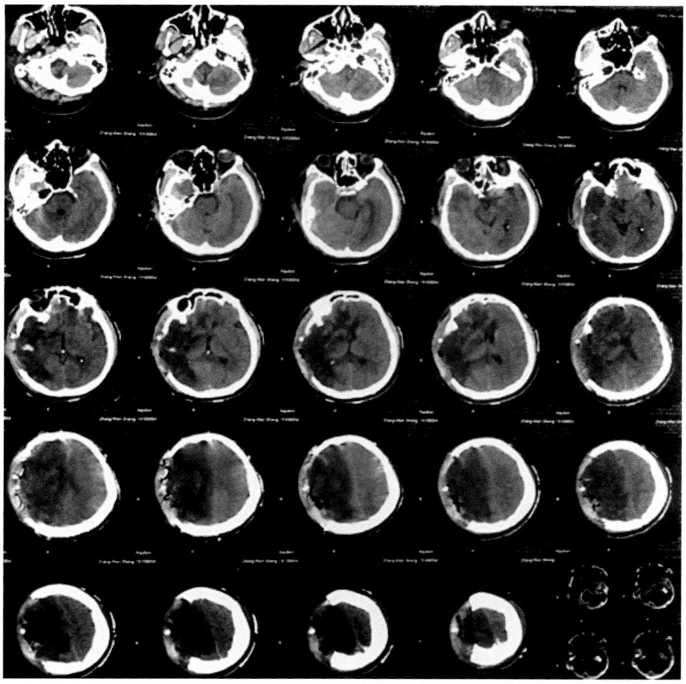

右侧半球低密度影，中线基本居中。

图 6-11 术后第 7 天，去骨瓣减压术后头颅 CT

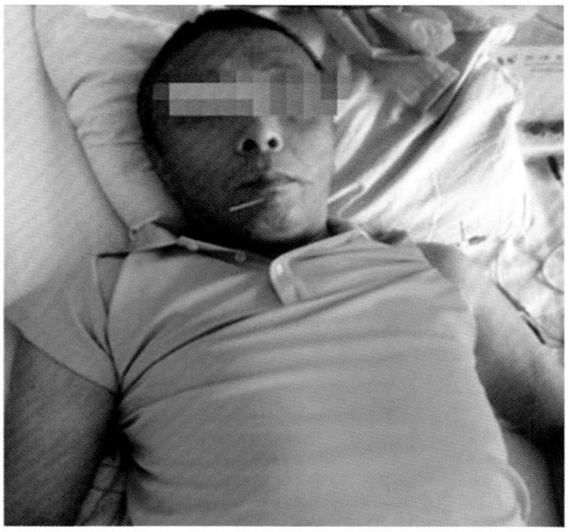

图 6-12　去骨瓣减压术后 7 天，患者康复中

诊治过程反思

回顾此患者治疗过程及病情演变，术者认为有以下几点值得思考：①取栓成功后，右侧颈内动脉虹吸段存在重度狭窄，虽然前向血流很好，但支架取栓过程中支架通过了狭窄处，血管内膜可能有损伤，虽然术后服用阿司匹林、氯吡格雷双抗，但此时在狭窄的基础上可能更容易激活凝血系统，血栓聚集引起再次闭塞。如果取栓成功后对狭窄处给予球囊扩张或支架置入是否不会发生后来的再次闭塞？②术后 3 天，病情好转后再次恶化时，CTA 显示右侧颈内动脉闭塞，但前交通动脉开放，左侧颈内动脉通过前交通动脉向右侧半球代偿，但 CTP 显示有明显的低灌注 [CBV 降低区域（梗死核心）和半暗带区域（MTT 增加的区域）并不完全匹配，说明存在着缺血性半暗带]。此时再次取栓或对右侧颈内动脉虹吸段原狭窄处给予球囊扩张或支架植入，是否能够阻断病情进一步恶化？取栓成功后合并局部血管狭窄时，是否需要进一步球囊扩张或支架置入，有时术者内心很纠结。若处理，担心增加内膜损伤概率，指南也不推荐一期处理。若不处理，担心再次闭塞（像本例患者一样）。通过后面几个病例，似乎及时处理能够使患者明显获益。

（二）病例 2

1．简要病史　患者，男，54 岁，主因口角歪斜、意识障碍、偏瘫 4 小时。于 2015-10-04，12:30 入院。

现病史：缘于上午 08:30 左右家属发现患者口角歪斜，流涎，神情呆滞，意识未完全丧失，但无法正常交流，无呕吐、肢体抽搐、大小便失禁，肢体尚能活动。就诊榆次区人民医院，测血压 170/105mmHg，行头颅 CT 平扫未见颅内出血，检查中患者左侧偏瘫、昏迷，考虑脑血管急性闭塞可能，给予依达拉奉静脉滴注，并转入院。急诊以“脑栓塞、房颤”收入科室。

入科时浅昏迷，精神差，未进食，无大小便失禁，体重近期无明显变化。

既往史：2010年诊断“房颤”，口服阿司匹林、华法林，不定期化验凝血系列；气短多年，劳累或剧烈运动时显著，曾在医院检查考虑“哮喘”，发作时使用布地奈德喷雾剂；“高血压”10余年，口服降压药物不规律，药物名称及剂量不详，不监测血压，大体在130/90mmHg水平。

入院查体：体温：36.5℃，脉搏：55次/分，呼吸：20次/分，血压：137/89mmHg。浅昏迷，刺痛睁眼，不发声，查体不合作。GCS评分：2 + 1 + 5 = 8分，NIHSS评分21分。双侧额纹对称。双侧眼睑无浮肿，闭合有力。双侧瞳孔直径约2.5mm，对光反射灵敏。眼姿居中，眼球向各方向活动充分。视力、视野不能配合检查。左侧鼻唇沟变浅，口角歪向右侧，伸舌不配合。颈无抵抗。四肢肌肉无萎缩，左侧肌张力低，左侧肢体肌力0级，右上肢刺痛定位，右下肢刺痛回缩。左侧腱反射、腹壁反射、提睾反射消失。双侧霍夫曼氏征阴性，双侧巴彬斯基征阴性。

辅助检查：2015-10-04头颅CT平扫未见颅内出血，右侧大脑中动脉线样高密度征，右侧半球散在低密度阴影，ASPECTS = 7分；化验检查：血红蛋白156g/L，红细胞计数450万/mm^3，白细胞计数8200/mm^3，血小板计数120×10^9/L；血糖8.7mmol/L；凝血酶原时间16秒，国际标准化比值1.6，活化部分凝血活酶时间37秒。心电图提示心房纤颤。

入院初步诊断：①急性脑血管闭塞？②急性脑梗死。③心房纤颤。④高血压病。

2．接诊后治疗思路　患者中年男性，突发意识障碍，左侧肢体偏瘫起病，定位体征明显，为右侧半球病变，头颅CT排除脑出血，NIHSS评分21分，临床症状较重，提示颅内大血管闭塞，已经超过了4小时静脉溶栓的时间窗。如果不能使闭塞血管再通，致残率、死亡率极高。所以和家属沟通后，决定行机械取栓。病情进展期间影像资料见图6-13～图6-15。

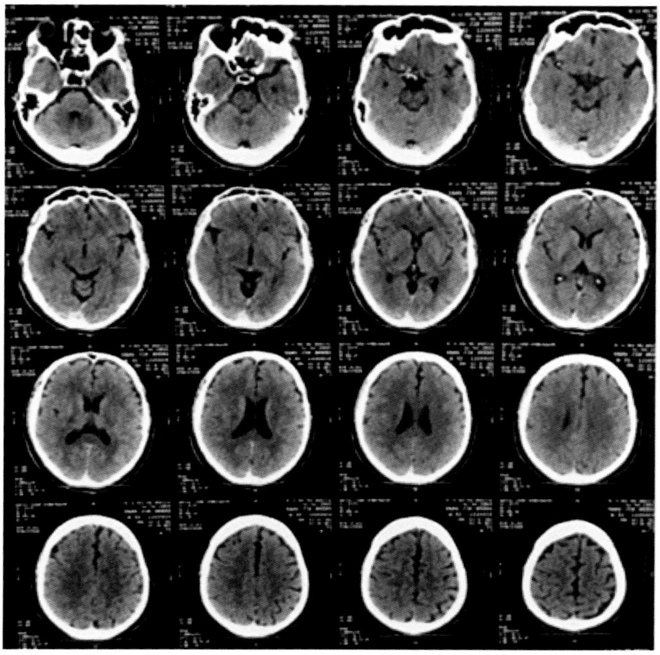

图6-13　头颅CT示右侧大脑中动脉线样高密度征，右侧半球散在低密度阴影，ASPECTS = 7分

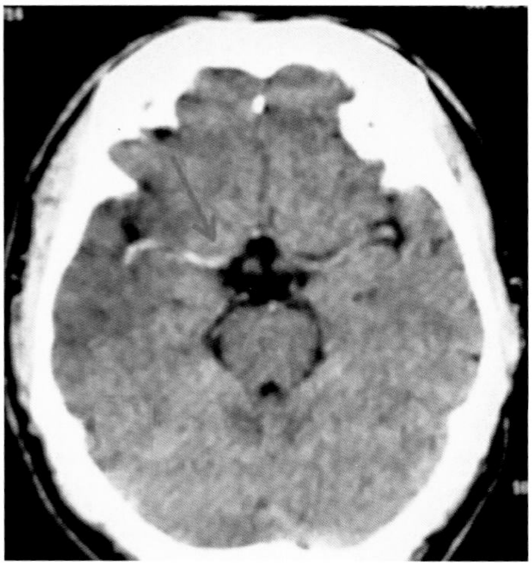

图 6-14 红箭头显示右侧大脑中动脉线样高密度征

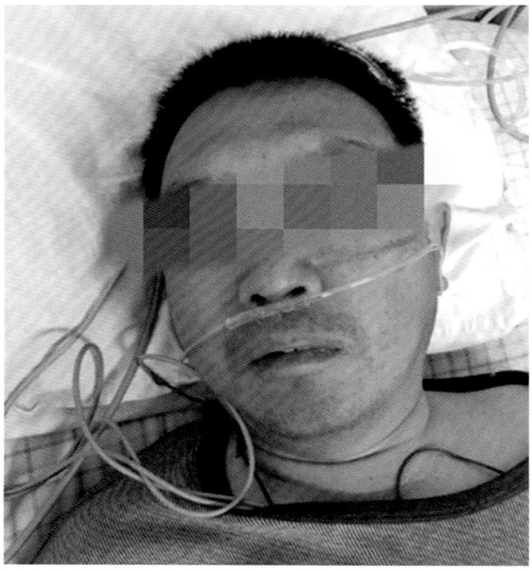

图 6-15 患者入院时昏迷状态，NIHSS = 21 分

3．术前评估 家属签署知情同意书后，立即应用“$LAST_2CH_2ANCE$”的快速筛选工具筛选，判断是否适合机械取栓。

L：大血管闭塞：左侧肢体偏瘫、昏迷，NIHSS = 21，提示右颈内动脉系统大血管闭塞。

A：年龄＝ 54 岁，符合大于 18 岁小于 80 岁标准。

S：症状，NIHSS 评分＝ 21 分，符合≥ 6 分标准。

T：时间，发病到股动脉穿刺时间＜ 6 小时。

T_2 血小板计数，血小板计数 120，≥ 40×10^9/L。

C：残疾，术前神经功能正常，符合 mRS ＜ 2 分。

H：低血糖，血糖 8.7，符合≥ 2.7mmol/L。

H_2：高血压，血压 130/90mmHg，符合≤ 185/110mmHg。

A：抗凝，INR = 1.6，符合≤ 3。

N：不可挽救脑组织，ASPECTS 评分= 7 分符合≥ 6 分。

C：侧支循环，没有测评，拟直接血管造影评估，是否符合 ACG 评分> 1 级标准。

E：预期寿命，符合> 1 年。

4. 手术要点

（1）约束带固定患者仰卧位于手术床上，铺无菌巾单，2% 利多卡因局部麻醉。

（2）在腹股沟穿刺点用 2% 利多卡因 5mL 局部浸润麻醉。

（3）用 Seldinger 方法穿刺股动脉，成功后，置入 8F 动脉鞘，肝素盐水冲洗鞘管。患者左侧肢体偏瘫，怀疑右颈内动脉系统闭塞，直奔主题：用 5F 的单弯造影管先行右侧颈内动脉造影。取栓手术及围手术期间影像资料见图 6-16 ～图 6-27。

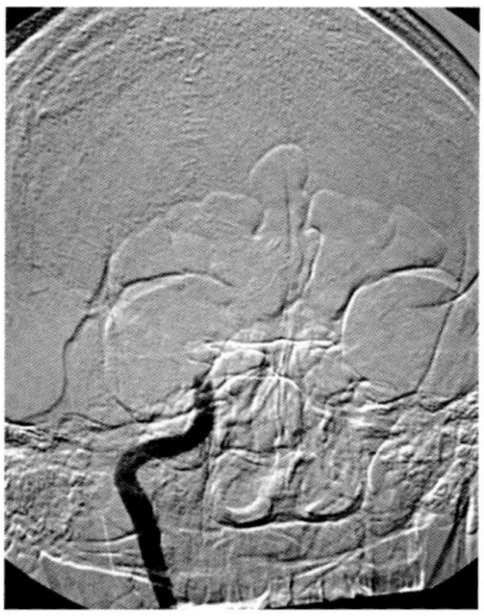

右侧颈内动脉虹吸段开始闭塞，眼动脉、后交通动脉、脉络膜前动脉、大脑前动脉、大脑中动脉均不显影。

图 6-16 DSA 造影

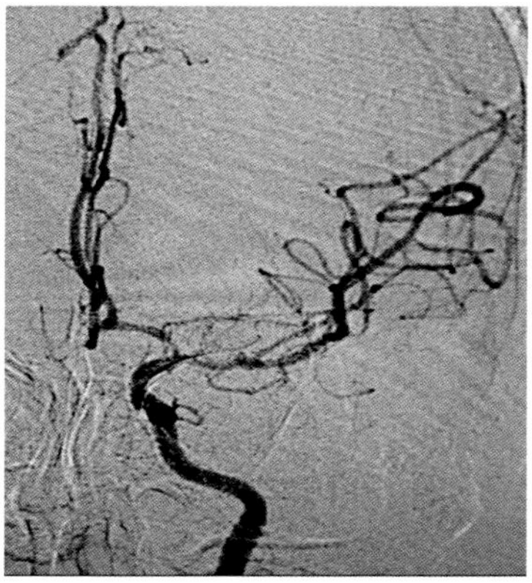

双侧大脑前动脉显影，右侧大脑中动脉不显影，说明右 M1 有血栓，与 CT 平扫片中右侧大脑中动脉线样高密度征相吻合。

图 6-17 左侧颈动脉造影

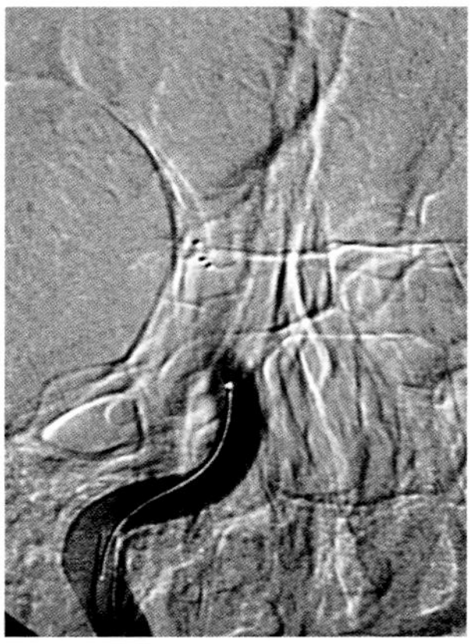

图 6-18 先用导引导管抽吸，无效果，用 6mm×20mm 的 Solitiare FR 支架分段取栓

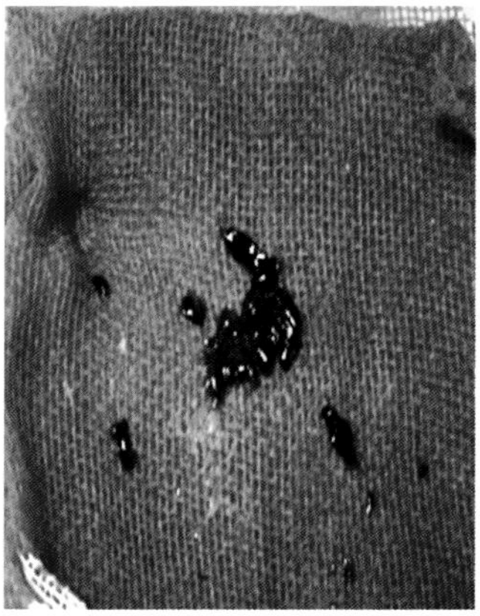

说明从右侧颈内动脉至大脑中动脉 M2 段全程闭塞，血栓负荷量很大。

图 6-19 在 6mm×20mm 的 Solitiare FR 支架分段取栓结合抽吸后，取出大量血栓

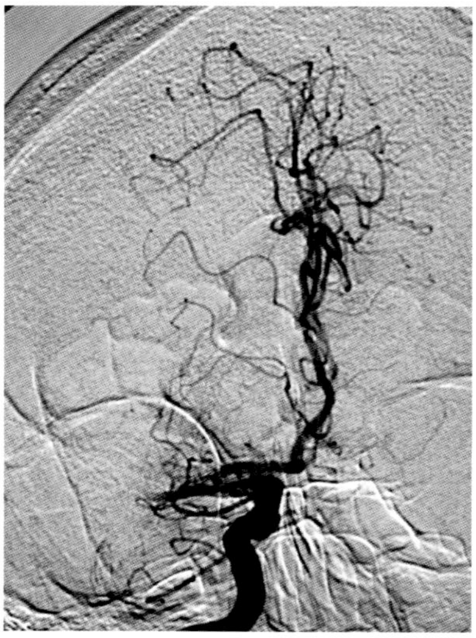

图 6-20 取栓后，右侧大脑前动脉完全再通

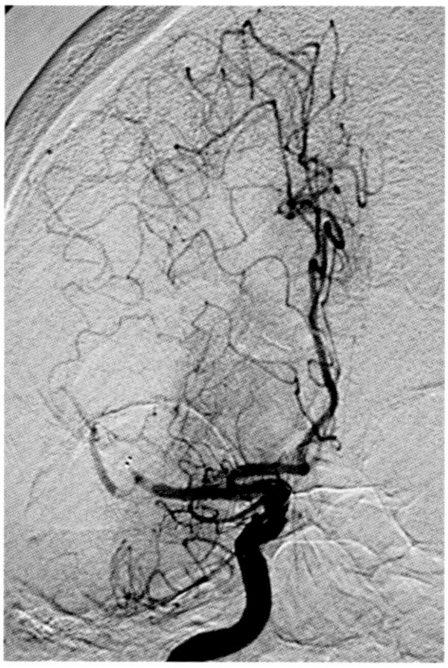

图 6-21 4mm×20mm 的 Solitiare FR 支架进入右侧 M1 继续取栓

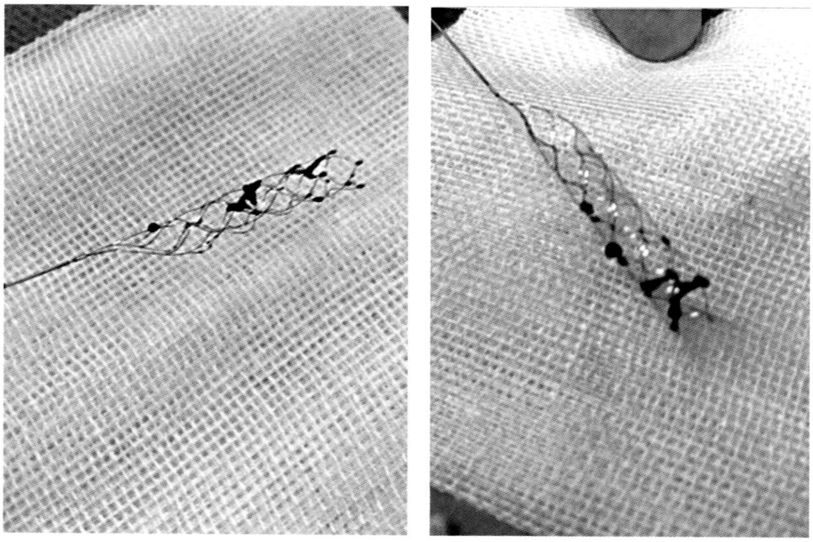

图 6-22 Solitiare FR 支架取出的血栓

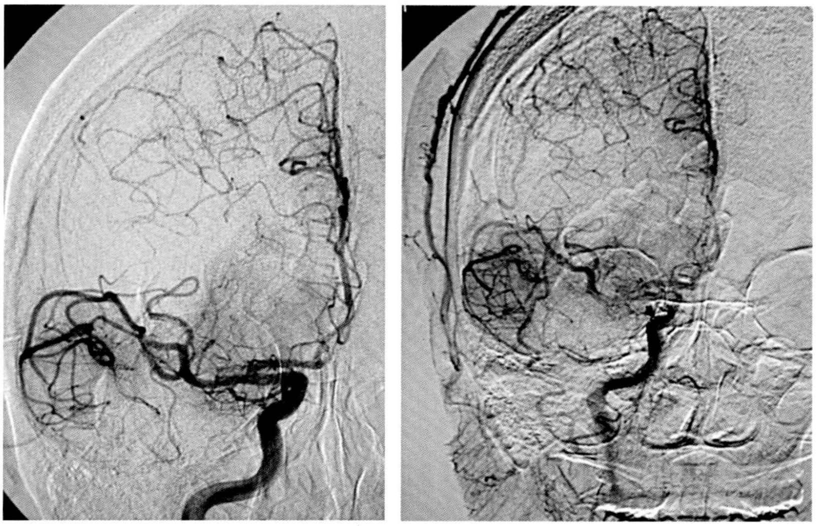

图 6–23 Solitiare FR 支架取栓后再通，TICI ＝ 2b

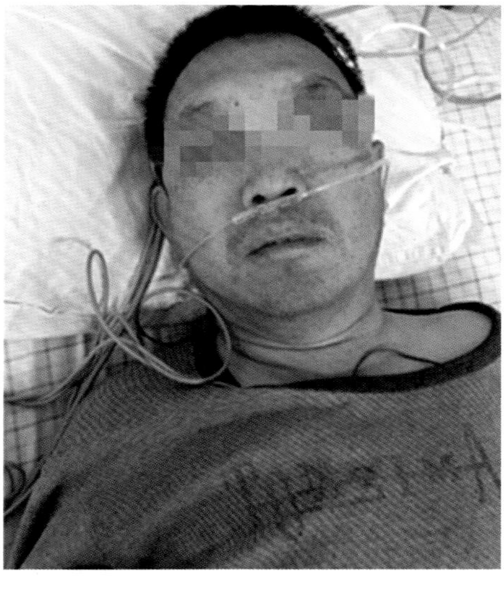

图 6–24 术后 24 小时，意识好转，NIHSS ＝ 13 分

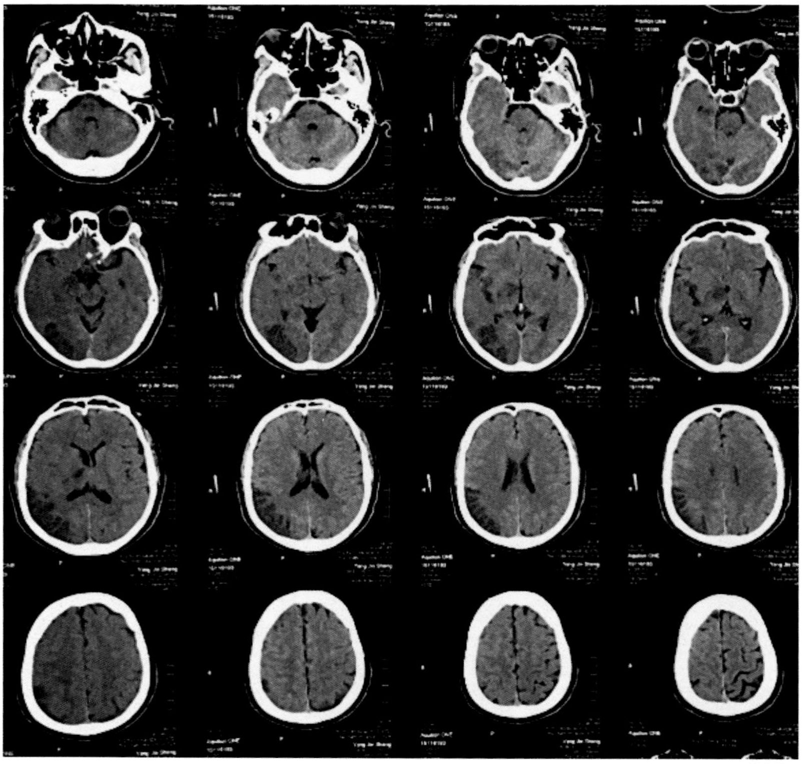

示右顶枕低密度。

图 6–25 术后 48 小时 CT

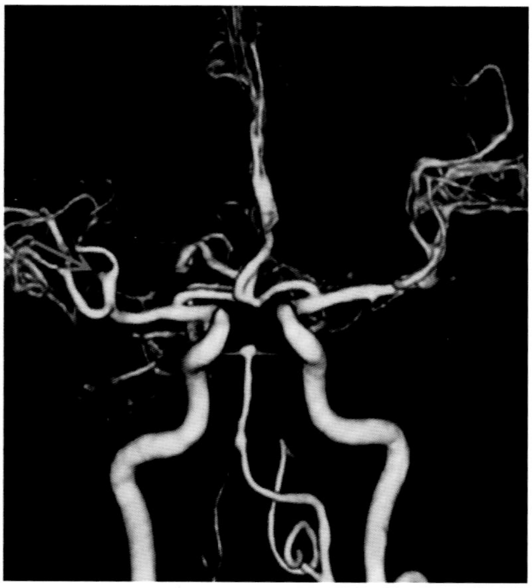

右侧颈内动脉及右侧大脑中动脉其中两条分支通畅，红箭头所示尚有一支未通，同取栓术后即刻一样，未再出现血管再闭塞。

图 6–26 术后 48 小时 CTA

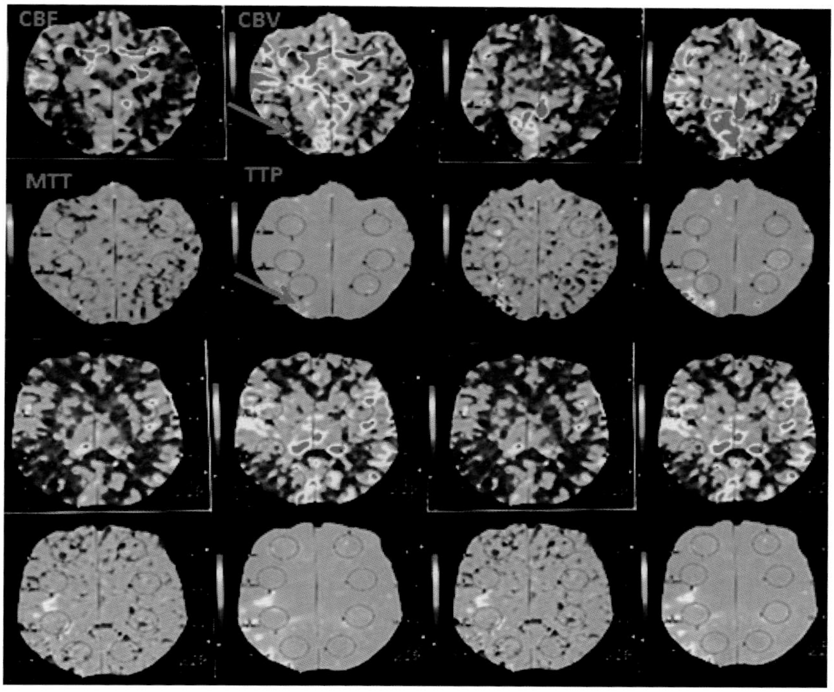

图 6-27 术后 48 小时 CTP

5. 围手术期管理方案及病情演变 由于血栓负荷量大，取栓次数多，且大脑中动脉尚有一支没有再通，TICI = 2b 级，所有术后没有刻意降低血压，维持术前水平；由于取栓次数多，血管内膜损伤可能，为防止血管再闭塞，给予下胃管，阿司匹林 300mg、氯吡格雷 225mg，辛伐他汀 20mg 鼻饲给药，同时给予盐酸替罗非班氯化钠 6mL/ 小时微量泵入，持续 12 小时。血栓通静脉滴注改善脑血液循环；奥拉西坦静脉滴注促进偏瘫恢复；醒脑静静脉滴注促进意识恢复；脑梗死急性期应激状态，且口服抗凝药物，易出现消化道出血，给予奥美拉唑静脉滴注；饮食差，给予能量合剂静脉滴注，营养支持，补充电解质，补液改善微循环。另外，患者房颤诊断明确，术后 1 周给予华法林口服，监测 INR = 2.5 ～ 3。

2015-10-06 CTA：右侧颈内动脉及右侧大脑中动脉其中两条分支通畅，同取栓术后一样，未再出现血管堵塞，右侧颞枕叶多发片状脑梗死，中线结构居中。

2015-10-12 停双抗，给予华法林口服。

2015-10-28 出院：意识清楚，自动睁眼，语言较清晰，查体合作，认知功能尚可，大部分问题回答正确，一般问题能够正确交流，复杂问题部分回答不正确，计算力欠佳。GCS 评分：4 + 4 + 6 = 14 分，NIHSS 评分 4 分。精神、饮食较好，无呕吐、肢体抽搐。搀扶或扶持栏杆可行走，大小便正常。双侧额纹对称。双侧眼睑无浮肿，闭合有力。双侧瞳孔直径约 2.5mm，对光反射灵敏。眼姿居中，眼球向各方向活动充分，无复视，视力粗测正常，视野不能正确配合检查。左侧鼻唇沟略浅，示齿口角歪向右侧，伸舌居中。颈无抵抗。四肢肌肉无萎缩，肌张力正常，左侧肢体肌力 4 级，右侧肢体肌力 5 级。90 天 mRS 评分 = 1 分。见图 6-28 至图 6-30。

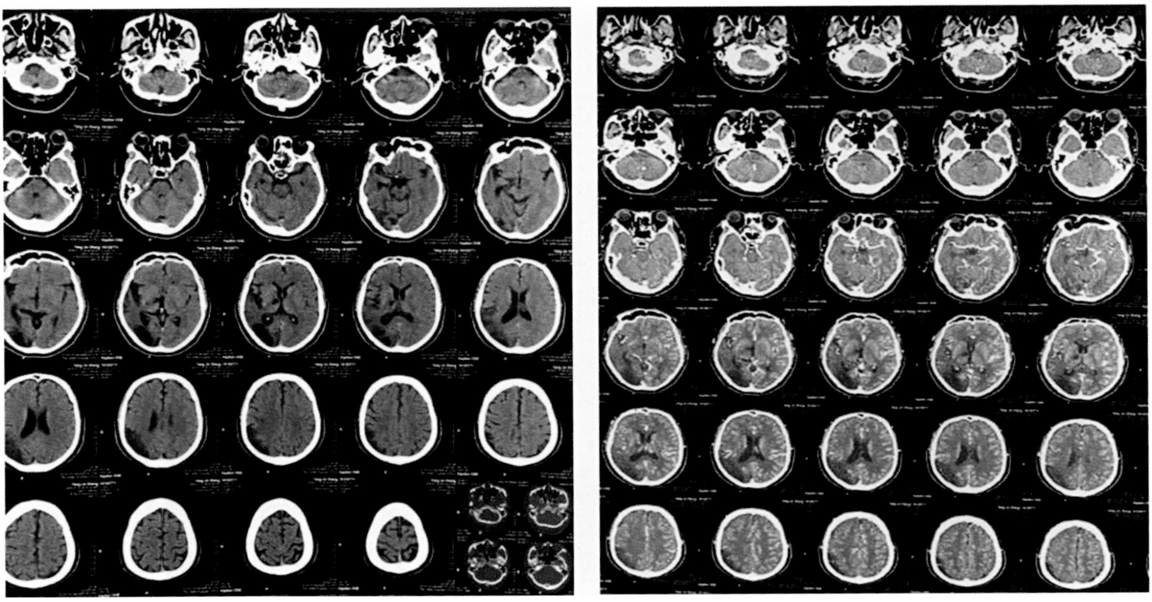

图 6-28 90 天时 CT 表现

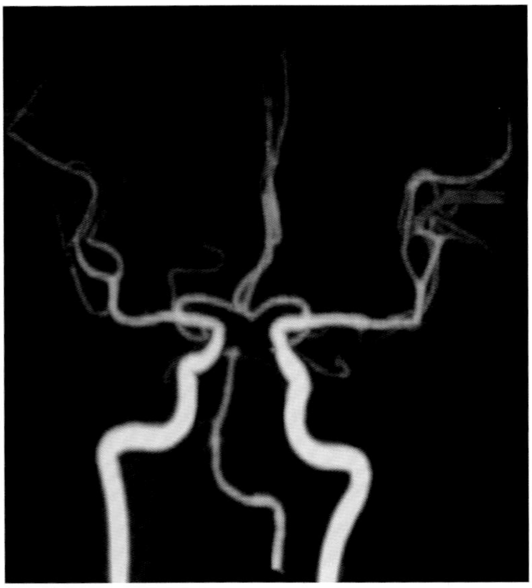

图 6-29 90 天 CTA 表现

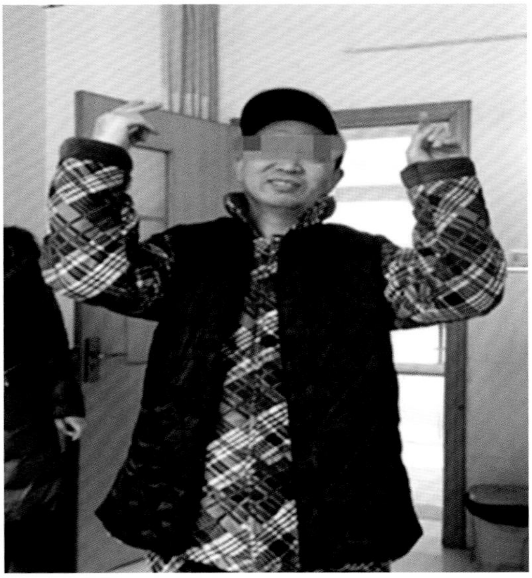

图 6-30 术后 90 天患者复查时照片

诊治过程反思

回顾此患者治疗过程及病情演变，术者认为有以下几点值得肯定的：①大血管闭塞，超过静脉溶栓的时间窗，选择机械取栓，适应证明显，无禁忌证，通过机械取栓治疗，90mRS 评分＝1 分，患者明显获益。②患者房颤病史明确，术后应用抗凝药物的时机指南一般推荐取栓后 2 周开始使用。但此患者术后房颤仍反复发作，为预防再次栓塞，术后 1 周使用双抗，1 周后停双抗，开始华法林抗凝治疗，没有出现栓塞或出血事件，所以以指南为依据，结合患者具体情况，选择个体化的治疗方案可能是合适的。

此例患者治疗过程值得反思的地方：①由于此患者是 2015 年我们治疗的病例，当时尚没有中间导管 Navien，使用的是普通的 6F 的导引导管，导管头端位置不能跨过虹吸段，所以抽吸效果差。只能用 6mm 和 4mm 的 Solitiare FR 支架分段取栓，增加了取栓次数，内膜损伤概率也增加了。同时也不能良好的使用 SWIM 技术，增加了血栓逃逸的机会，降低了支架取栓效率，增加了取栓次数。②取栓手术结束时，右侧大脑中动脉尚有一支未开通，如果继续开通此分支，使 TICI 达到 3 级，患者预后是否会有更好地表现？值得商榷！

（三）病例 3

1. 简要病史 患者，男，42 岁，突发意识模糊、失语、左侧肢体完全偏瘫 9 小时于 2017-11-6，13:50 入院。患者当日晨起 8 时左右发现患者言语不清，左侧肢体无力，不能坐立及行走。患者家属诉患者晨起 05:30 左右尚无神经系统功能缺失症状，无头痛、头晕、恶心、呕吐、肢体抽搐等不适。就诊于当地医院行头颅 CT（图 6-31）检查颅内未见出血征象，考虑为大面积脑梗死，未行溶栓治疗，建议患者转院行颅内动脉闭塞取栓治疗，13:50 送至急诊。行头颅 CT 检查示（图 6-32）：右侧额颞叶及基底节区散在斑片状低密度影，局部脑沟消失，无中线偏移等。患者意识水平进行性下降，处于深嗜睡状态，言语含糊，思维不清，左侧肢体完全瘫痪伴有不自主颤动，神经系统症状进行性加重，急诊以“急性颅内血管闭塞、急性脑梗死”收入科。自患病以来，患者意识障碍，大小便正常，体重近期无明显变化。

既往史：高脂血症 2 年。否认“高血压”等病史，否认“肝炎”等传染病史，否认手术史，否认外伤史，否认输血史，否认药物、食物过敏史，预防接种史不详。

个人史：吸烟 20 年，平均每日 20 支；嗜酒 10 年，平均每 2 ～ 3 日 2 两。

家族史：家族中无传染病及遗传病史。

入院查体：深嗜睡，查体不合作，失语，忽视症状明显，定向力、判断力明显减退。NIHSS 评分：18 分。双侧额纹对称。双侧瞳孔直径约 2.5mm，对光反射迟钝，视力、视野、听力、伸舌、嗅觉、味觉、面部感觉检查不配合。颈抵抗（±）。四肢肌肉无萎缩，感觉正常，四肢肌张力正常，左侧肢体完全瘫痪，肌力 0 级；右侧肢体肌力减退为 4 级。腱反射、腹壁反射、肛反射存在，霍夫曼氏征阴性，左侧巴宾斯基征阳性。

辅助检查：2017-11-06，13:50 头颅 CT 示：右侧额颞顶散在低密度影，右侧基底节区、右侧大脑半球脑沟变浅，脑回增宽，且右侧大脑中动脉有高密度线样征，右侧脑室略受压。ASPECTS：5 分。心电图示：窦性心律，大致正常心电图。

入院诊断：①右侧颈内动脉急性血栓形成。②右侧额颞顶、基底节区大面积脑梗死。③高血压病。④高脂血症。⑤癫痫。

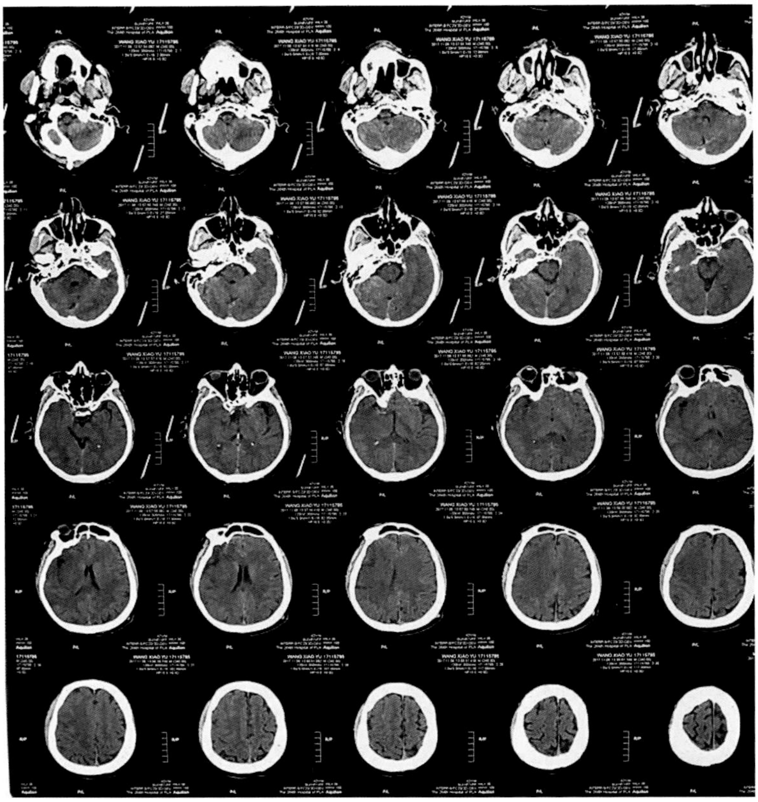

图 6-31 头颅 CT 示右侧大脑中动脉有高密度线样征，提示颅内大血管闭塞

2．接诊后治疗思路 患者青年男性，突发意识障碍，左侧肢体偏瘫起病，定位体征明显，为右侧半球病变，头颅 CT 排除脑出血，年仅 42 岁的患者，超过指南规定的前循环 6 小时时间窗是否能够进行机械取栓。不取栓，大面积脑梗死，终生偏瘫，失语，“植物人”，甚至死亡（已经被数以万计例子所证实）。注意：当时（2017 年 11 月 6 日）DAWN 试验结果尚未公布！如果机械取栓，违背指南，患者是否能够获益？针对此患者，我们按照传统的机械取栓能够获益必须满足三个条件（一是大血管闭塞，二是核心梗死灶较小，三是侧支循环好）来进行评估。

（1）大血管闭塞的评估：头颅 CT 表现见下图 6-32。

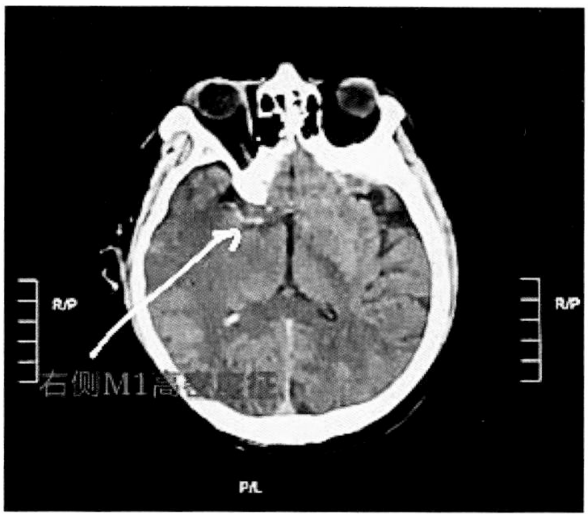

图 6-32 右侧大脑中动脉有高密度线样征。提示颅内大血管闭塞，满足一个条件

（2）核心梗死灶大小评估：使用 ASPECTS 评分法。是评价缺血性脑卒中患者大脑中动脉供血区早期缺血改变的一种简单、可靠的系统性方法，可对缺血性病变快速进行半定量评价。ASPECTS 评分＝ 10- 岛叶＋豆状核＋尾状核＋内囊后肢＋ M1 ～ M6 支配区域（各部位占值 1 分）＝ 10-1 ＋ 1 ＋ 1 ＋ 1 ＋ 1 ＝ 5 分。

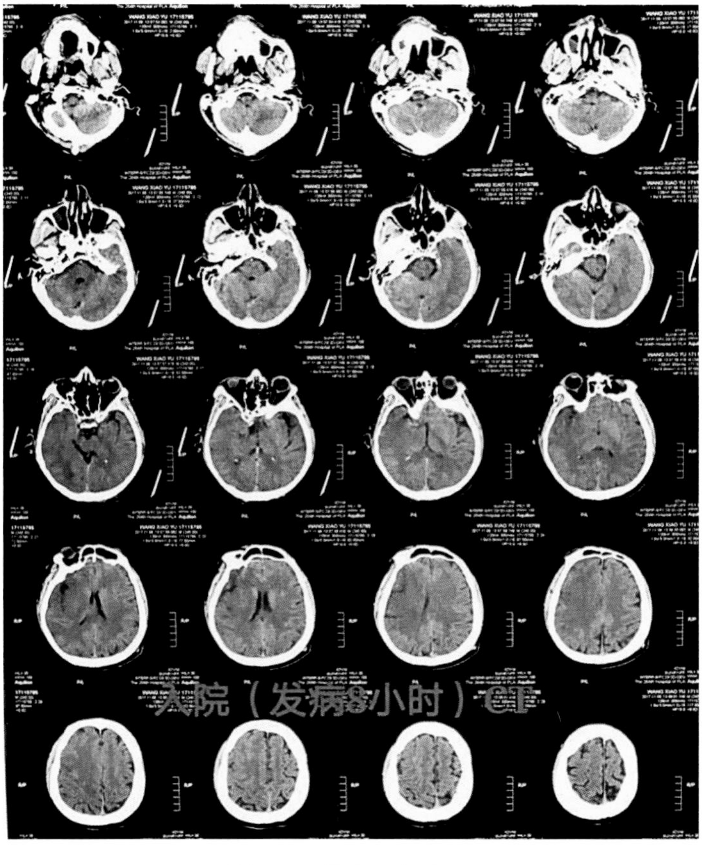

图 6-33 发病 8 小时 CT

本例患者 ASPECTS 评分 5 分，介于中度梗死灶分值的下限。第二个条件似有欠缺。ASPECTS 评分见表 6-1。

表 6-1 ASPECTS 评分

得分	意义
10 分	CT 扫描正常
8 ～ 10 分	小缺血核心
6 ～ 7 分	中缺血核心
0 ～ 5 分	大缺血核心
0 分	大脑中动脉供血区广泛缺血

（3）侧支循环较好的评估：用金标准 DSA 来评估侧支循环，DSA 显示右侧颈内动脉起始处闭塞，CT 提示 M1 高密度线样征，预示闭塞节段长，血栓负荷量大，Willis 环的一级侧支循环不能代偿（图 6-34）。

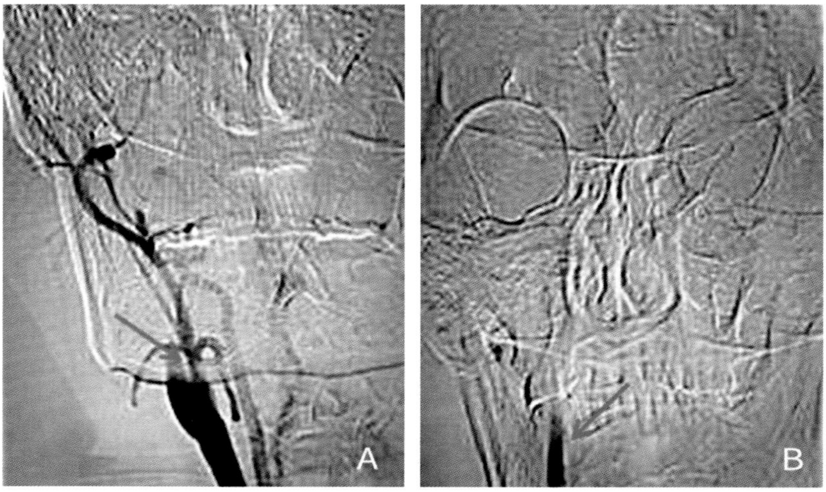

A. 箭头示右侧颈总动脉造影侧位片，右侧颈内动脉起始处闭塞；B. 箭头示右侧颈总动脉造影正位片，右侧颈内动脉起始处闭塞。

图 6-34 DAS 检查评估

Willis 环的一级侧支循环不能代偿。那就看二级侧支循环，软膜支是否有代偿（图 6-35 ～图 6-36）。

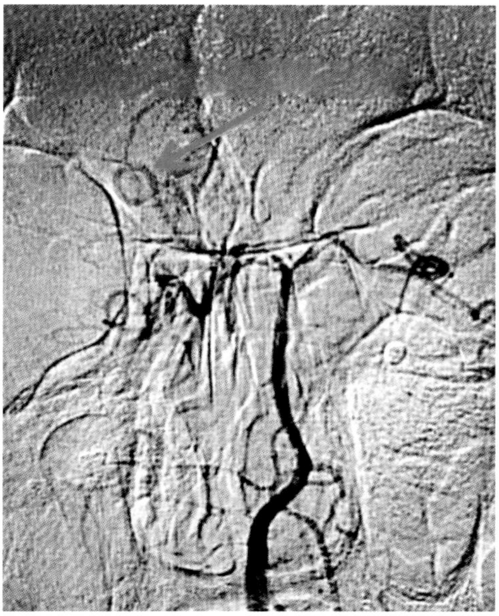

箭头示右侧椎动脉正位造影片，动脉晚期大脑后动脉通过软膜支向右侧大脑半球部分代偿。

图 6-35 右侧大脑后动脉软膜支有部分代偿

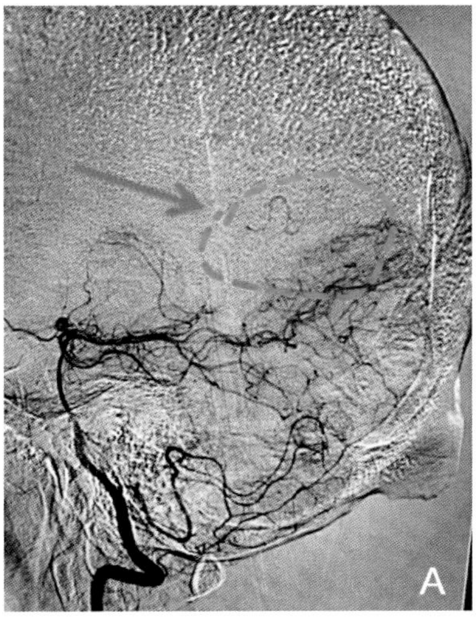

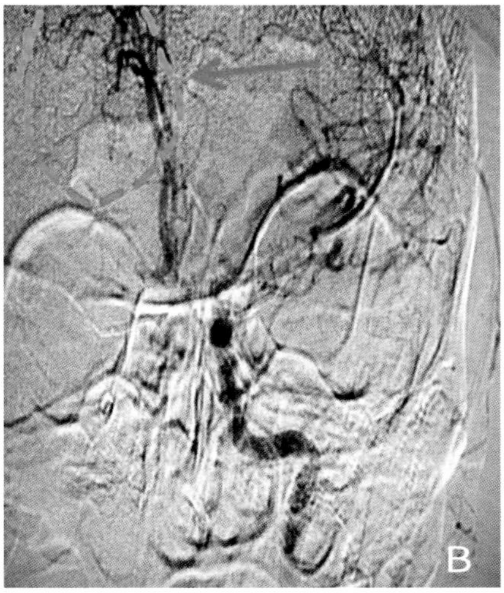

A. 箭头示右侧椎动脉侧位造影片，动脉晚期大脑后动脉通过软膜支向右侧大脑半球部分代偿（虚线区域）；B. 箭头示左侧颈总动脉造影正位片，左侧颈内动脉供应右侧大脑前动脉，并向右侧半球部分代偿（虚线区域）。

图 6-36 左颈内动脉优势供血的右侧大脑前动脉的软膜支有较好的代偿

评估至此，此患者基本满足机械取栓获益的三个条件，真正做到以指南为依据，多模态个体化评估。与患者家属充分沟通，家属态度坚决，患者家属的信任给术者勇气。

特殊材料准备：① 8F 的动脉鞘、6F 长鞘。② 6F 的 Navien。③ Solitiare FR 支架（4mm×20mm）。④ Rebar-18 微导管。⑤ 14in 的 Avigo 微导丝。

长鞘放在右颈内起始处，6F 的 Navien 直接抽吸，很有收获——眼动脉显示影了（图 6-37）。

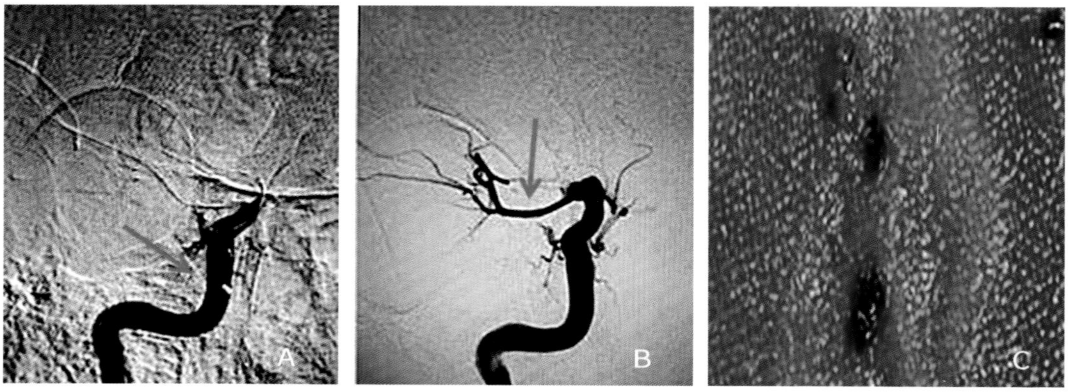

A. 箭头示用 Navien 导管抽吸后右侧颈内动脉部分再通；B. 箭头示支架取栓后，颅内血管部分再通；C. 箭头吸出来的散在的血栓。

图 6-37 DSA 表现及取出的血栓

吸出来的血栓质地较硬。然后改用支架取栓（图 6-38 ～图 6-41）。

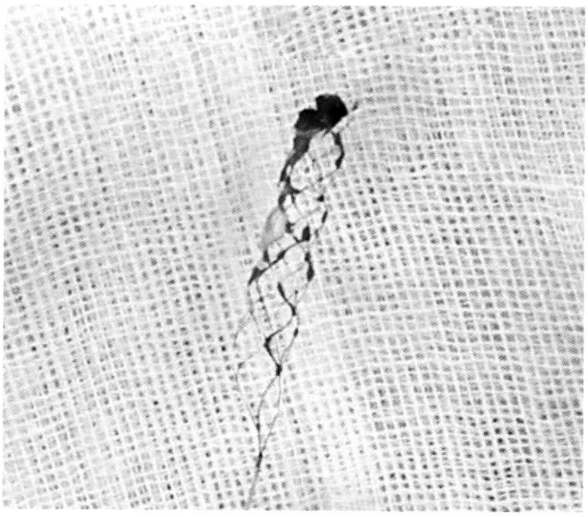

图 6-38 支架取栓

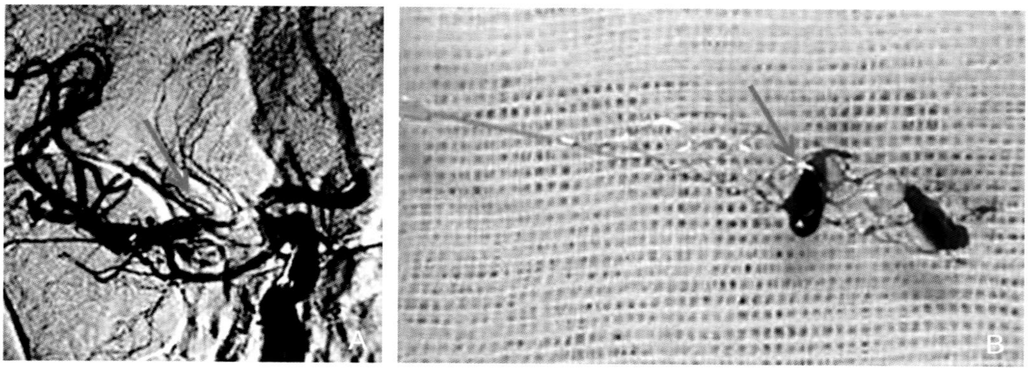

A. 箭头示支架取栓后右侧右侧大脑中动脉、大脑前动脉基本再通；B. 箭头支架取出来的血栓。

图 6-39 第三次取栓

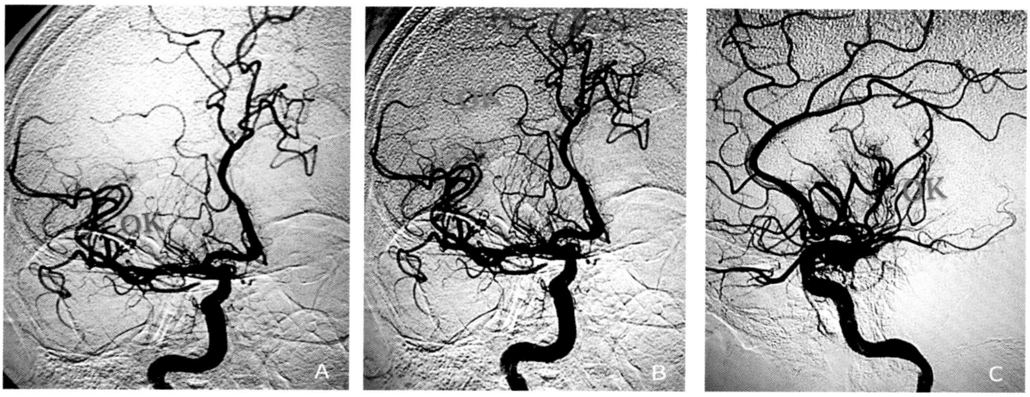

A. 箭头示支架取栓后右侧右侧大脑中动脉、大脑前动脉基本再通（正位）；B. 箭头示豆纹动脉再通；C. 箭头支架取栓后右侧右侧大脑中动脉、大脑前动脉基本再通（侧位）。

图 6-40　取栓后 DSA 表现

染色范围深的地方是什么？出血么？应该不是，而是核心梗死区域血脑屏障破坏，造影剂外渗（图 6-42）。

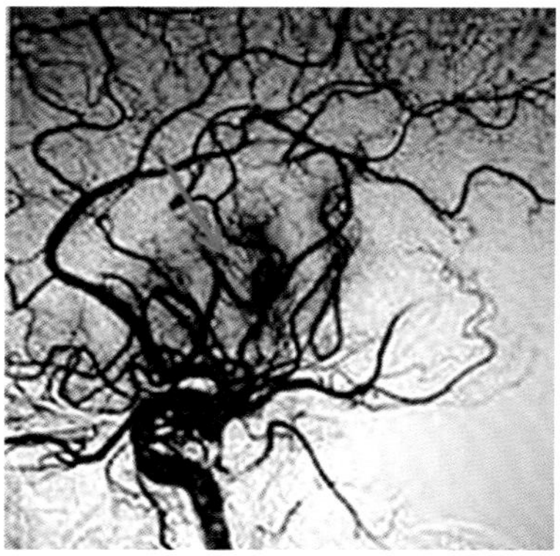

箭头示动脉晚期造影剂滞留（虚线区域）

图 6-41　再通后侧位晚期 DSA 表现

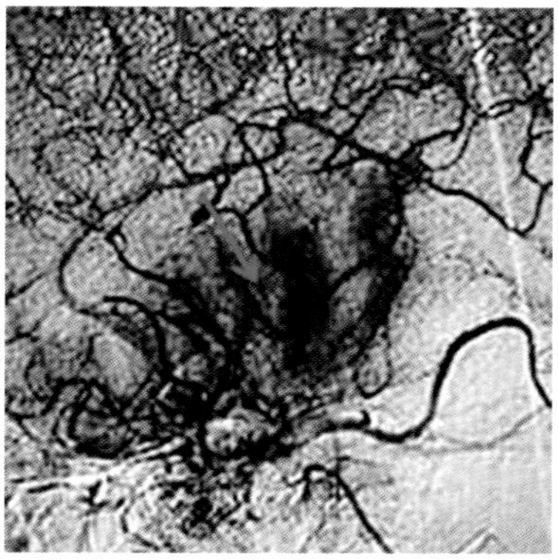

箭头示动脉晚期造影剂滞留（虚线区域）

图 6-42　再通后造影静脉期表现

发病 9 小时后血管再通，术后即刻患者情况明显改善（图 6-43）。

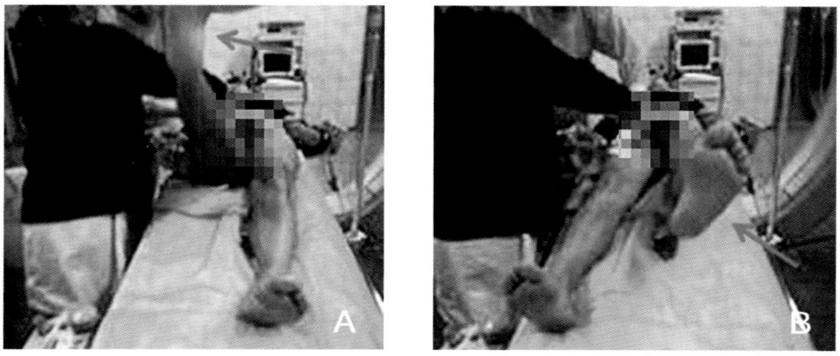

A. 箭头示术后即刻右下肢能抬离床面；B. 箭头示术后即刻左下肢能抬离床面。

图 6-43 术后即刻患者表现：偏瘫的肢体能够抬离床面

（4）术后即刻，意识好转，偏瘫的左下肢能动了。但不能掉以轻心，毕竟缺血时间长，核心梗死区域造影剂浓染，是否有出血？术后即可复查 CT，见图 6-44。乍一看，有高密度阴影，是出血还是造影剂外渗？通过测量 CT 值，也不能鉴别。但如果使用双能 CT 系统，就能把造影剂过滤掉，剩下的高密度阴影就是出血征象了。

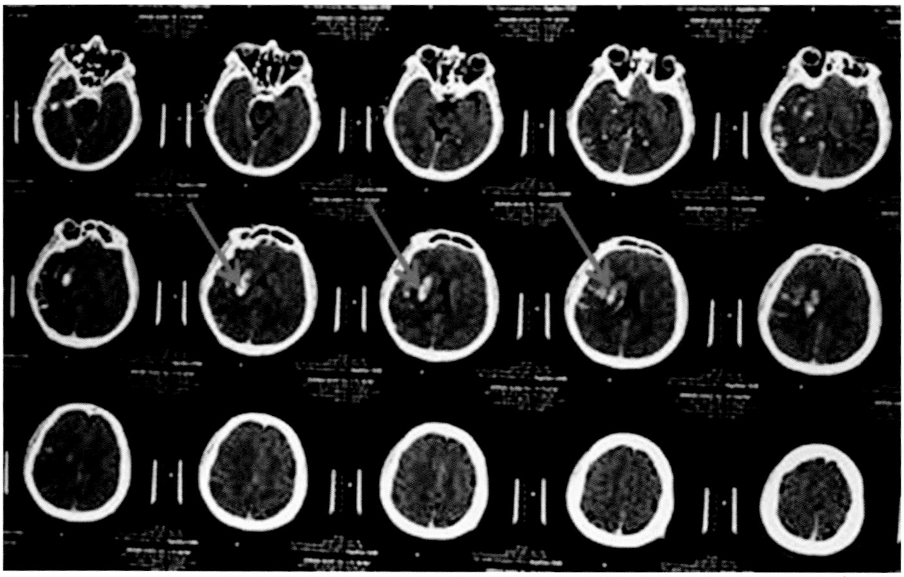

术后即刻头颅 CT 片，箭头右侧基底节区域高密度阴影（出血？造影剂外渗？）

图 6-44 术后即刻 CT 示底节区高密度

回到病房，患者除左上肢远端肌肉肌力 3 级外，其余肢体肌力基本正常，见图 6-45。

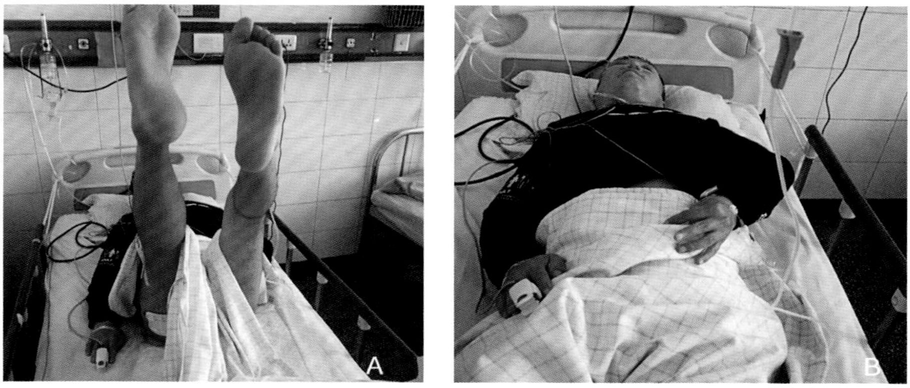

A. 箭头示术后左下肢能抬离床面，肌力 4 级；B. 箭头示术后左上肢能部分活动肌力 3 级。

图 6-45 术后患者表现：下肢肌力正常

（5）继续严格围手术期管理，谨防血管再闭塞和 / 或再灌注损伤。术后 48 小时头颅 CT，见图 6-46。右侧半球大片状低密度阴影，术后即刻 CT 的高密度阴影已经消失，右侧半球的大片低密度是什么？是血管再闭塞引起的大面积脑梗死？还是再灌注水肿？根据患者症状明显改善的具体情况，再灌注水肿可能性大。CTA 证实我们的判断是正确的。

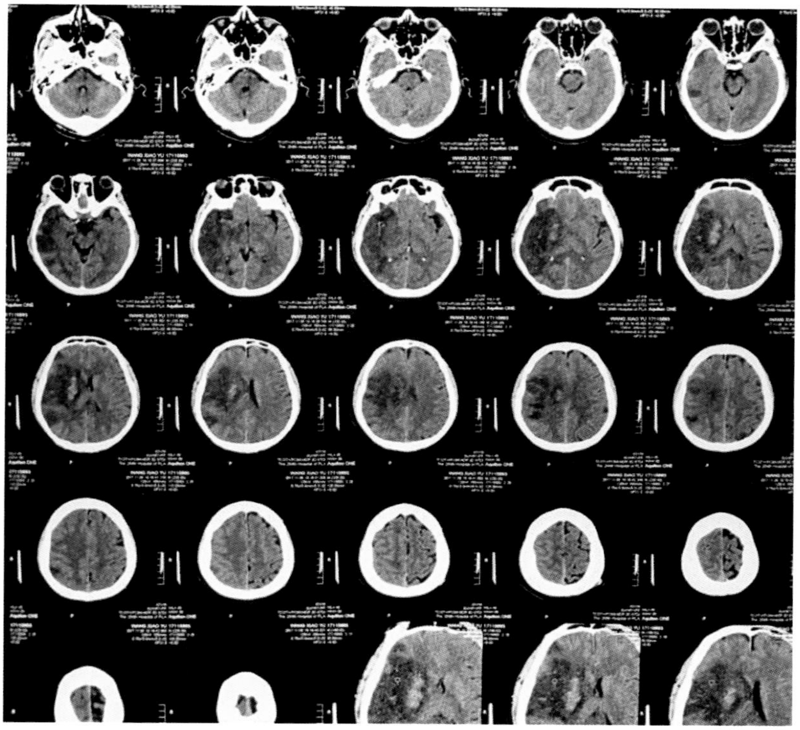

图 6-46 术后 48 小时 CT 表现

术后 48 小时复查头部 CTA：右侧颈内动脉系统血管很好，没有再闭塞（图 6-47）。

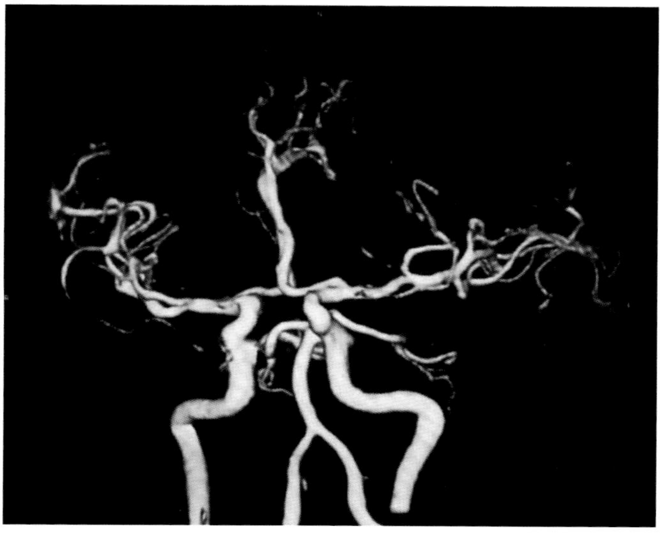

图 6-47 术后 48 小时 CTA

术后 48 小时 CTP，见图 6-48。依次为 CBF，CBV，MTT，TTP。注意 TTP 中红色的部位是核心梗死没有血液灌注的部位。

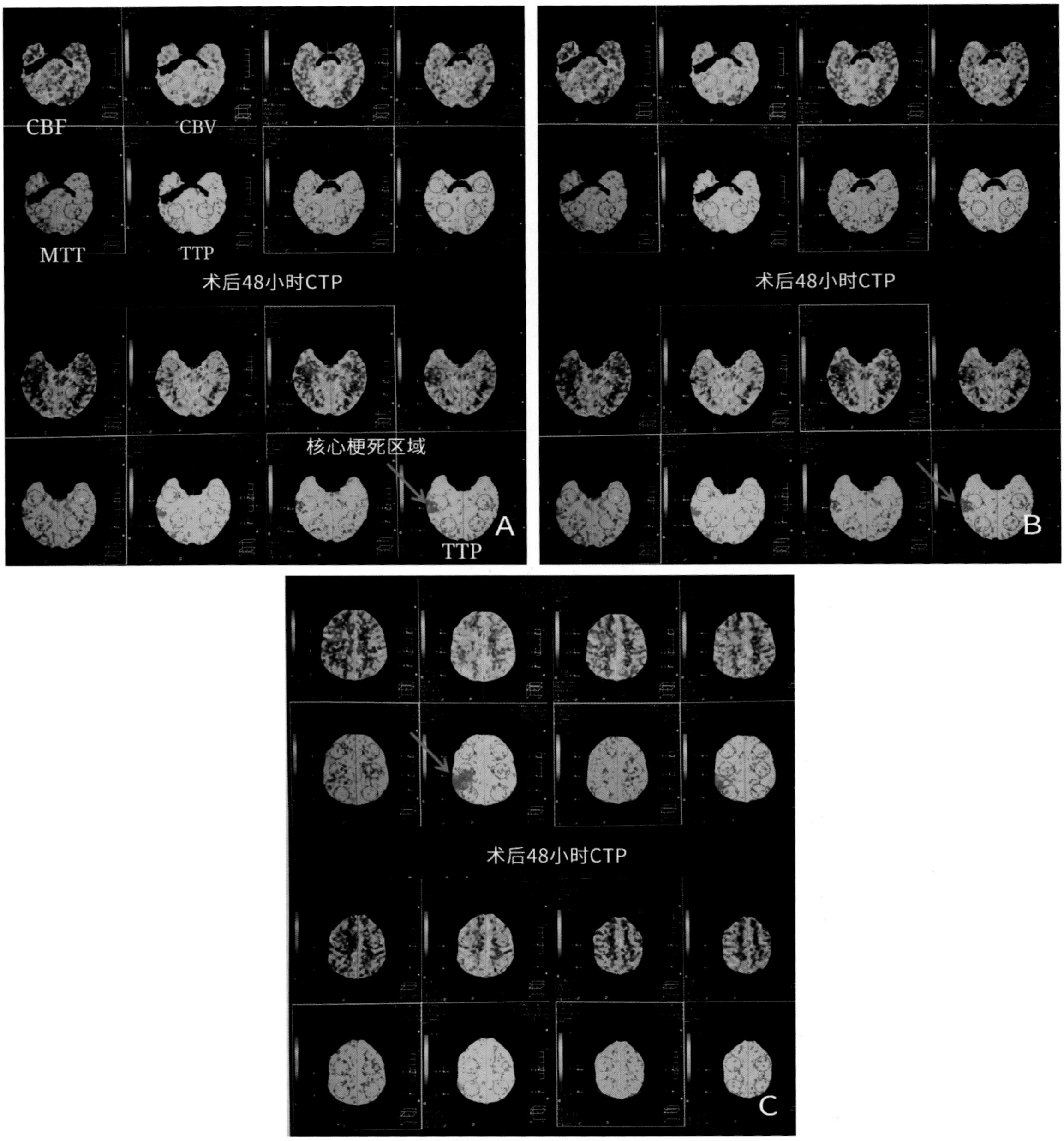

A、B、C 箭头示术后 48 小时脑灌注图片（CTP）右侧半球小面积低灌注区域。

图 6-48　术后 48 小时 CTP

（6）术后3天，取出的血栓病理报告证实血栓形成（图6-49）。

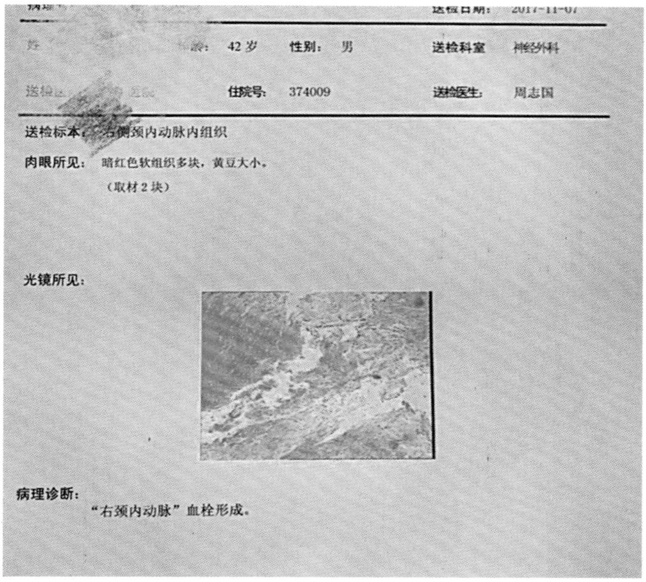

送检日期： 2017-11-07

年龄： 42岁 性别： 男 送检科室 神经外科

住院号： 374009 送检医生： 周志国

送检标本：右侧颈内动脉内组织

肉眼所见： 暗红色软组织多块，黄豆大小。

（取材2块）

光镜所见：

病理诊断：

“右颈内动脉”血栓形成。

图6-49 术后3天血栓病理报告

（7）术后第4天，患者已经下地行走，NIHSS评分＝2分，90天mRS评分＝0分。

诊治过程反思

回顾此患者治疗过程及病情演变，术者认为有以下几点值得肯定的：①患者颅内大血管闭塞，临床症状重，我们接诊时已有9小时，超过目前国内外指南推荐的前循环发病6小时内机械取栓的时间窗，没有根据指南推荐，而且当时DAWN试验结果尚未公布的情况下，没有轻易放弃机械取栓治疗，而是根据机械取栓可能获益的三个条件（一是大血管闭塞，二是核心梗死灶较小，三是侧支循环好）进行多模态评估后果断进行机械取栓，血管通畅很好，术后短时间患者明显好转，术后90mRS评分＝1分，患者明显获益。②此患者血管闭塞部位从颈内动脉起始处到大脑中动脉M1都是血栓，血栓负荷量大，充分利用Solumbra技术、SWIM技术，提高了机械取栓效率，减少了取栓次数，减少了血管内膜损伤的概率，最大限度降低了术后血管再闭塞的概率。

此例患者治疗过程值得思考的地方：①由于是超时间窗机械取栓，没有指南的支持，术前医患沟通十分重要，一定要把可能获益和可能引起的不良后果给患者家属讲解清楚，充分的医患沟通，医患双方共同努力才有可能避免不必要的纠纷。②时间窗是重要的，但绝不是绝对的，超过时间窗患者进行多模态评估后选择个体化的治疗方案可能是科学的！

（四）病例 4

1．简要病史 患者，女，67 岁，2018 年 2 月 1 日 12 时突然出现右侧肢体无力、意识障碍 4 小时到达当地医院，头颅 CT 无出血表现，但仔细看片子有左侧大脑中动脉高密度线样征。头颅核磁共振显示左侧半球片状异常信号影。当地医院考虑大血管闭塞，建议机械取栓，遂于当日下午 19 时转入院。入院当时查体：昏迷，GCS ＝ 8 分，NIHSS 评分＝ 26 分，右侧肢体肌力 0 级，病理征阳性，左侧肢体刺激屈曲。频繁呕吐。入院时已经发病 7 小时，CT：左侧额颞叶已经出现片状低密度阴影（图 6-50 ～图 6-52）。

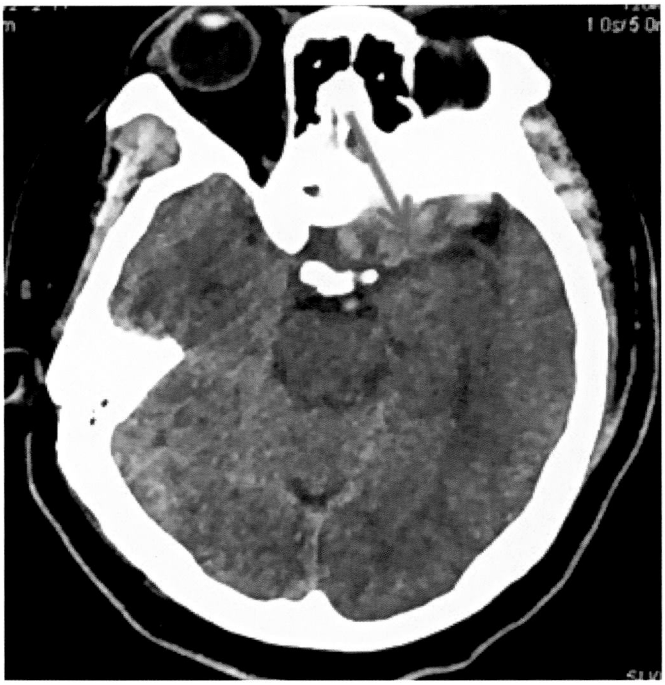

箭头示大脑中动脉高密度征。

图 6-50 发病 4 小时头颅 CT

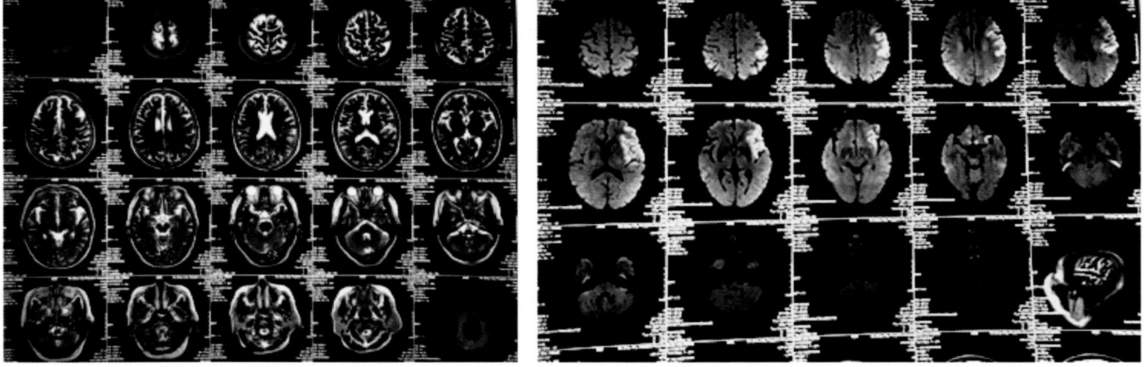

图 6-51 发病 4 小时头颅 MRI

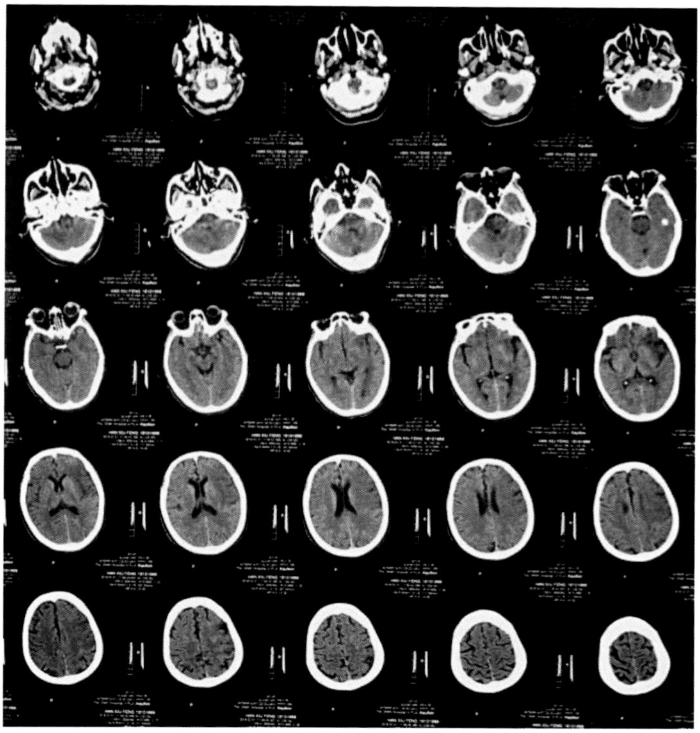

图 6-52 发病 7 小时头颅 CT 示左半球片状低密度影

发病 7 小时头颅 CT，见图 6-53：ASPECTS = 10- 岛叶＋豆状核＋尾状核＋内囊后肢＋M1 ～ M6 支配区域（各部位占值 1 分）= 10-1 + 1 + 1 + 1 + 1 = 5 分，ASPECTS = 5。

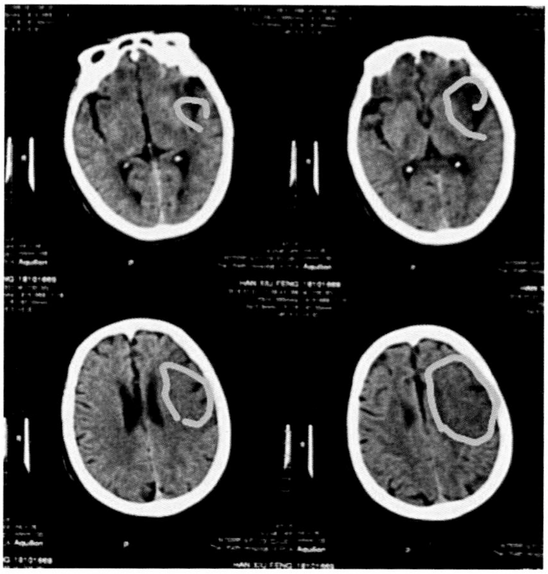

图 6-53 发病 7 小时头颅 CT 示左半球低密度明显

2．接诊后治疗思路 患者老年女性，突发右侧肢体偏瘫、意识障碍 7 小时，定位体征明显，为左侧半球病变，头颅 CT 排除脑出血，超过指南规定的前循环 6 小时时间窗是否能够进行机械取栓？不取栓，大面积脑梗死预后不佳。取栓？当时虽然没有指南的支持，但 2017 年 11 月 11 日《新英格兰医学》杂志在线发表了“DAWN”研究的中期分析结果（2018 年 1 月 4 日发表最终版本）。其研究对象的纳入标准主要包括了三个方面：①已知患者最后处于正常状态的时间与就诊的间隔在 6 ～ 24 小时之间。②存在颈内动脉颅内段或大脑中动脉 M1 段的闭塞。③就诊时的神经功能缺损程度与梗死体积明显不匹配。入组患者被随机分配接受标准药物治疗加血管内取栓治疗或仅接受标准药物治疗。中期分析的结果显示，取栓治疗显著改善了 90 天的功能预后，取栓组 24 小时的血管再通率显著高于药物治疗组，两组间 90 天的症状性颅内出血风险和死亡率没有显著差别。因中期分析结果达到了预设的标准，研究已被提前终止。研究对象的纳入的重要标准：即神经功能缺损严重程度和梗死体积的不匹配。大动脉闭塞性脑卒中患者能够从血管再通治疗中获益有两个前提，一是能够实现有效的血管再通和组织再灌注，二是存在一定体积的需要挽救、而又可以挽救的脑组织，可以挽救是指组织还没有发生不可逆坏死，需要挽救意味着如果不能及时恢复有效血流灌注，组织最终会进展至不可逆坏死，也就是通常所说的半暗带组织。

DAWN 研究结果令人振奋，但 DAWN 的研究结果能够推广到临床中去？

本例患者是否满足 DAWN 试验的纳入标准？

分析此例患者，几乎符合 DAMN 研究的纳入标准：①发病 6 ～ 24 小时。②梗死体积与临床症状不匹配（左侧额顶梗死体积不大但临床症状很重，NIHSS 评分＝ 26 分）。

充分和患者家属沟通后，家属态度坚决：与其保守治疗后患者残疾或死亡，不如放手一搏。

特殊材料准备：① 8F 动脉鞘、6F 长鞘。② 6F 的 Navien。③ Solitiare FR 支架（4mm×20mm）。④ Rebar-18 微导管。⑤ 14in 的 Avigo 微导丝（图 6-54）。

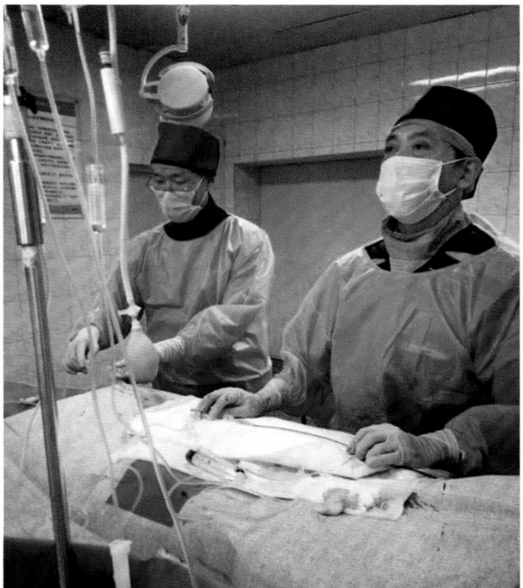

图 6-54 术前准备

（1）患者右侧肢体偏瘫，责任血管为左侧颈动脉系统。直奔主题：首先行左侧颈动脉造影（图 6-55）。

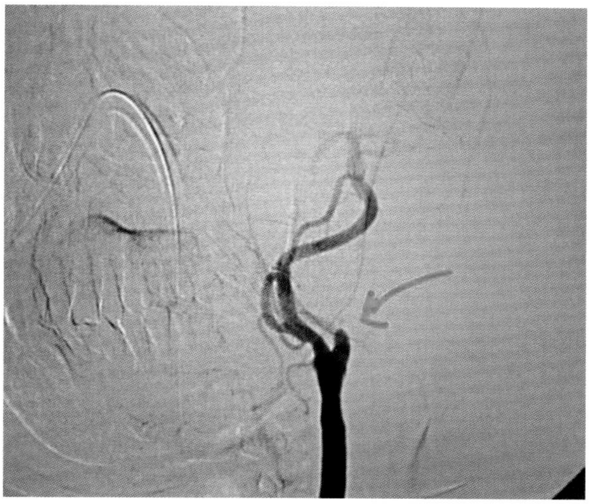

箭头示颈内动脉起始处闭塞。

图 6-55 左侧颈动脉造影表现

结果很严重，显示左侧颈内动脉起始处闭塞，仅留残端，颈外动脉没有向颅内代偿。

（2）右侧颈总动脉造影，图 6-56 至图 6-57 显示：右侧大脑中动脉显影良好，双侧大脑前动脉显影良好，说明前交通动脉开放。左侧大脑前动脉 A1 段部分显影，但左侧大脑中动脉不显影。结合 CT 表现，左侧大脑中动脉处线样高密度征。提示血栓负荷量大，闭塞节段从颈内动脉起始处到 M1 均有血栓。

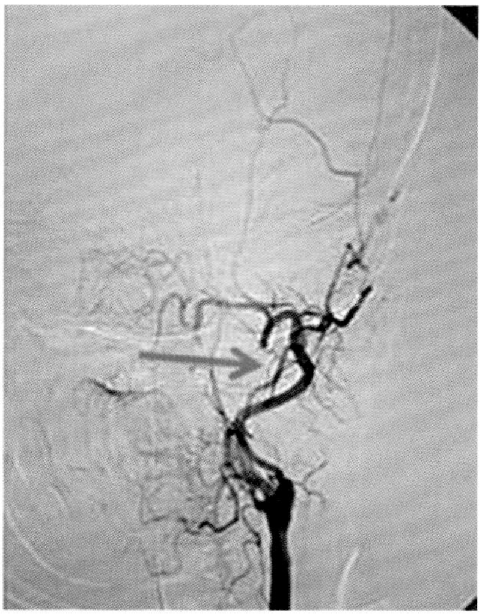

箭头示颈内闭塞，颈外不代偿颅内。

图 6-56 右侧颈动脉造影

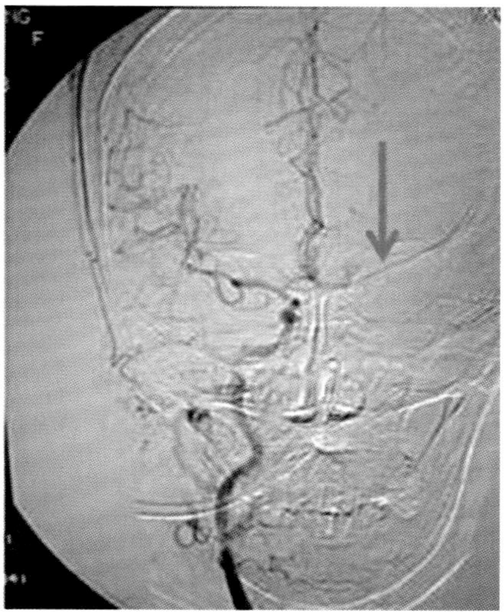

箭头示右侧颈内动脉供应左侧大脑前动脉，但左大脑中动脉不显影。

图 6-57 右侧颈动脉造影

（3）左椎动脉造影，见图 6-58，图 6-59：后循环很好，且通过左侧大脑后动脉软膜支向左侧大脑中动脉供血区域有代偿。

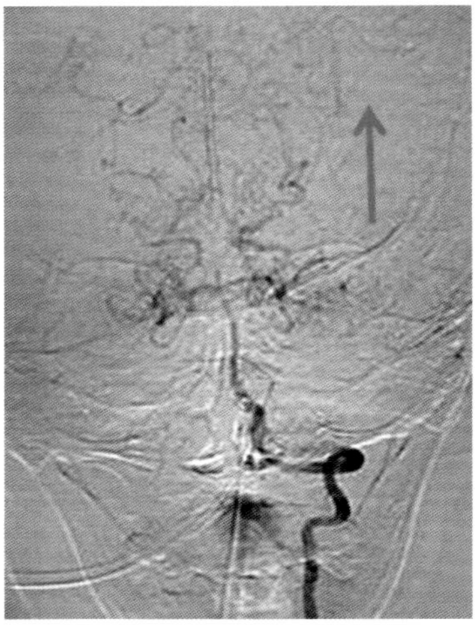

箭头示左侧大脑后动脉软膜支向左侧大脑中动脉代偿。

图 6-58 左椎动脉造影

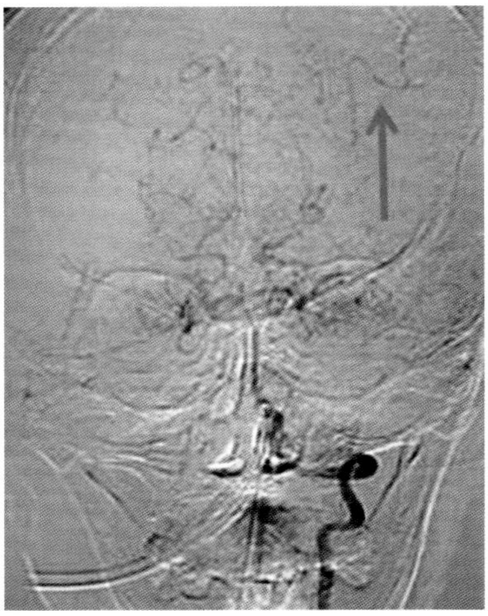

箭头示左侧大脑后动脉软膜支向左侧大脑中动脉代偿。

图 6-59 左椎动脉造影晚期

造影综合评价：虽然患者已经发病 7 小时，但核心梗死灶不是很大，侧支循环良好。存在较大的缺血半暗带，机械取栓开通血管后能够挽救缺血半暗带脑组织，患者应该能够获益。

（4）撤出 5F 造影管，在泥鳅导丝辅助下，6F 长鞘达左颈总动脉分叉处。

6F 的 Navien 导管通过长鞘进入左颈内动脉，抽吸（抽吸力度、深浅、方法。是有讲究的：前进或后退 Navien 时都要保持负压状态，如果后退 Navien 负压抽吸时仍没有血液至注射器，说明 Navien 导管内有比较硬的血栓，此时要保持负压状态下，将 Navien 导管整体撤出体外，而后用盐水冲出血栓，再进行下一步操作），见图 6-60。

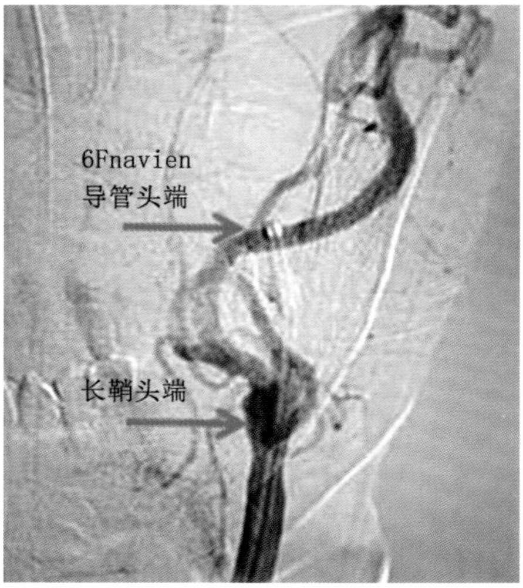

图 6-60 Navien 通过长鞘进入颅内抽吸

抽吸很有收获，见图 6-61 中抽出的血栓。继续抽吸。

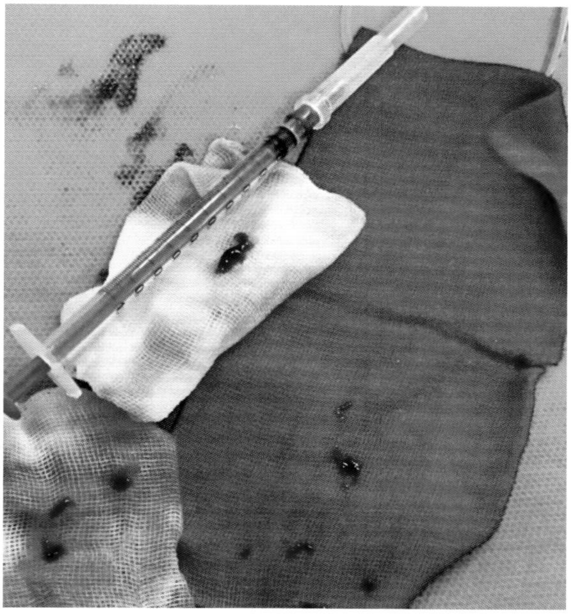

图 6-61 抽出的血栓

反复进退抽吸后，小心低压冒烟。令人震撼的是左侧颈内动脉居然通了（图 6-62）。

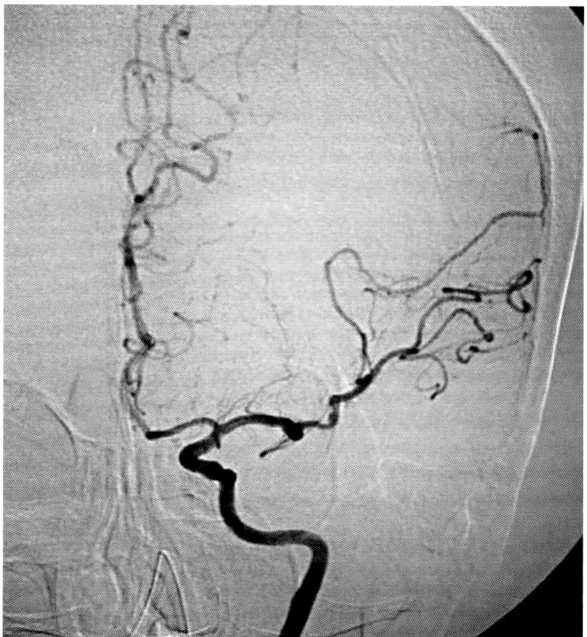

图 6-62 CTA 表现

通过长鞘造影，左颈内动脉颅内血管依然不见踪影，见图 6-63。

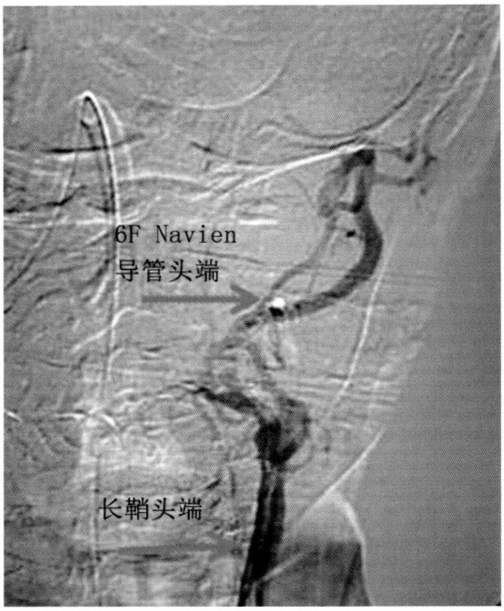

图 6-63　通过长鞘造影，左颈内仍然不显影

（5）分析：左颈内动脉起始处肯定重度狭窄，Navien 导管管径完全占据了血管内径。

下一步如何处理？

保持 Navien 导管稳定，在微导丝辅助下，保护伞通过，回撤 Navien 导管至颈总动脉造影。判断果然正确，左颈起始处极重度狭窄。紧接着采取颈动脉狭窄支架成形术程序处理（图 6-64）。

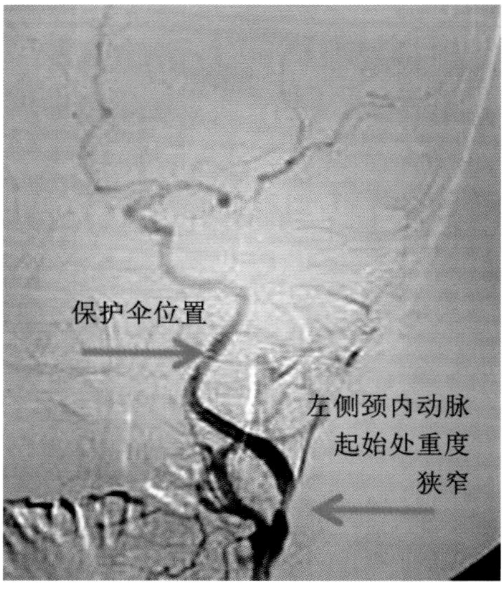

图 6-64　Navien 退至左颈总动脉造影

5mm 球囊扩张后，狭窄明显改善（图 6-65）。

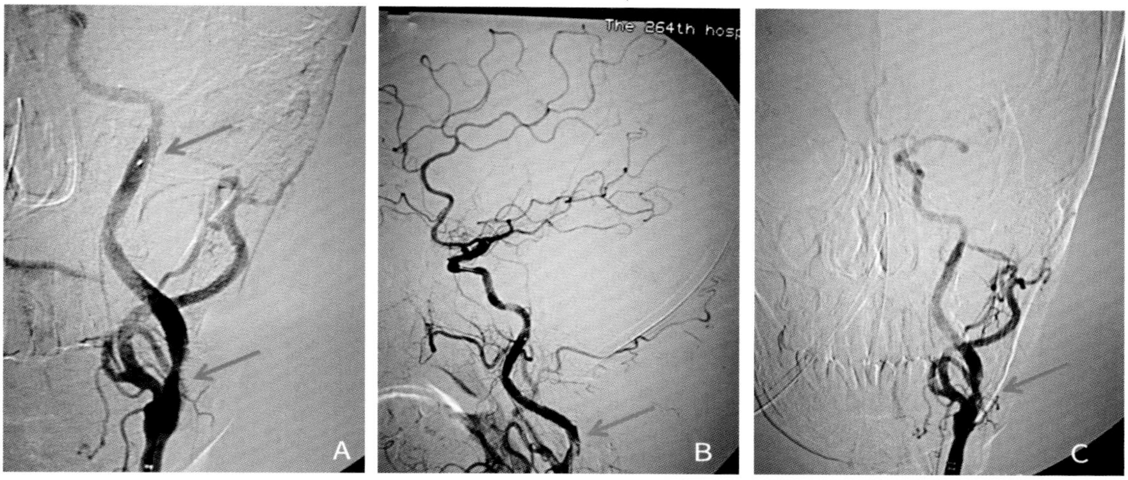

A、B、C 箭头示 5 毫米的球囊扩张后，左侧颈内动脉起始处狭窄明显改善。

图 6-65 5mm 的球囊扩张后造影，可见颈内狭窄改善

等待 10 分钟，前向血流很好。虽然 M1 尚有一支未通，但考虑发病已经 7 小时余，已经有相对大的核心梗死灶，TICI ＝ 2b，见好就收。

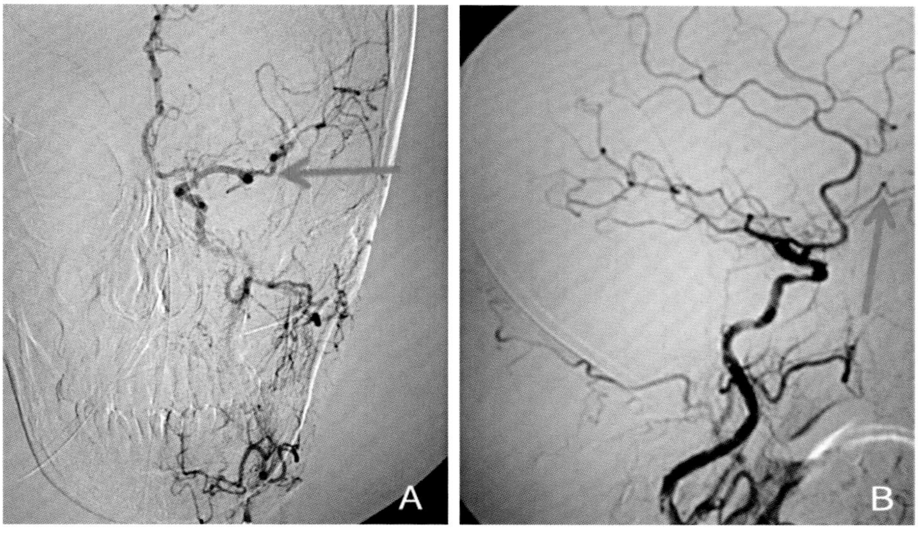

A. 箭头示取栓后左侧大脑中动脉下干仍未通（正位）；B. 箭头示取栓后左侧大脑中动脉下干仍未通（侧位）。

图 6-66 结束手术时左颈总动脉造影

（6）术后即刻患者神志无明显变化，NIHSS ＝ 26 分。术后 12 小时：患者明显好转，NIHSS ＝ 10 分，格拉斯哥昏迷评分（glasgow coma scale，GCS）＝ 12 分。术前完全瘫痪的右侧肢体能动了，肌力 4 级（图 6-67）。

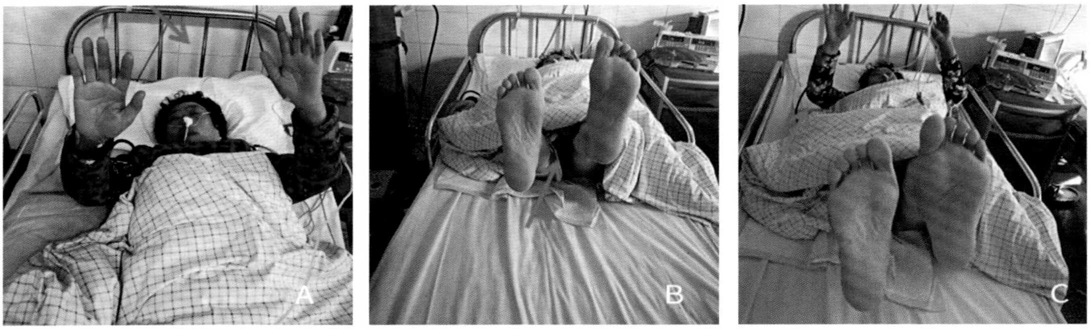

A. 箭头示术后双上肢肌力 5 级；B. 箭头示术后双上肢肌力 5 级；C. 箭头示术后四肢肢肌力 5 级。

图 6-67 术后 24 小时患者肌力改善

虽然明显好转，神志清楚，四肢均能够活动。但不能掉以轻心，复查 CT，CTA 和 CTP，谨防再闭塞和再灌注水肿（图 6-68）。

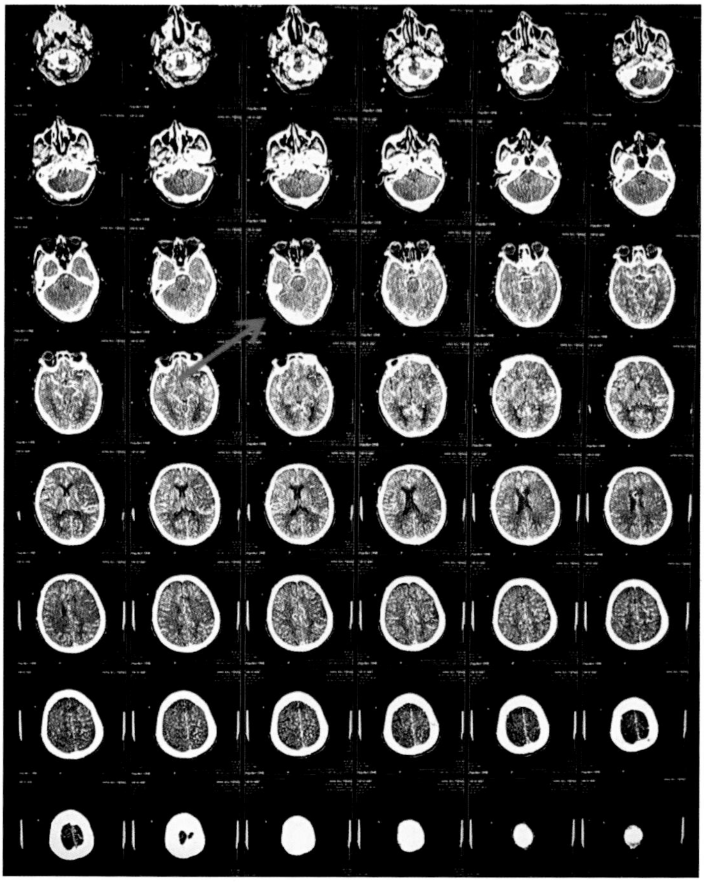

箭头术后 24 小时头颅 CT 无出血征象（高密度阴影）。

图 6-68 术后 24 小时 CT 示无出血征象

（7）术后 24 小时，头颅 CT 显示，左半球低密度阴影更明显了，体积更大了，梗死加重了？应该不是，而是再灌注水肿（图 6-69）。

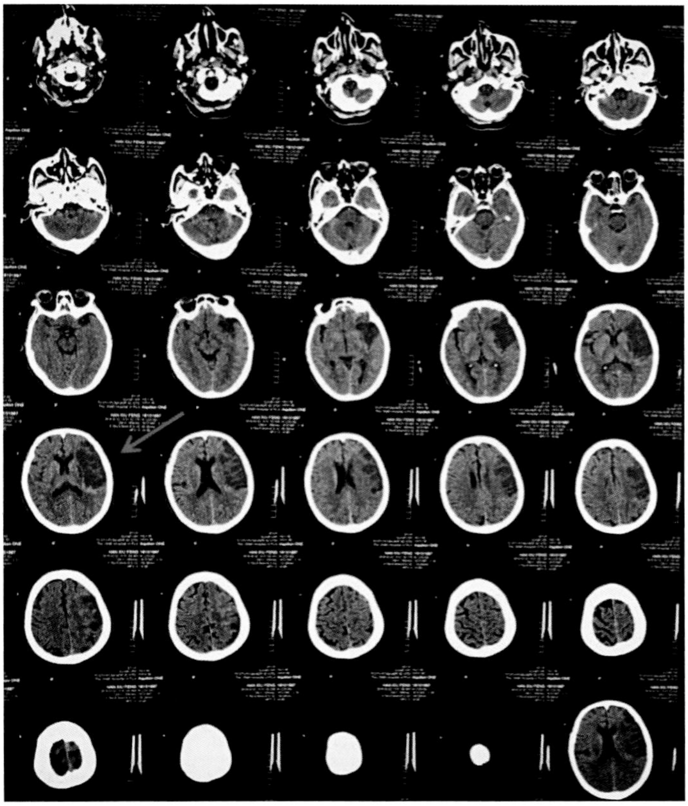

箭头示术后 24 小时头颅 CT 左侧顶叶低密度阴影。

图 6-69 复查 CT

看 CTA，血管通畅很好（图 6-70）。

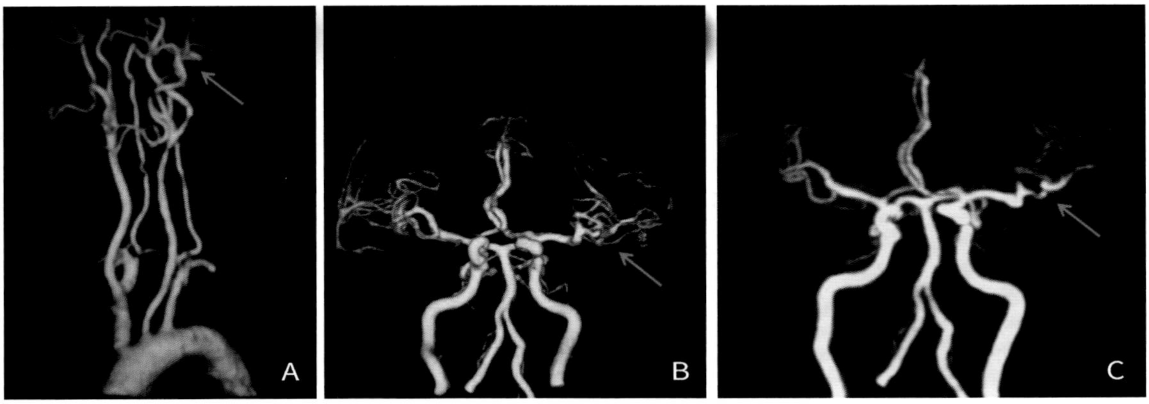

A. 箭头示术后 24 小时左侧颈内动脉通畅；B. 箭头示术后 24 小时左侧大脑中动脉通畅；C. 箭头术后 24 小时左侧大脑中动脉通畅。

图 6-70 术后 24 小时 CTA 示血管通畅，没有再闭塞

脑灌注结果：较满意，没有大片状缺血表现（图 6-71）。

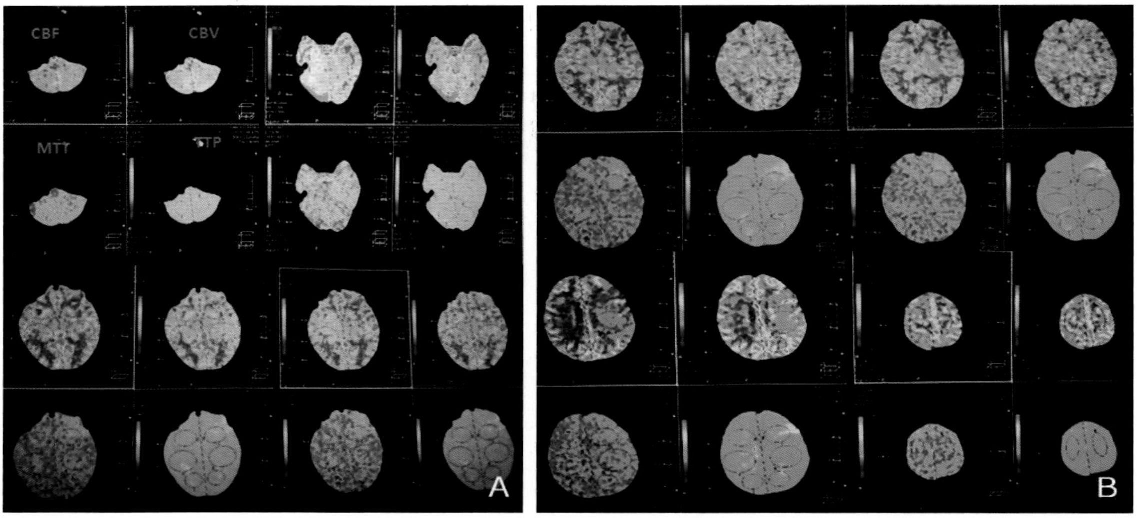

A. 示术后 24 小时脑灌注图 (CTP) 无明显低灌注区域；B. 示术后 24 小时脑灌注图 (CTP) 无明显低灌注区域。

图 6-71 术后 24 小时 CTP

（8）残余狭窄二期处理。3 个月 mRS 评分 0 分。

诊治过程反思

回顾此患者治疗过程及病情演变，术者认为有以下几点值得肯定的：①患者颅内大血管闭塞，临床症状重，我们接诊时已经 7 个小时，虽然超过目前国内外指南推荐的前循环发病 6 小时内机械取栓的时间窗，但是根据 DAWN 试验的入选标准进行多模态评估后果断进行机械取栓，血管通畅很好，术后患者明显获益。②此患者从颈内动脉起始处闭塞，血栓负荷量大，充分利用 Solumbra 技术，充分发挥了 Navien 导管顺应性好，管腔大，抽吸效果好的优势，没有用支架取栓，直接抽出血栓，开通血管，减少了支架可能导致血管内膜损伤的概率，最大限度地降低了术后血管再闭塞的概率。③选用 6F 的长鞘，增加了 Navien 导管的支撑力，使 Navien 导管可以更容易到达远端。④ Navien 导管抽通远端闭塞血管后，没有贸然回撤导引导管，而是通过长鞘造影，远端血管不显影的结果，判断颈内动脉起始处有重度狭窄，如果贸然撤出已经通过狭窄部位的 Navien 导管，保护伞通过时可能导致斑块脱落导致二次栓塞。所以本例手术选择通过导引导管放置保护伞后，再将导引导管回撤至颈总动脉的操作手法是正确的。⑤对狭窄部位依次用小球囊、大球囊扩张后，狭窄明显改善，前向血流保持很好，没有一期放颈动脉支架符合目前一些指南的推荐。

（五）病例 5

1．简要病史 患者，男，42 岁，主因意识障碍、失语、左侧肢体偏瘫 9 小时于 2017-11-06 入院。患者前一夜 11 时睡眠，当日凌晨 4 时家人发现不能叫醒，右侧肢体活动差，于 2017-11-06，6 时（发病后 7 小时）在当地医院行头颅 CT 检查颅内未见出血征象，考虑为大面积脑梗死，未行溶栓治疗，建议患者转院行颅内动脉闭塞取栓治疗，于 10：30 送至我院急诊。行头颅 CT 检查示：右侧额颞叶及基底节区散在斑片状低密度影，局部脑沟消失、脑回增宽，无中线偏移等。患者意识水平进行性下降，处于深嗜睡状态，言语含糊，思维不清，左侧肢体完全瘫痪伴有不自主颤动，神经系统症状进行性加重，急诊以“急性颅内血管闭塞 急性脑梗死”收入科。自患病以来，患者意识障碍，大小便正常，体重近期无明显变化。

既往史：高脂血症 2 年。否认“高血压”等病史，否认“肝炎”等传染病史，否认手术史，否认外伤史，否认输血史，否认药物、食物过敏史，预防接种史不详。

个人史：吸烟 20 年，平均 20 支 / 日，已戒烟 0 年；嗜酒 10 年，平均 2 两 /2 ～ 3 日。

家族史：家族中无传染病及遗传病史。

入院查体：深嗜睡，查体不合作，语言不清，忽视症状明显，定向力、判断力明显减退。NIHSS 评分：18 分。双侧额纹对称。双侧瞳孔直径约 2.5mm，对光反射迟钝，视力、视野、听力、伸舌、嗅觉、味觉、面部感觉检查不配合。颈抵抗（±）。四肢肌肉无萎缩，感觉正常，四肢肌张力正常，左侧肢体完全瘫痪，肌力 0 级；右侧肢体肌力减退为 4 级。腱反射、腹壁反射、肛反射存在，霍夫曼氏征阴性，左侧巴宾斯基征阳性。

辅助检查：2017-11-06，6 时头颅 CT 示：右侧额颞顶散在低密度影，右侧基底节区、右侧大脑半球脑沟变浅，右侧脑室略受压。ASPECTS 评分＝ 5 分。心电图示：窦性心律，大致正常心电图。

入院诊断：①右侧颈内动脉急性血栓形成。②右侧额颞顶、基底节区大面积脑梗死。③高血压病。④高脂血症。⑤癫痫。

2．评估及治疗思路 发病 11 小时头颅 CT，左侧半球已经有比较明显的梗死灶。ASPECTS 评分＝ 5 分。此时离患者发病已经 11 小时，是机械取栓？还是药物治疗？

机械取栓一般的原则是：“时间窗内拼速度，时间窗外拼多模评估”。

那就行快捷的 CTA，CTP 检查（320 排螺旋 CT，做上述检查 3 分钟，出结果 15 分钟）。CTA 结果提示：左颈内动脉自起始处至后交通段闭塞，双大脑前、左侧大脑中动脉由同侧大脑后动脉——后交通动脉来代偿（图 6-72）。

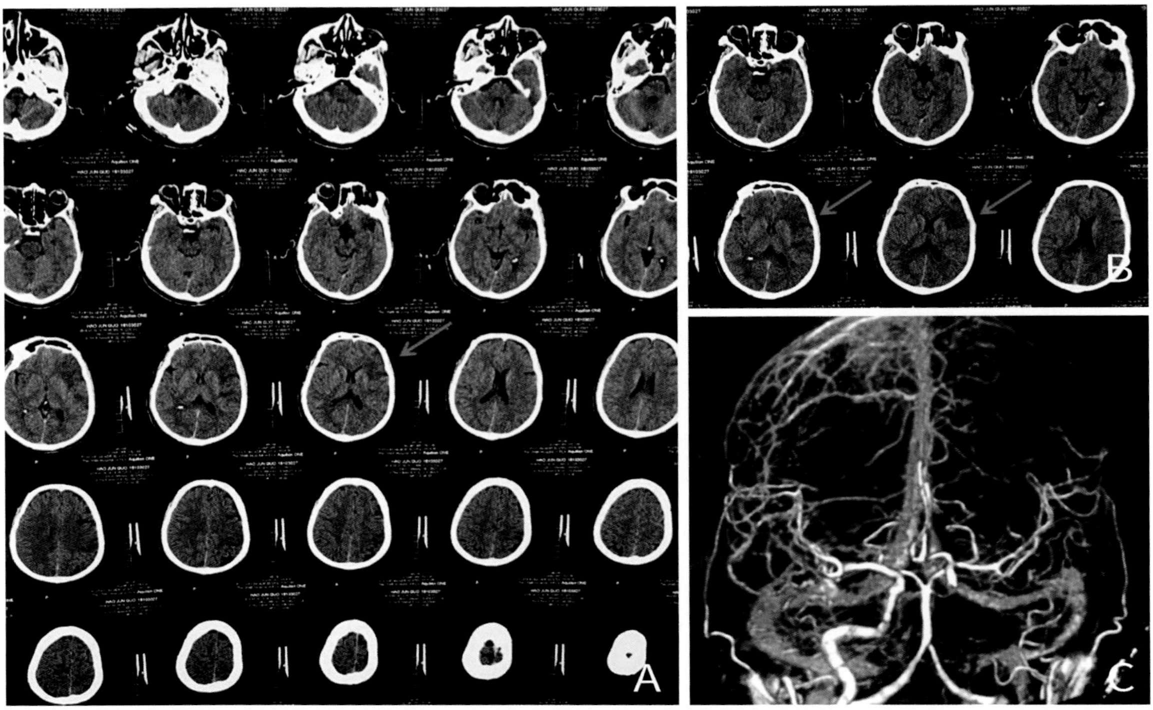

A. 入院时头颅 CT，箭头示左额叶低密度阴影；B. 入院时头颅 CT，箭头示左额叶低密度阴影；C. 箭头示左侧颈内动脉闭塞，不显影。

图 6-72 发病 11 小时 CT 及 CTA 表现

虽然左侧颈内动脉闭塞，但代偿似乎不错，左侧大脑中动脉，大脑前动脉显影良好。图（6-73）是取栓，还是不取？

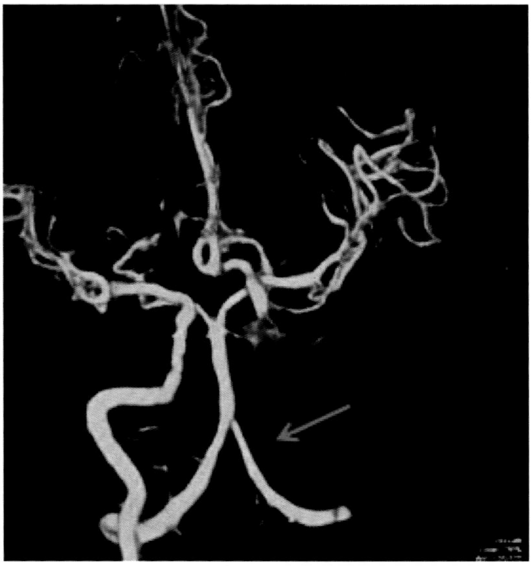

箭头示左侧颈内动脉闭塞，不显影。

图 6-73 CTA 表现

如果代偿不错，患者不应该有那么重的临床症状啊？再找找原因，看看灌注。一看灌注，一目了然。原因找到了，CTA 貌似血管存在，但 CTP 提示明显低灌，代偿不足（图 6-74）。

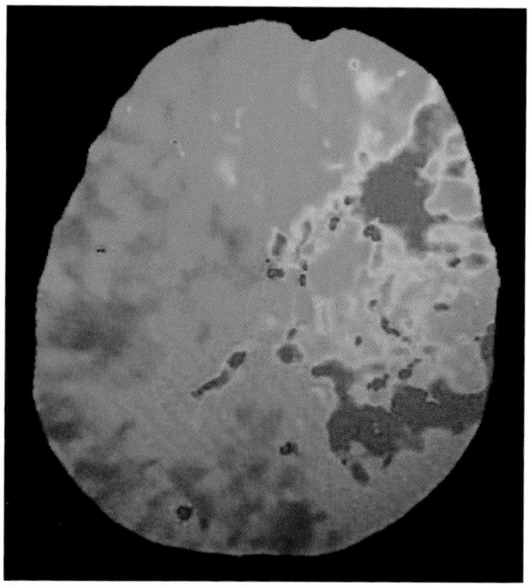

图 6-74　CTP 示左半球低灌注

评估至此，心里豁然开朗。此病例完全符合 DAWN 试验的入组标准，取栓能够获益！

特殊材料准备：① 8F 动脉鞘，6F 长鞘。② 6F 的 Navien。③ Solitiare FR 支架（4mm×20mm）。④ Rebar-18 微导管。⑤ 14in 的 Avigo 微导丝。

（1）直奔主题，左颈总造影，左颈内闭塞（图 6-75）。

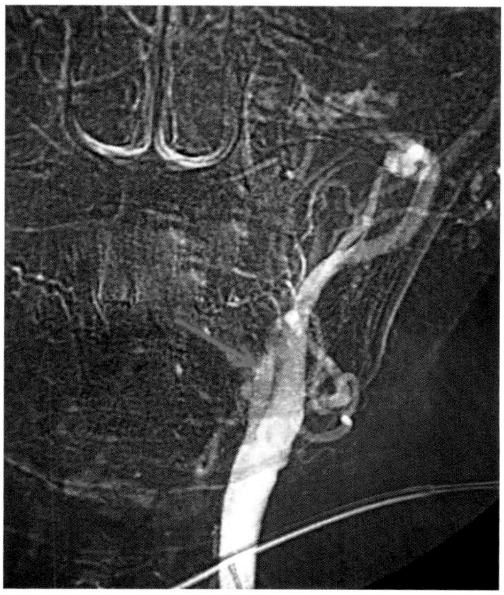

箭头示左颈内动脉起始处闭塞。

图 6-75　左颈总造影，左颈内闭塞

（2）右侧颈总造影提示右侧大脑前动脉发育差，且前交通动脉不开放，不向左半球代偿（图 6-76）。

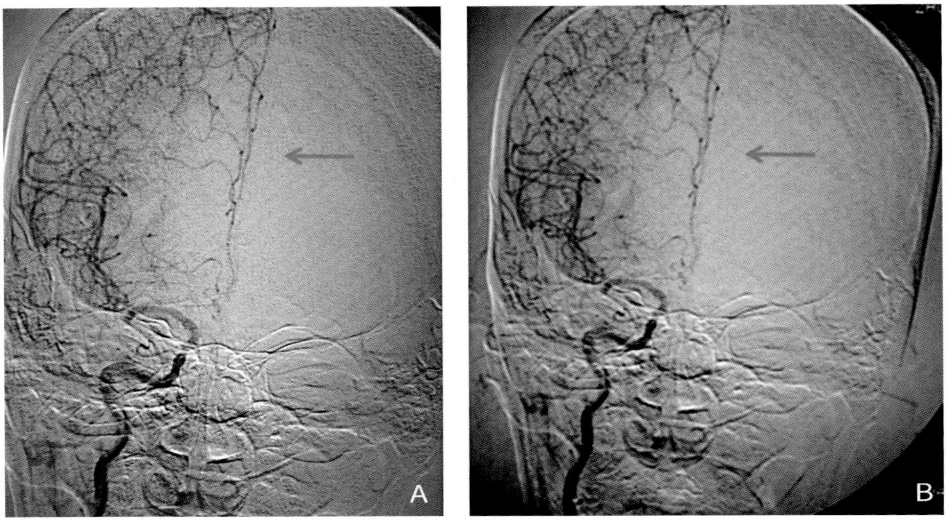

A. 箭头示入右侧颈内动脉造影，前交通动脉不开放，不向左侧半球代偿；B. 箭头示入右侧颈内动脉造影，前交通动脉不开放，不向左侧半球代偿。

图 6-76 右侧颈总动脉造影示前交通动脉不开放，不向左半球代偿

（3）椎动脉造影提示后交通动脉开放，部分向左侧半球代偿，同时左侧大脑后动脉软膜支向左侧半球代偿（图 6-77）。

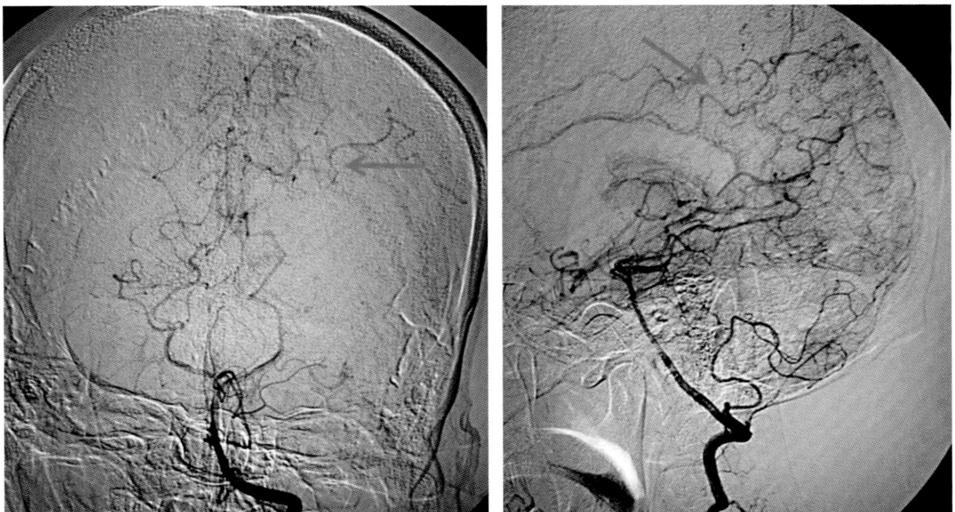

A. 箭头示右侧大脑后动脉软膜支向左侧半球部分代偿；B. 箭头示右侧大脑后动脉软膜支向左侧部分代偿。

图 6-77 椎动脉造影示后交通开放，部分向左侧半球代偿

（4）考虑血栓负荷量大，决定选用特殊的方法：Solumbra 技术。8F 的动脉鞘股动脉穿刺，6F 的长鞘在 5F 的多功能导管辅助下，长鞘到达左颈内动脉起始闭塞处。

准备工作就绪，使用取栓神器（6F 的 Navien 大腔导管）一路抽吸，进退把握，直达颈内动脉 T 形段，见图 6-78。

神奇的一幕出现了，居然完全再通了。另外一个取栓神器——Solitiare FR 支架，还未上场，就结束了手术。

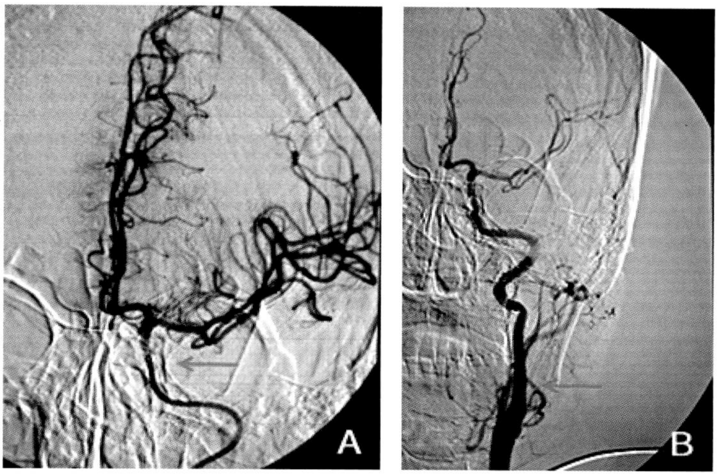

A. 箭头示抽吸后左侧大脑前动脉、大脑中动脉完全再通；B. 箭头示左侧颈内动脉及颅内血管完全再通。

图 6-78　Navien 导引导管抽吸，闭塞血管再通

（5）导管退回至颈总造影，不错。TICI ＝ 3 级，完全再通见图 6-79。

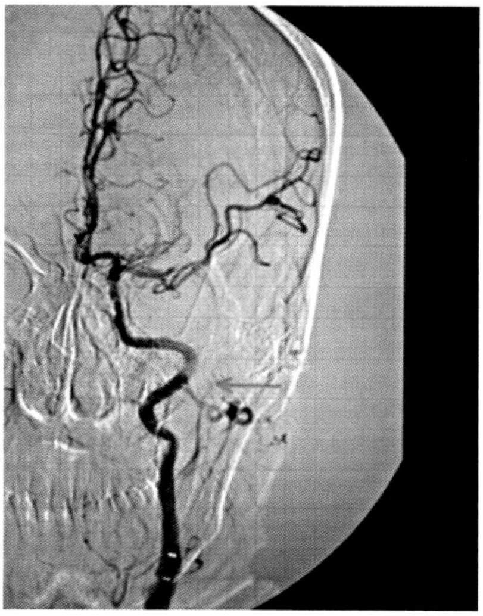

箭头示取栓后左侧颈内动脉及颅内血管完全再通。

图 6-79　取栓结束时 DSA，左侧颈动脉再通

30 分钟结束手术。省钱，省力，省时，Navien 导管堪称取栓神器！

（6）术后 24 小时复查 CT 见图 6-80，不错啊！颞叶小片状梗死。患者目前神志清楚，偏瘫的右侧肢体肌力完全恢复正常，语言功能部分恢复，术后 24 小时 NIHSS 评分＝ 6 分。

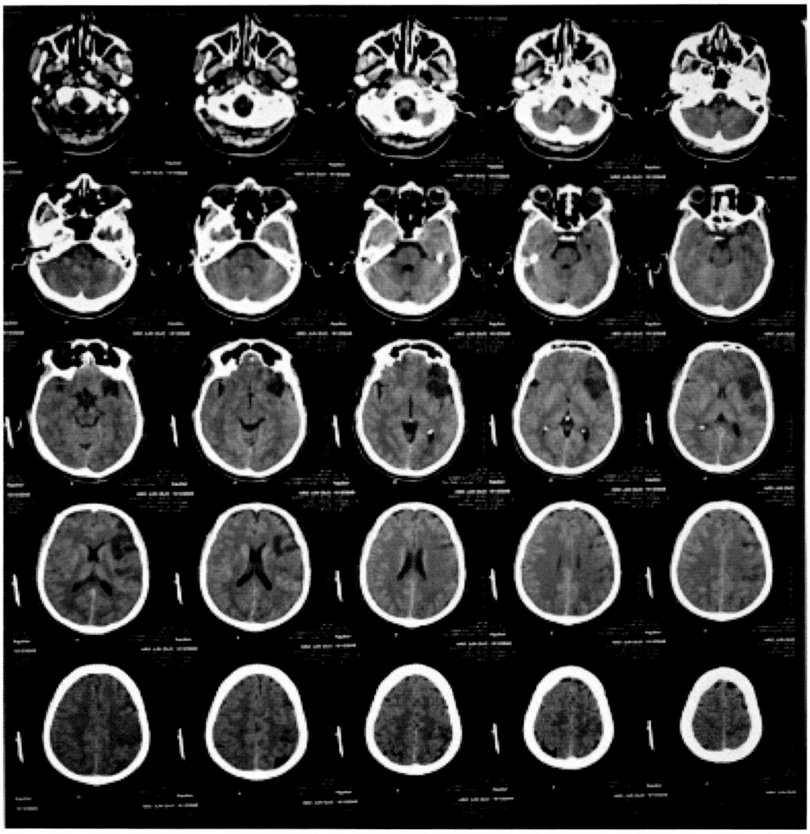

图 6-80 术后 24 小时 CT 示左半球低密度阴影

（7）术后 3 个月 mRS 评分 0 分。

3．体会 机械取栓是神经介入技术的综合应用：术前正确评估，选择适合的患者，术中根据具体情况选择合适的技术，利用合适的“神器”，正确的围手术期护理，是患者获益的关键！

神经介入医生追求目标应该是：力争做一个好一个，而不是来一个做一个！

第二节 大脑中动脉 M1 段急性闭塞取栓病例

一、概述

大脑中动脉 M1 段闭塞在临床中十分常见，对于侧支循环代偿良好的患者，可能没有明显的临床症状，对于侧支循环差的患者，可以出现严重的神经功能障碍，甚至危及生命。有关大脑中动脉闭塞的相关试验结果、指南推荐同颈内动脉急性闭塞类似，上一节已经做过描述，在此不作重复描述。大脑中动脉闭塞，一般血栓负荷量小，和大脑前动脉比较，相对粗大，从颈内动脉 T 形段发出后，走形角度平缓，导管导丝容易通过，所以大脑中动脉 M1 段、M2 段闭塞机械取栓相对颈内动脉闭塞在操作上就容易许多。下面就几个应用不同方法开通血管的实战病例进行展示，阐述大脑中动脉闭塞机械取栓中可能遇到的有关问题及应对措施。

二、病例

（一）病例 1

1．简要病史　患者，男，28 岁，主因左侧肢体不全偏瘫 10 小时，完全偏瘫伴意识障碍 5 小时。于 2015-4-9，22:30 入院。该患者于当日上午 8 时许无明显诱因出现视物模糊，左侧肢体无力、活动不灵活，未诊治，症状进行性加重，18 时患者左侧肢体完全瘫痪，肌力 0 级，精神差，嗜睡状态，无呕吐、大小便失禁。就诊于当地医院，行头颅 MRI、CT 平扫，提示右侧大脑半球大片状缺血灶，考虑 AIS 发生，且已超过静脉溶栓、动脉溶栓时间窗，建议取栓治疗，随后于当日 22:30 转入院；既往无特殊病史、体健；依据患者症状、体征及辅助检查考虑为右侧颈内系统及颅内血管急性闭塞；入院 NIHSS 评分＝ 28 分，启动 AIS 救治绿色通道。（图 6-81 ～图 6-84）

2．取栓术前评估　2015-4-9 22:30 入科。机械取栓绿色通道几个重要的时间节点。

Onset to hospital：900min

NIHSS：28 points

Door to CT：10min：22:40

Door to Groin：20min：23:10

Groin to reperfusion：45min：23:55

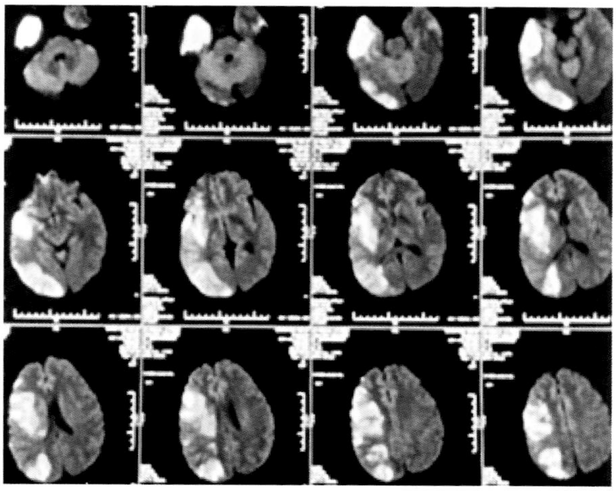

右侧半球已经出现片状异常信号影。

图 6-81　头颅 MRI

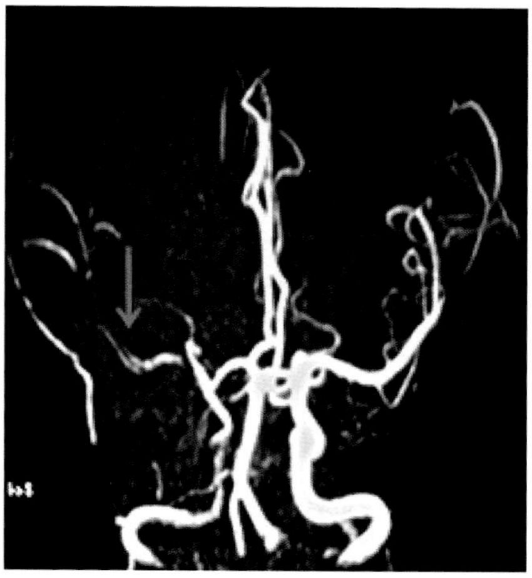

箭头示右侧大脑中动脉 M1 以远显影差。

图 6-82　MRA

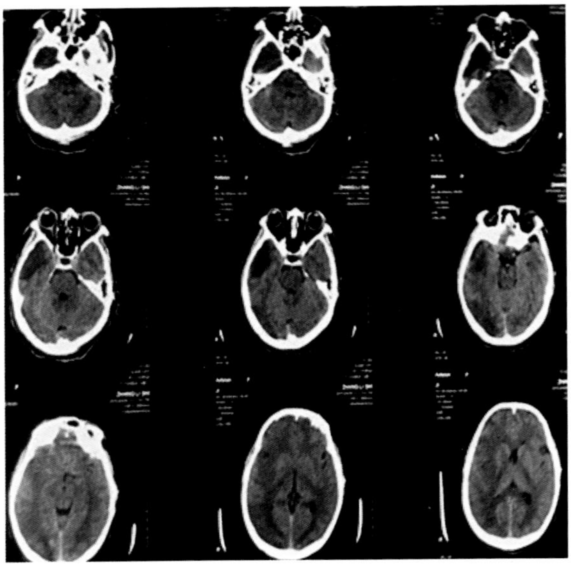

右侧半球已经出现片状低密度阴影，右侧脑室轻度受压，
ASPECTS 评分＝5 分。

图 6-83 头颅 CT

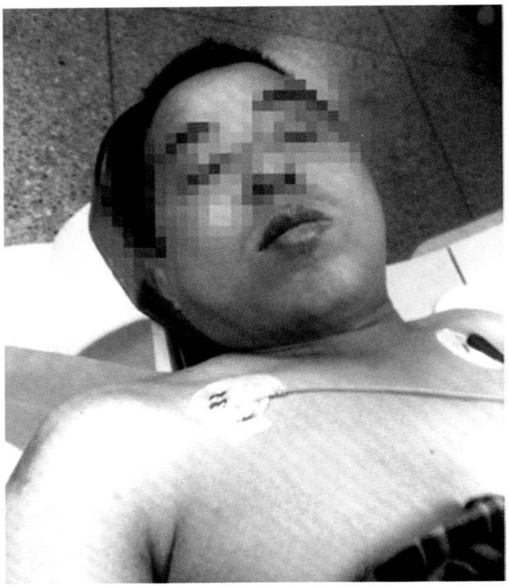

图 6-84 患者入院时处于昏迷状态

（1）初步评估——患者基本情况评估：

1）头颅 CT 无出血征象。

2）年龄 28 岁。

3）卒中前 mRS 评分＝0 分。

4）时间窗：前循环发病 15 小时。过了时间窗，取栓否？

5）NIHSS 评分＝28 分。

6）无严重心、肝、肾功能不全。

7）无造影剂过敏史。

8）血压：135/85mmHg；血糖超过 7.2mmol/L。

9）患者结婚 1 年，1 女 6 个月，为家庭支柱，其兄强烈要求取栓，签署同意书，按手印。

（2）核心评估

1）颅内大血管闭塞，依据：① NIHSS＝28 分。② MRA：RMCA 闭塞。③ ASPECTS 评分＝5 分。

2）小的核心梗死灶？梗死灶较大，但小于 50mL。

3）侧支循环情况：没有进一步评估，但从病史特点，发病即深昏迷、ASPECTS =5 分，估计侧支循环差。为尽早复流，没有进一步做多模影像评估，直接取栓。

（3）路径评估没做，计划术中根据情况再定，向家属沟通。

（4）家属沟通很充分，态度坚决！

3．取栓手术要点

（1）直奔主题，根据左侧肢体偏瘫的症状，判断右颈动脉系统为责任血管，所以首先行右侧颈总动脉造影，结果见图 6-85。提示右侧颈内动脉虹吸段以远闭塞。

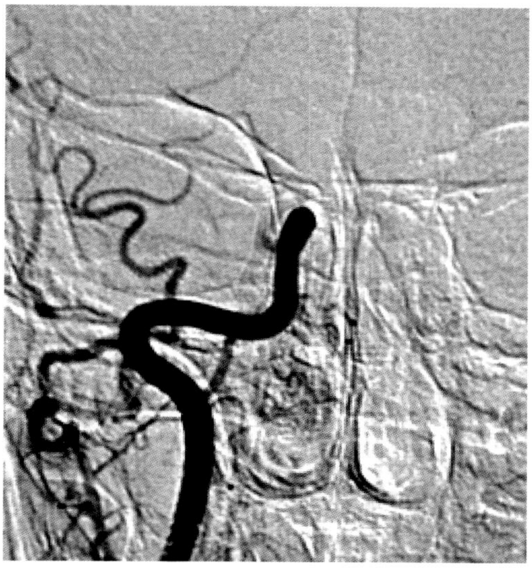

提示右侧颈内动脉虹吸段以远闭塞。

图 6-85 右侧颈总动脉造影

（2）左侧颈总动脉造影，评价侧支循环代偿情况。结果提示左侧颈内动脉向右侧大脑前动脉供血（前交通动脉开放），右侧大脑前动脉软膜支向右侧大脑中动脉供血区域部分代偿，但右侧大脑中动脉不显影（图 6-86）。

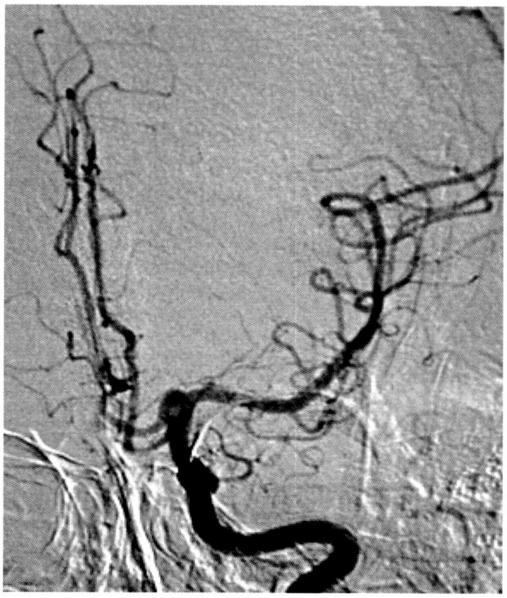

图 6-86 左侧颈总动脉造影

（3）右侧椎动脉造影，结果提示右侧后交通动脉不开放，右侧大脑后动脉软膜支向右侧大脑中动脉供血区域部分代偿（图 6-87）。

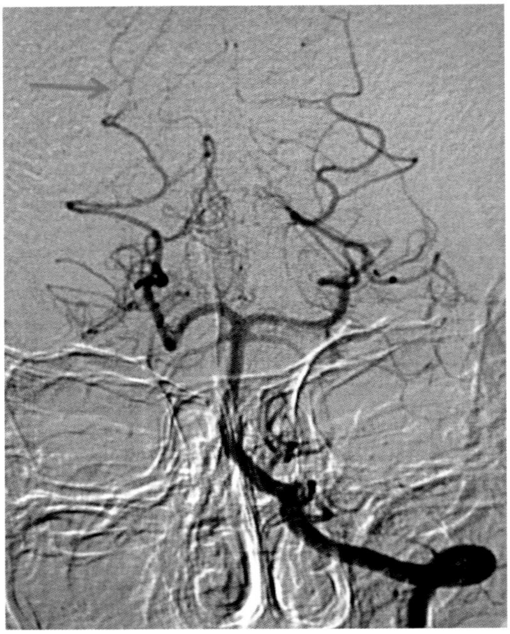

右大脑后动脉软膜支向右侧半球部分代偿（箭头所示）。

图 6-87　左椎动脉造影

（4）做完左侧颈内动脉造影和椎动脉造影，对侧支循环评估就完成了，提示虽然右侧颈内动脉虹吸段闭塞了，但有一定的侧支循环代偿，所以机械取栓开通血管可能使患者获益。

（5）Solitiare FR 支架（4mm×20mm）到位释放后造影，可见右侧豆纹动脉及 M2 以远血管再通，图 6-88 箭头所示。

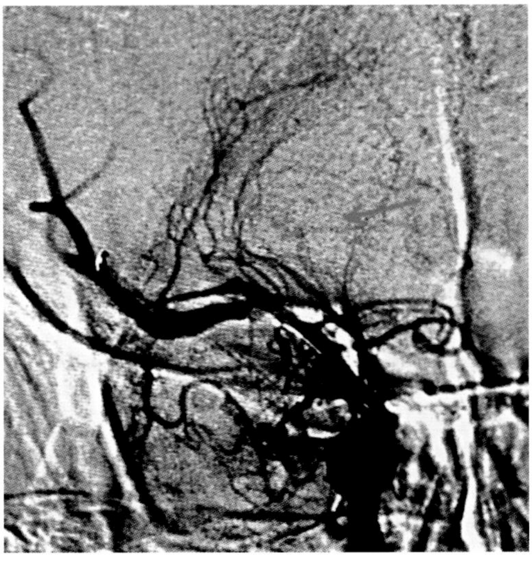

图 6-88　DSA 表现

（6）取出的血栓（图 6-89）。

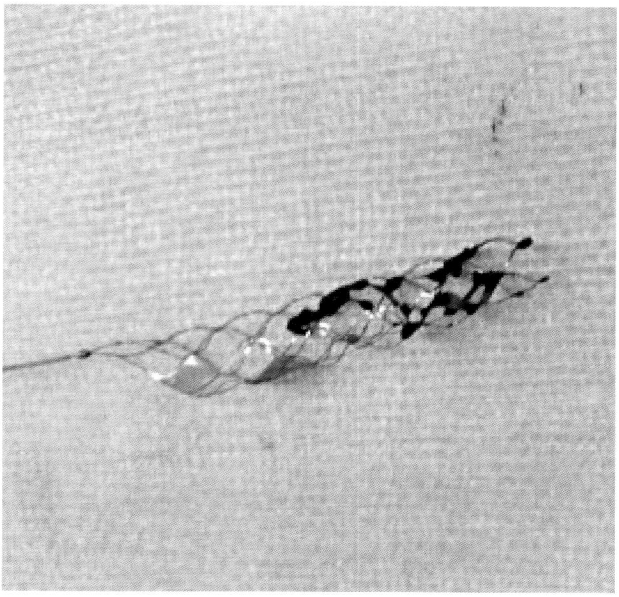

图 6-89　取出的血栓

（7）取栓 1 次后，血管完全再通（图 6-90）。

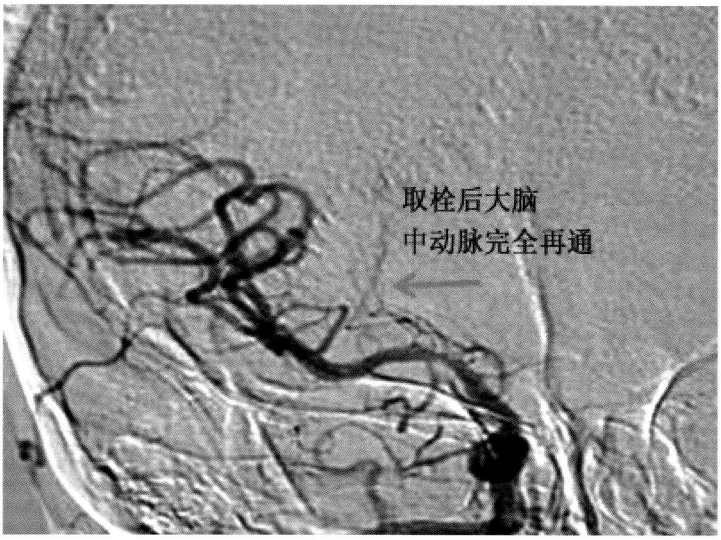

图 6-90　术后 DSA 示血管完全再通

（8）术后即刻，患者意识好转，术前偏瘫的左侧肢体能够抬离床面（图 6–91）。

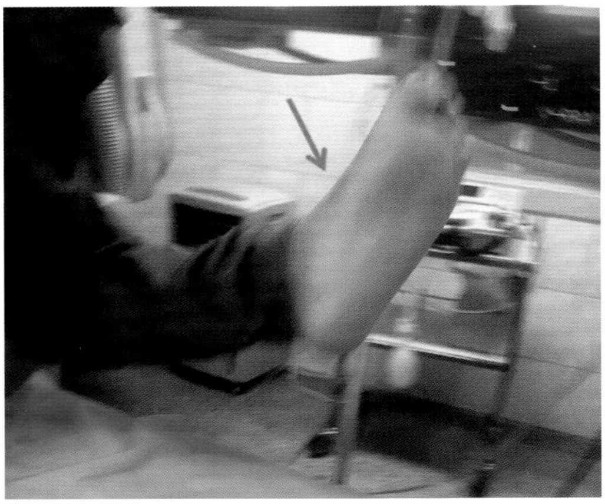

图 6–91 术后即刻，患肢能抬离床面

（9）术后 24 小时，患者 NIHSS 评分＝3 分，但是复查头颅 CT，右侧半球再灌注水肿明显，右侧脑室受压，中线结构轻度左移，给予降压、脱水等对症治疗（图 6–92）。

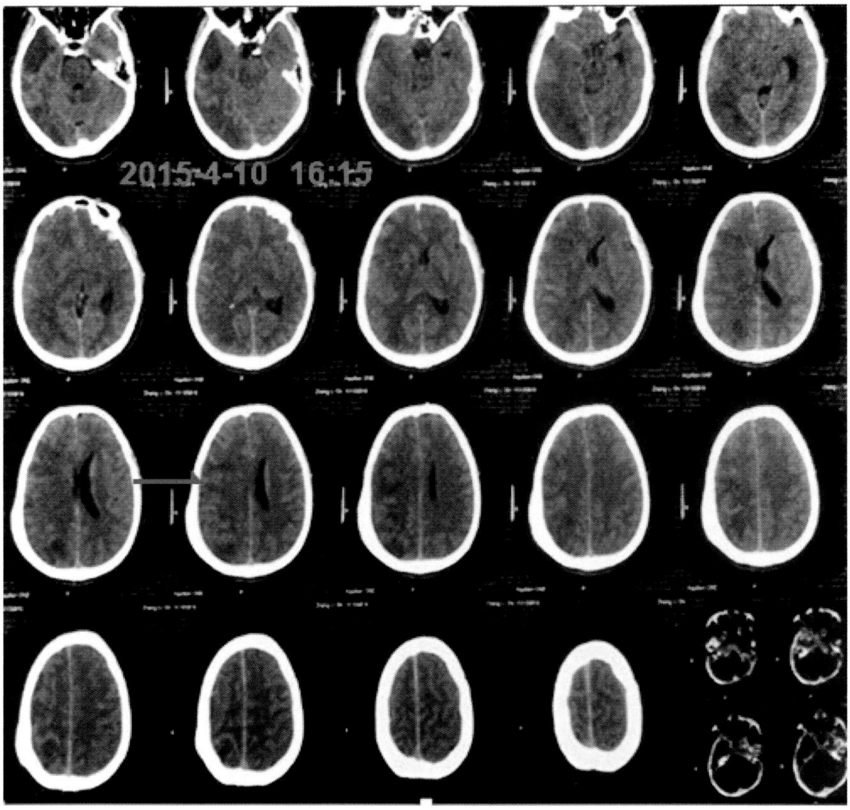

箭头示右侧脑室受压。

图 6–92 术后 24 小时 CT

（10）术后 24 小时 CTA，右侧大脑中动脉再通良好。脑灌注提示，核心梗死灶并不大（图 6-93）。

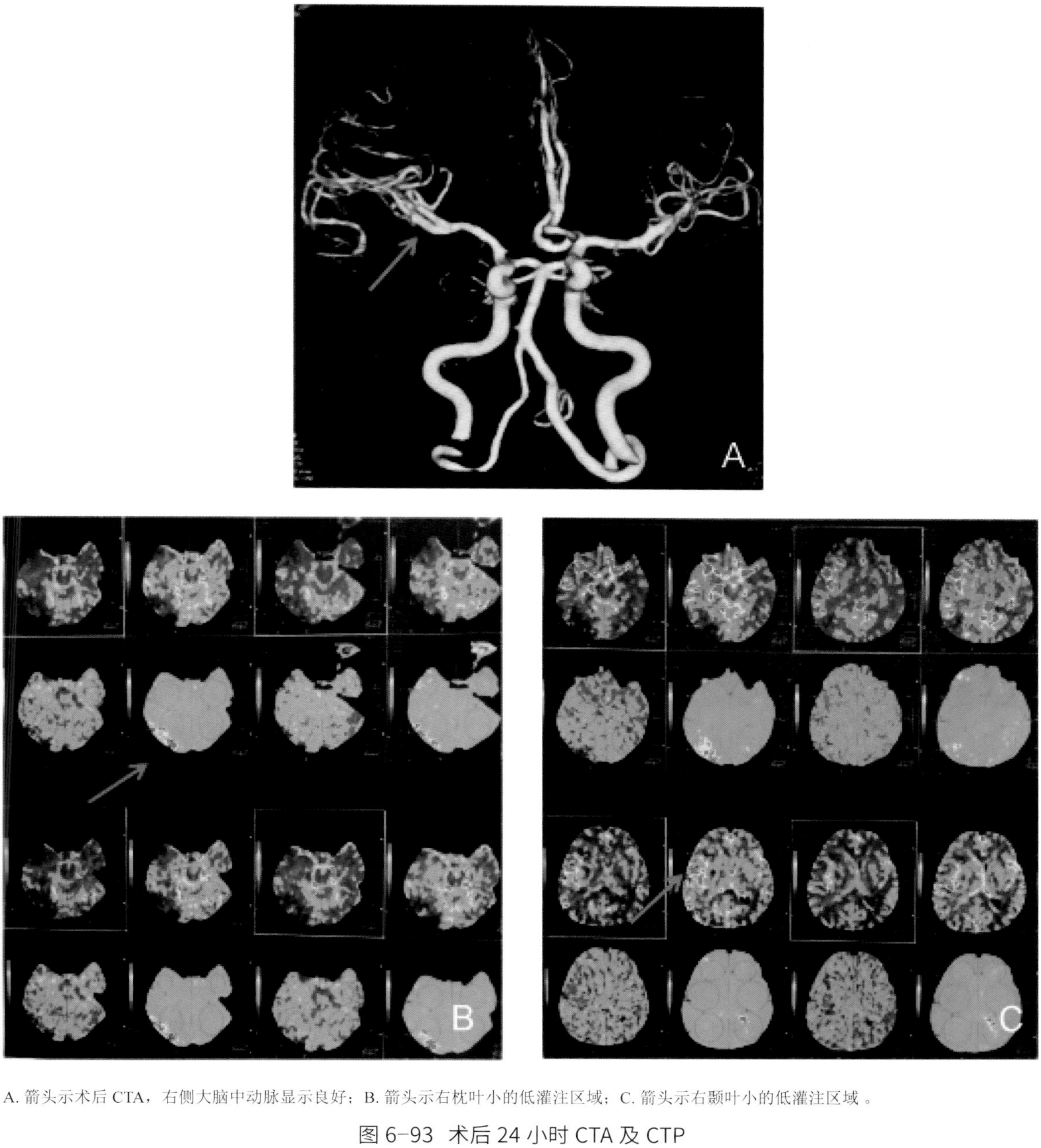

A. 箭头示术后 CTA，右侧大脑中动脉显示良好；B. 箭头示右枕叶小的低灌注区域；C. 箭头示右颞叶小的低灌注区域 。

图 6-93 术后 24 小时 CTA 及 CTP

（11）术后第4天，复查头颅CT，右半球水肿依然较重，继续降压脱水等对症治疗（图6-94）。

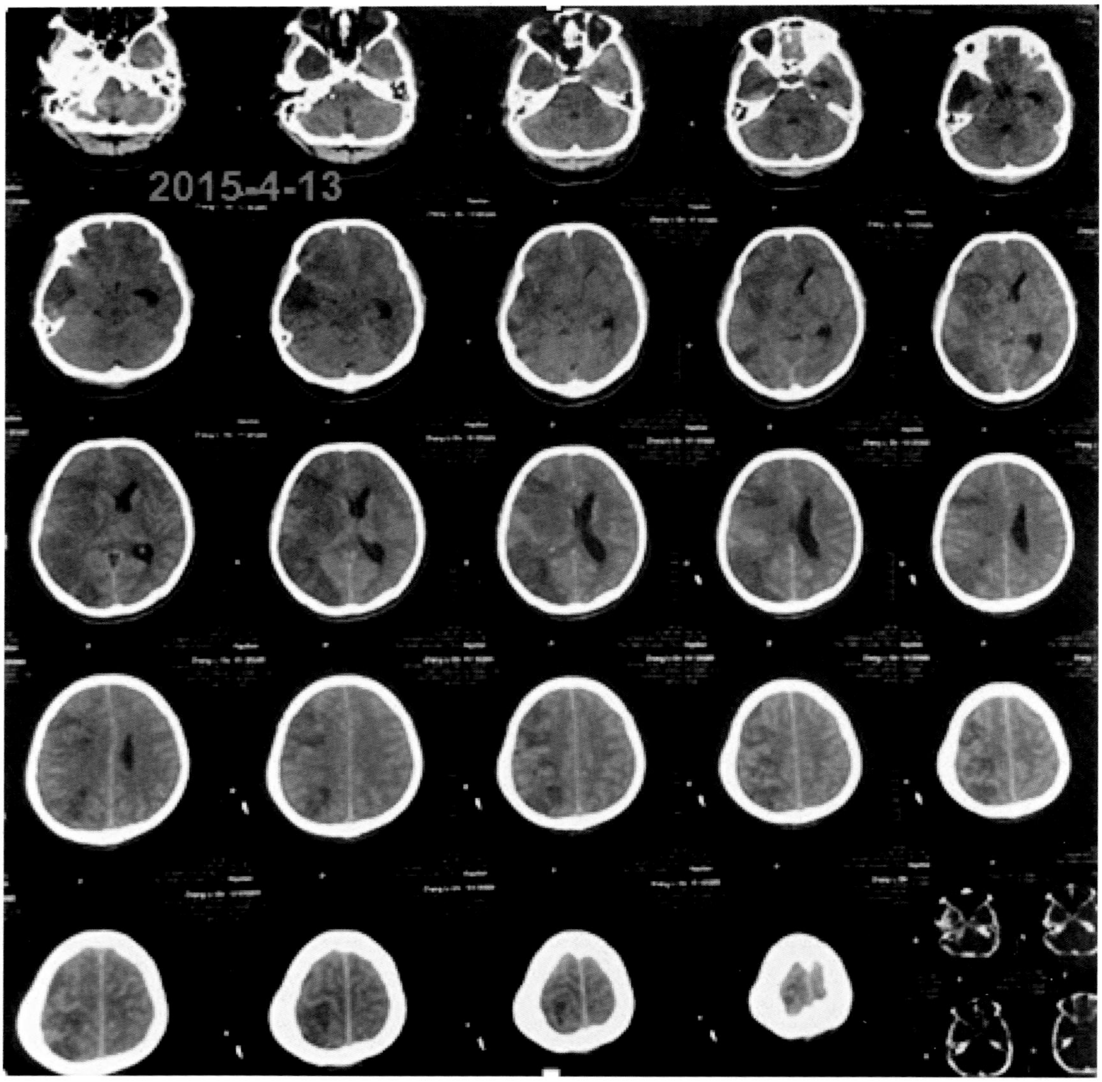

图6-94 术后4头天头颅CT示右半球水肿严重

（12）术后第11天，患者已经下地行走，左下肢肌力5级，左上肢肌力5级，轻度左侧面瘫，头颅MRI提示右侧半球散在病灶，水肿消失，脑室结构基本恢复正常（图6-95）。

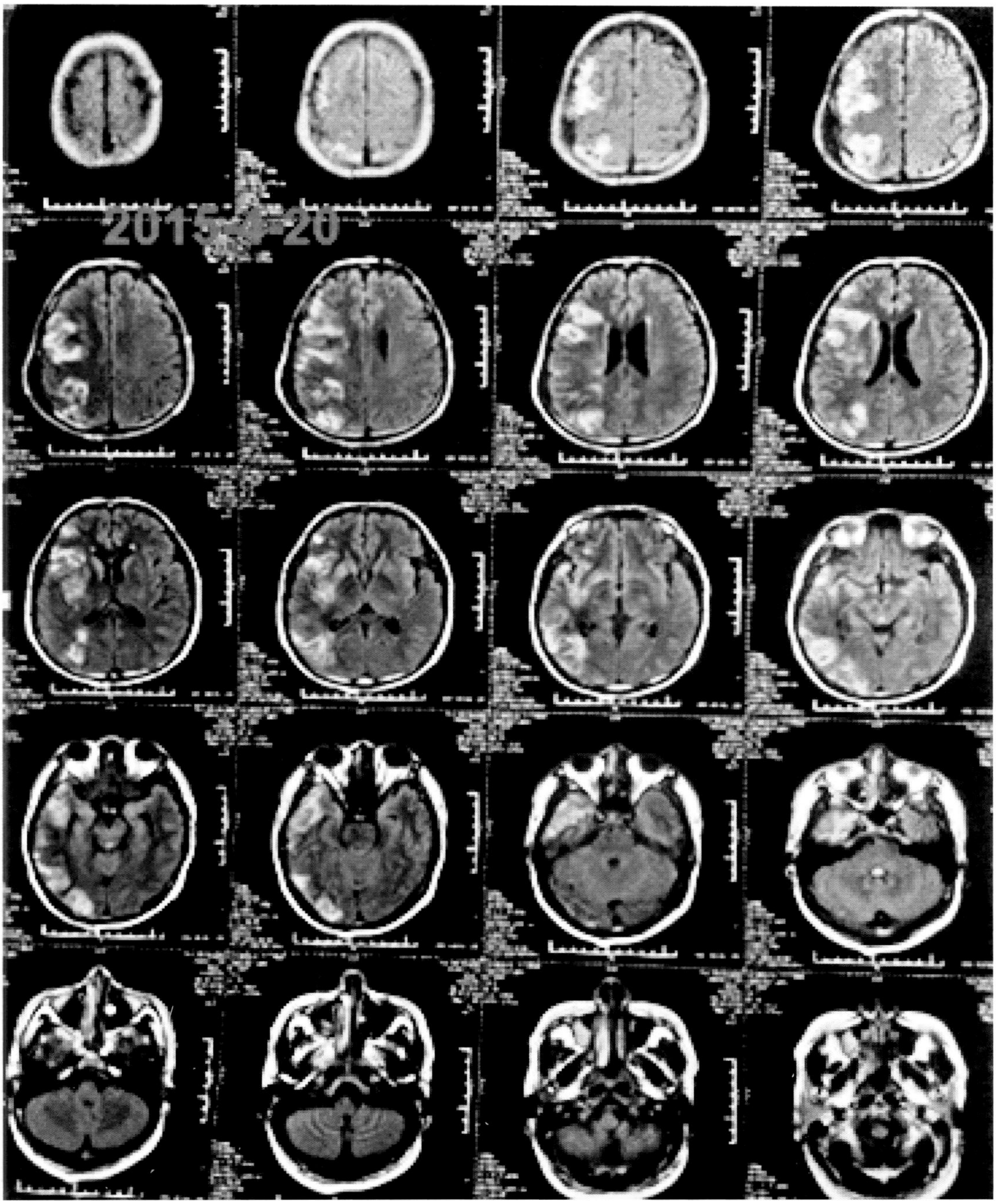

右半球散在异常信号影。

图 6-95　术后 11 天 MRI

（13）术后第 16 天，患者顺利出院，除左侧轻度面瘫外，余无不适（图 6-96）。

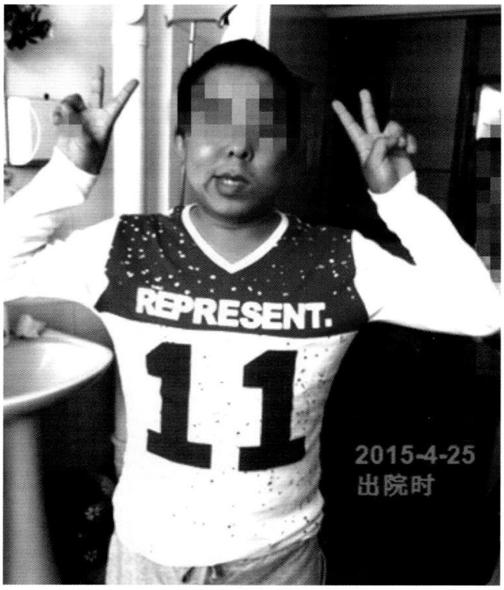

图 6-96 术后 16 天患者表现

（14）90 天随访，mRS 评分＝ 0 分（图 6-97）。

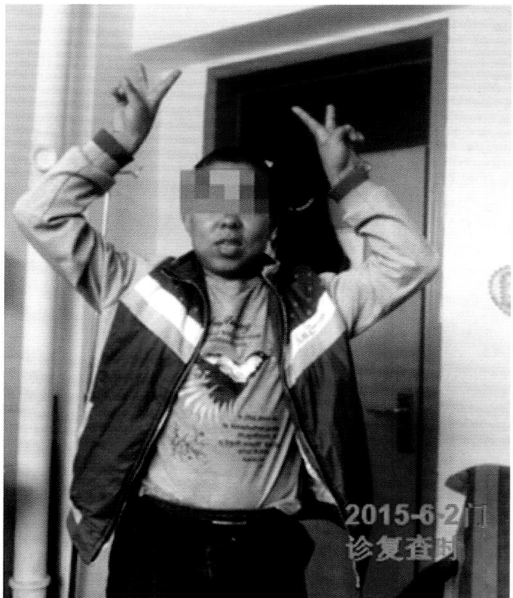

图 6-97 术后 50 天复查时患者照片

诊治过程反思

回顾此患者治疗过程及病情演变，术者认为有以下几点值得肯定：①患者颅内大血管闭塞，临床症状重，我们接诊时已经15个小时，虽然超过当时国内外指南推荐的前循环发病6小时内机械取栓的时间窗，当时DAWN试验结果尚未发布，但我们根据患者实际情况，按照是否大血管闭塞？是否核心梗死灶较小？是否侧支循环较好等方面进行多模态评估，果断对患者实施机械取栓，使患者明显获益。②由于血管闭塞时间较长再通后，再灌注水肿程度较重，经过严格控制血压、脱水等对症治疗，使患者平稳、安全度过再灌注水肿的危险期。

（二）病例2

1．简要病史 患者，男，31岁，突发意识障碍，右侧肢体完全偏瘫、失语9小时转入科。患者发病6小时在当地医院MRI、MRA提示左侧M1闭塞，见图6-98。查体：中度昏迷，NIHSS＝25分，体型肥胖，右侧肢体肌力0级。

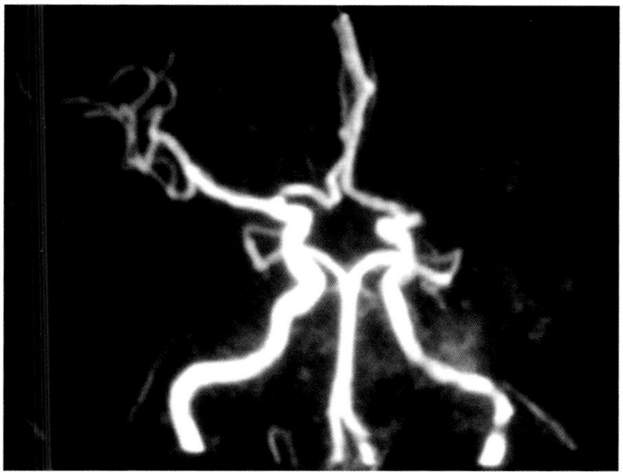

图6-98 MRA示左侧大脑中动脉M1段闭塞

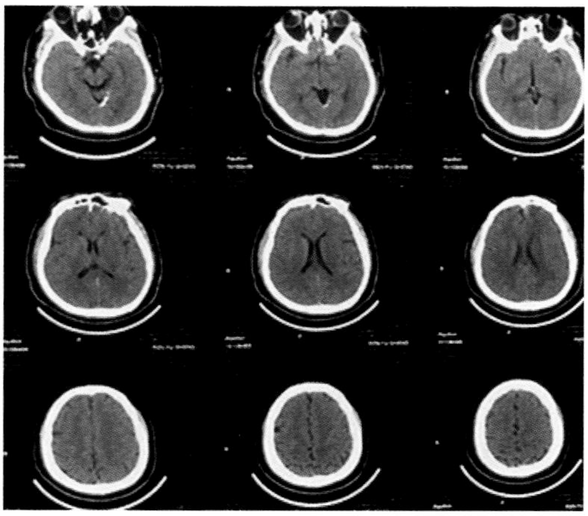

图6-99 发病6小时头颅CT

发病6小时头颅CT，无出血征象，ASPECTS＝6分（图6-99）。

发病 6 小时头颅 MRI：左侧基底节区异常信号阴影，见图 6-100 箭头所示。

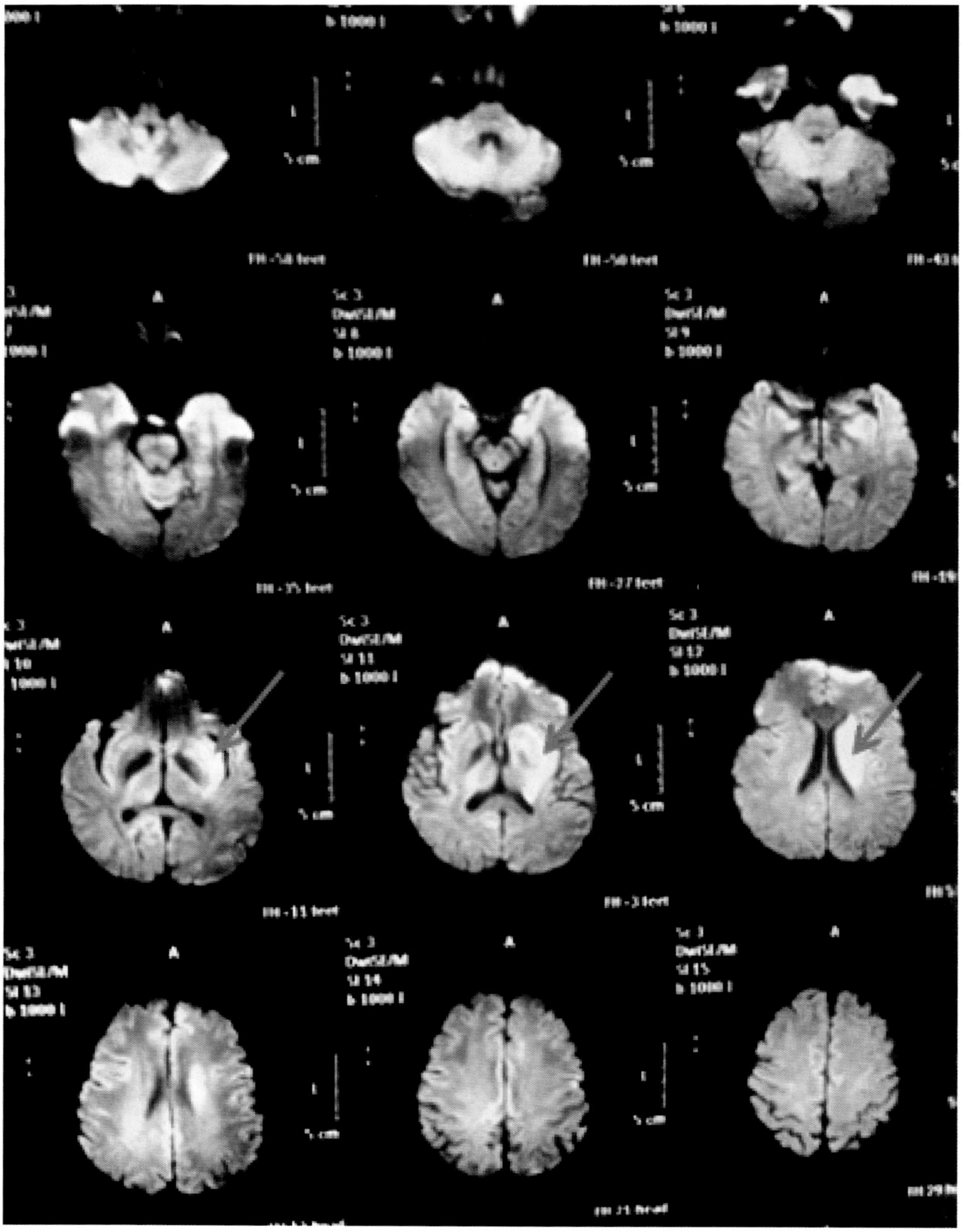

箭头示左侧基底节区异常信号影

图 6-100 发病 6 小时头颅 MRI

2. 评估及治疗思路 患者发病虽然 9 小时，但头颅 CT 无出血，无大面积脑梗死，ASPECTS ＝ 6 分。NIHSS ＝ 25 分，患者临床症状重，符合 DAWN 试验入组标准，决定是否机械取栓（图 6-101）。

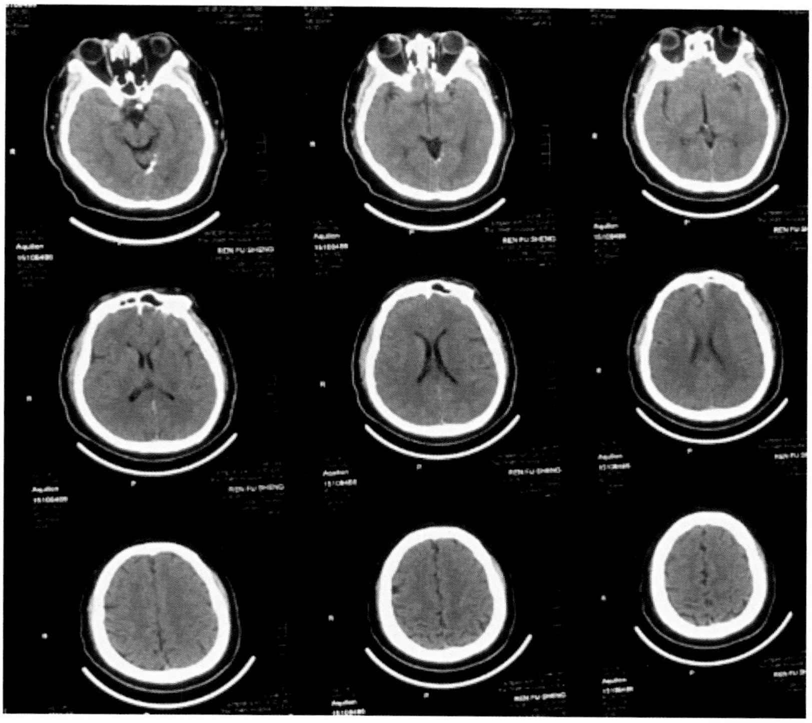

图 6–101　发病 9 小时头颅 CT：ASPECTS ＝ 6 分

3．手术过程

（1）直奔左侧颈内动脉造影结果显示，左侧大脑中动脉 M1 段闭塞，同侧大脑前动脉显影，同时通过大脑前动脉软膜支对左侧大脑中动脉供血区域有一定代偿，图 6–102 箭头所示。

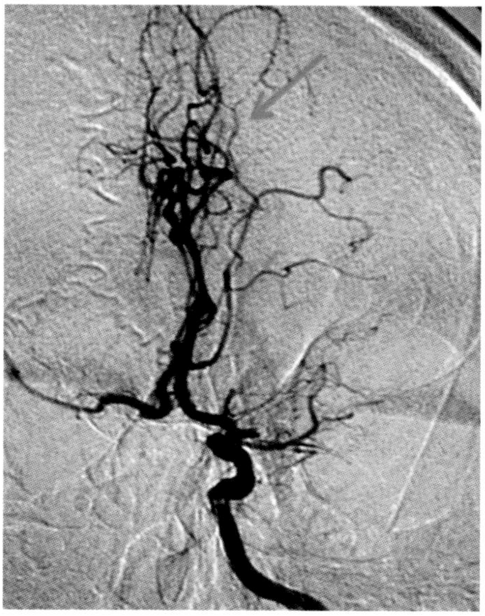

左大脑中动脉闭塞，大脑前动脉通畅，且通过软膜支向大脑中动脉供血区域代偿（箭头所示）。

图 6–102　左颈内动脉造影

（2）微导管穿过闭塞部位到达 M3，微导管造影，显示 M3 以远血管通畅，图 6-103 箭头所示。

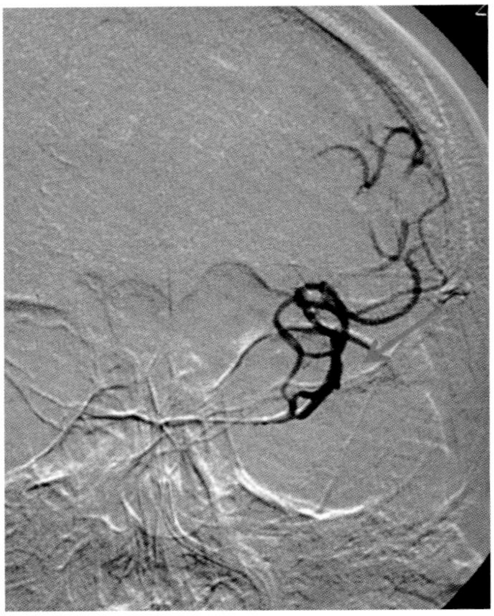

箭头示微导管通过左侧大脑中动脉闭塞段造影，显示远段血管通畅。

图 6-103 微导管穿过闭塞部位造影

（3）4mm×20mm 的 Solitiare FR 支架穿过血栓释放后造影，可见闭塞血管部分再通，图 6-104 箭头所示。

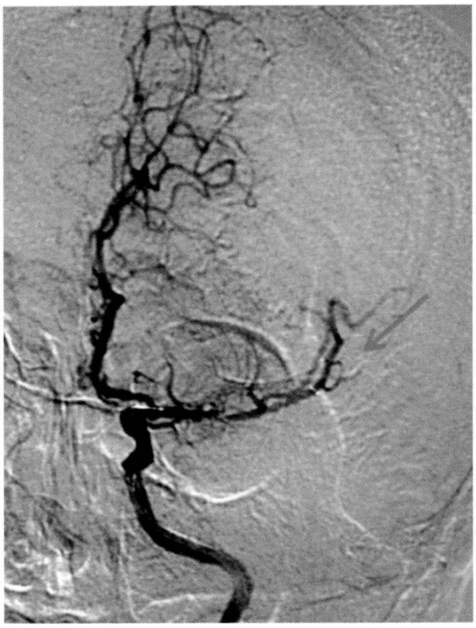

箭头示支架释放后造影，显示左侧大脑中动脉部分再通。

图 6-104 支架释放后造影

（4）支架取出的血栓（图 6-105）。

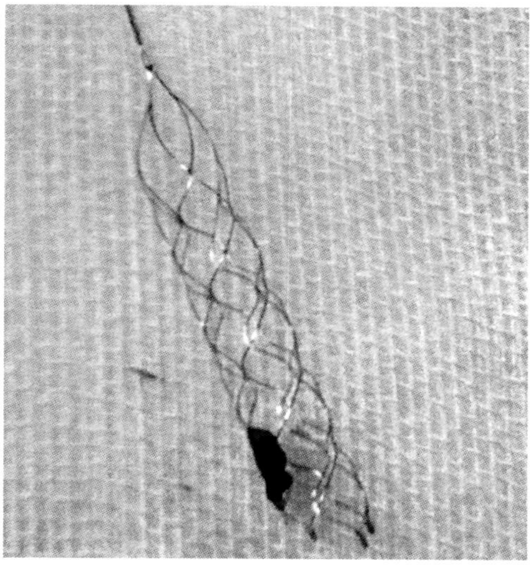

图 6-105 取出的血栓

（5）取栓 1 次后造影，提示 M1 远端仍然不通（图 6-106）。

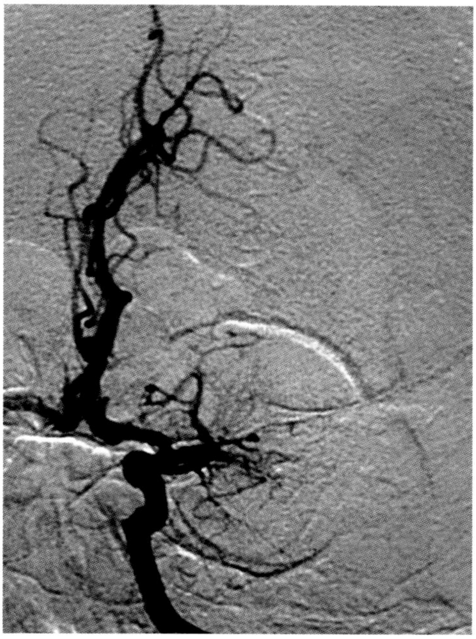

图 6-106 取栓 1 次后造影，左 M1 仍然不通

（6）准备再取一次。支架到位释放后造影显示血管完全再通，见图 6-107，TICI = 3。

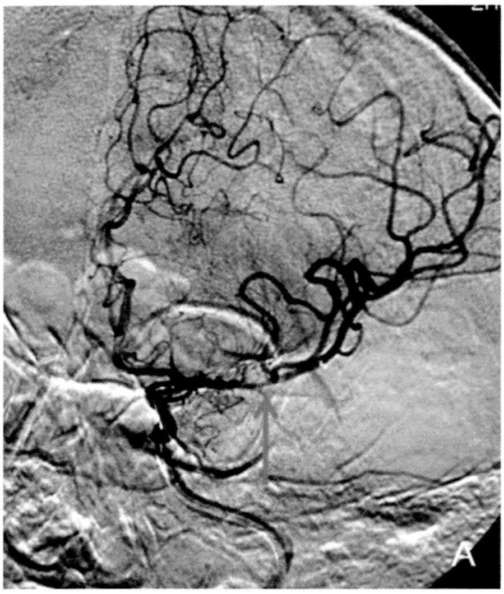

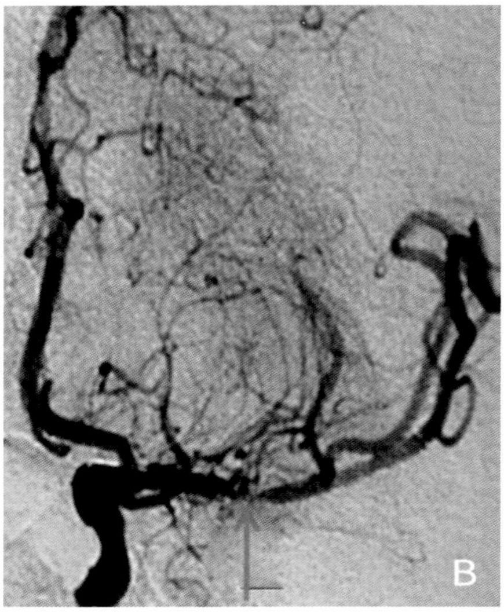

A. 箭头示左侧大脑中动脉显示良好，但有局限性狭窄；B. 箭头示左侧大脑中动脉 M1 段狭窄。

图 6-107 第二次支架释放后造影，左大脑中完全再通，但有狭窄（箭头示）

（7）仔细观察 M1-M2 交接处有局限性狭窄，图 6-108 蓝色箭头所示，观察 10 分钟，前向血流很好。解脱支架永久置入。术中胃管阿司匹林 300mg，氯吡格雷 225mg，术后 24 小时改为阿司匹林 100mg，氯吡格雷 75mg，每日 1 次。

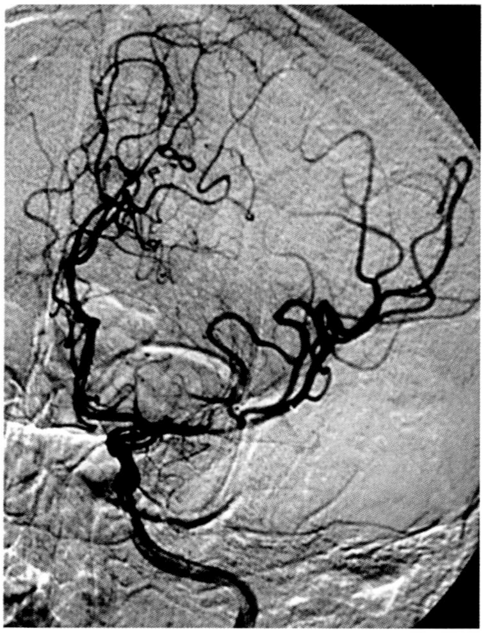

箭头示左侧大脑中动脉显示良好，但有局限性狭窄。

图 6-108 CTA 表现

（8）术后即刻右侧肢体肌力无明显改善，但神志好转，可以按照吩咐握手、睁眼等，感觉性失语。术后 24 小时复查头颅 CT，提示左侧大脑半球无明显大片状低密度阴影，但左侧基底节区脑出血 5mL。说明左侧 M1 支架置入后血管通畅，没有再闭塞。术后 24 小时头颅 CT 见图 6-109。

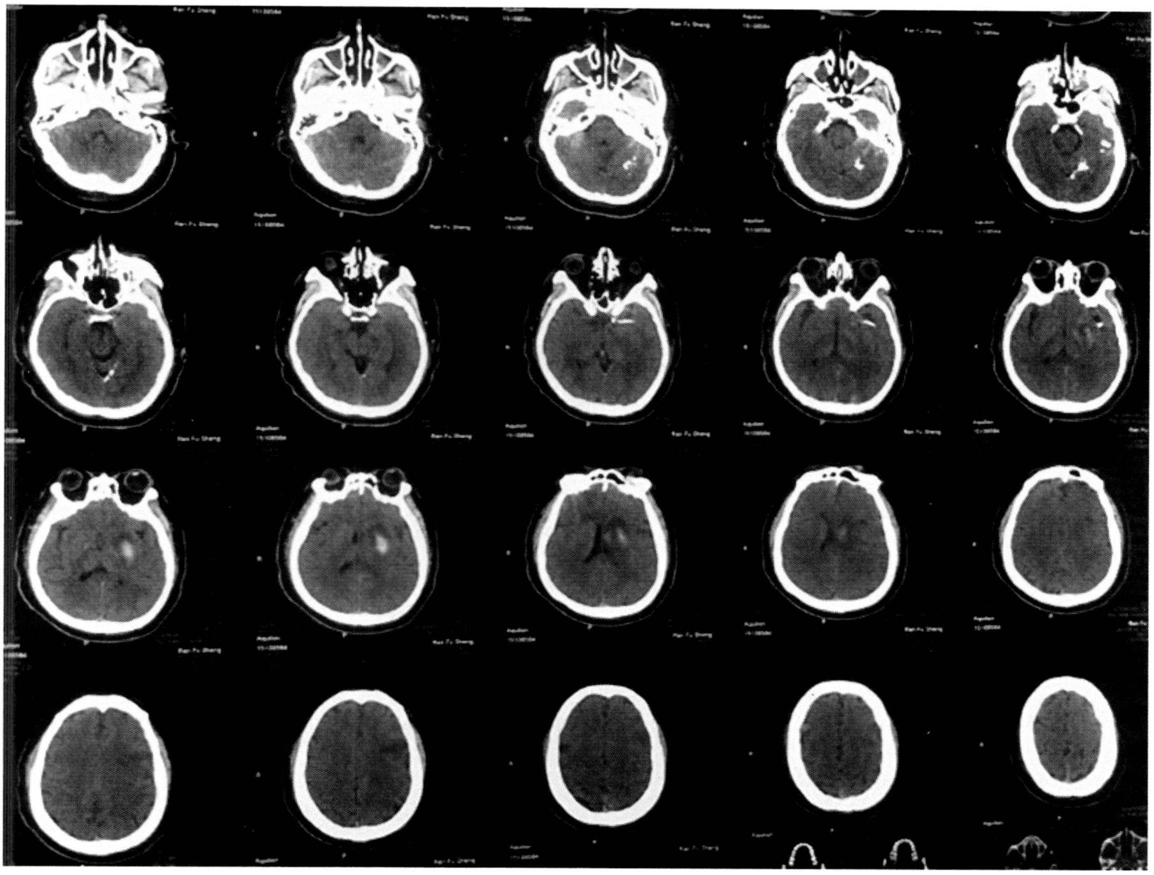

左基底节区少量出血。

图 6-109 术后 24 小时颅 CT

（9）术后 7 天，患者神志清楚，语言欠流利，右侧肢体肌力 2 级（图 6-110）。

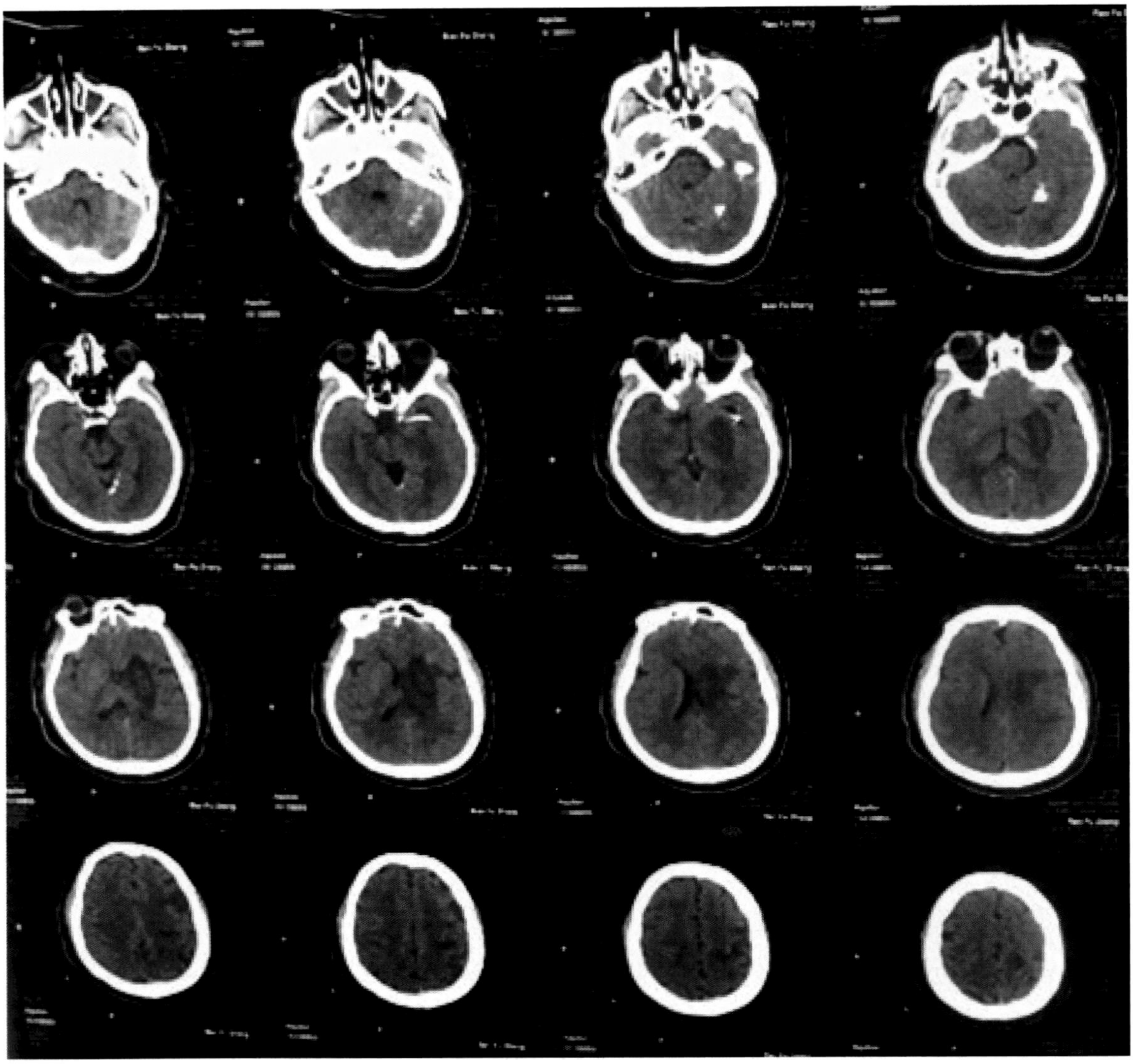

图 6-110 术后 7 天头颅 CT：左基底节区低密度

（10）术后 90 天，患者神志清楚，语言流利，左下肢肌力 4 级，左上肢肌力 5 级。mRS 评分＝1 分。

诊治过程反思

回顾此患者治疗过程及病情演变及预后，术者认为有以下几点值得肯定：①患者颅内大血管闭塞，临床症状重，接诊时已经9个小时，但是发病9小时仍没有出现较大的缺血灶，ASPECTS＝6分，且同侧大脑前动脉的软膜支有一定的代偿，遂对患者实施机械取栓，虽然术后出现基底节区有小的出血灶，但最终患者还是明显获益的，90天mRS评分＝1分。②取栓1次后，再次闭塞，第2次支架到位释放后，血管完全再通，TICI＝3，虽然M1存在局限性狭窄，没有再次取栓，而是观察20分钟，前向血流很好，能够维持，遂解脱支架，术后没有发生血管闭塞，说明术中处理是正确的。

机械取栓是血管内介入综合技术的应用，什么时候要进行第二次取栓，什么时候要果断解脱支架，发现狭窄是先球囊扩张还是直接解脱支架，没有统一的模式，而是要根据当时的具体情况，选择个体化的治疗方案。

第三节 大脑中动脉M2～M3段急性闭塞取栓病例

一、概述

大脑中动脉M2～M3段闭塞在临床中也十分常见，但对超过静脉溶栓时间窗且是由于相对小血管（大脑前动脉、大脑中动脉M2～M3、大脑后动脉）闭塞引起的急性脑梗死，支架机械取栓效果如何，国内外报道较少。Muhib Khan等研究提示，单纯M2闭塞导致的急性脑梗死部分患者90天mRs评分较低，提示临床预后较好，而另一部分患者则评分较高，预后极差，有学者认为M2闭塞后侧支代偿差的患者预后不良。而且对于M2闭塞患者静脉溶栓血管再通率也不容乐观，Bhatia等研究结果提示，M2闭塞静脉溶栓血管再通率仅31%。那么对于由大脑中动脉M2～M3、大脑前动脉、大脑后动脉等相对小血管闭塞临床症状又比较重的患者（提示侧支代偿不良），是否可以采用支架取栓？支架机械取栓效果如何？Amrou等总结美国十个中心，搜集发病8h内的孤立M2闭塞的急性缺血性脑卒中522例病例资料，其中药物治疗组234例，机械取栓组288例，观察指标为90天预后（mRS 0～2）和症状性颅内出血发病率。结果显示支架取栓组良好预后181例（62.8%），而药物治疗组良好预后83例（35.4%），机械取栓组良好预后比例明显高于药物治疗组（OR＝3.1；95%CI：2.1～4.4；$P<0.001$）。在症状性颅内出血方面，取栓组为5.6%，药物治疗组为2.1%，没有统计学差异（$P=0.10$），因此有学者认为，对于M2段闭塞引起的急性脑梗死采用机械取栓手术方式是安全、有效的。

关于M2急性闭塞血管内治疗的安全性尚有一些报道。韩国的Kim YW等治疗41例M2闭塞的急性脑梗死患者，其中支架取栓25例，中间导管抽吸16例，血管再通TICI分级达到2b-3级者，支架取栓组为81.2%，抽吸组为64.0%，无统计学差异（$P=0.305$）。从腹股沟穿刺到血管再通时间，支架组为38.5分钟，抽吸组为53.0分钟，有明显统计学差异（$P=$

0.045）。血栓逃逸导致远端血管栓塞者支架组有 4 例（26.7%），抽吸组有 2 例（12.0%），无统计学差异（$P = 0.362$）。虽然两组的临床预后无明显差异，但有学者推荐对于 M2 闭塞，建议支架取栓，它能够明显缩短闭塞血管复流时间。Jung 等在 2013 年 1 月～ 2014 年 9 月，应用 Penumbra 导管手动抽吸治疗 32 例 M2 闭塞患者，血管再通 TICI ≥ 2b 达到 84%（27/32），90 天良好预后（mRS ≤ 2）有 25 例（78%），3 例有少量的蛛网膜下腔出血，但没有神经功能恶化，因此有学者认为对于 M2 段闭塞采用导管抽吸的治疗方法是安全的，临床效果较好。Sunil 等研究认为，M2 闭塞可引起严重的神经功能障碍甚至死亡，而机械取栓是安全的，临床效果较好。

我们中心 2014 年 12 月以来，对指南没有推荐的相对小血管（大脑中动脉 M2 ～ M3、大脑前动脉、大脑后动脉）急性闭塞，且临床症状较重的患者 58 例进行了机械取栓，也取得了较好的临床效果，和文献报道的结果类似。

二、病例

（一）病例 1

1．简要病史　患者，男，68 岁，主因意识障碍伴左侧肢体活动障碍 2 小时入住当地医院，头颅 CT 未见出血，考虑脑梗死，建议静脉溶栓处理，交代风险后，家属不同意静脉溶栓，遂转入院，入院后进一步行核磁检查，提示右侧顶叶急性大片状梗死灶，MRA 提示右侧大脑中动脉 M3 段闭塞，再次向家属交代静脉溶栓，家属坚决要求直接机械取栓。入院查体：嗜睡状态，言语不清晰，右侧肢体自主活动，左侧肢体肌力 0 级，肌张力低，GCS14 分，NIHSS 评分 12 分（图 6-111 ～图 6-113）。

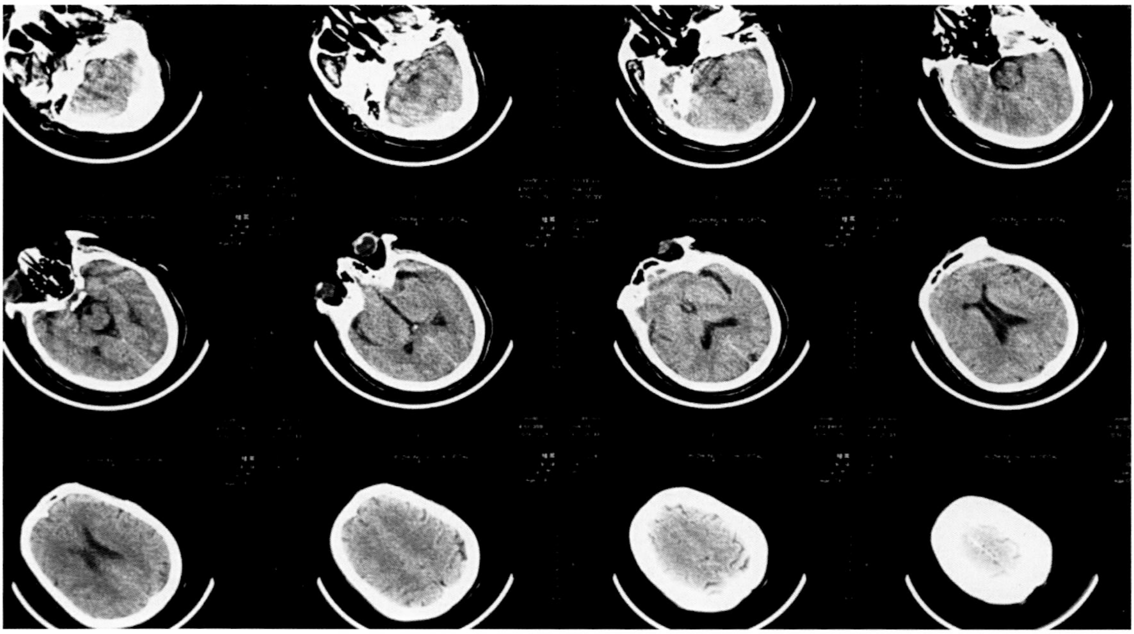

图 6-111　入院时头颅 CT

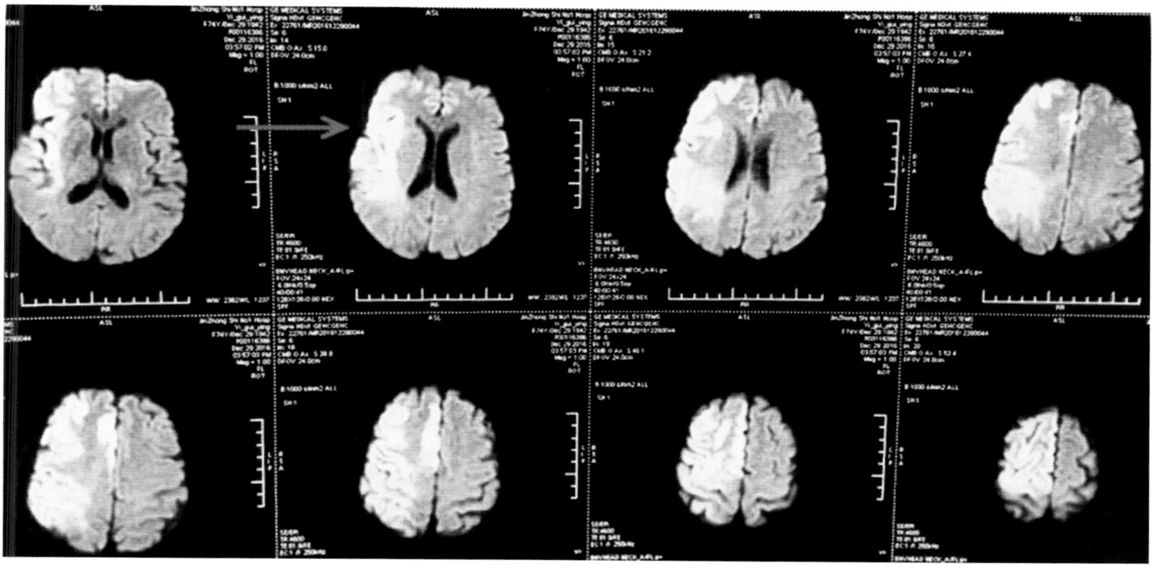

图 6-112　发病 2 小时头颅 MRI 示右半球异常信号（箭头示）

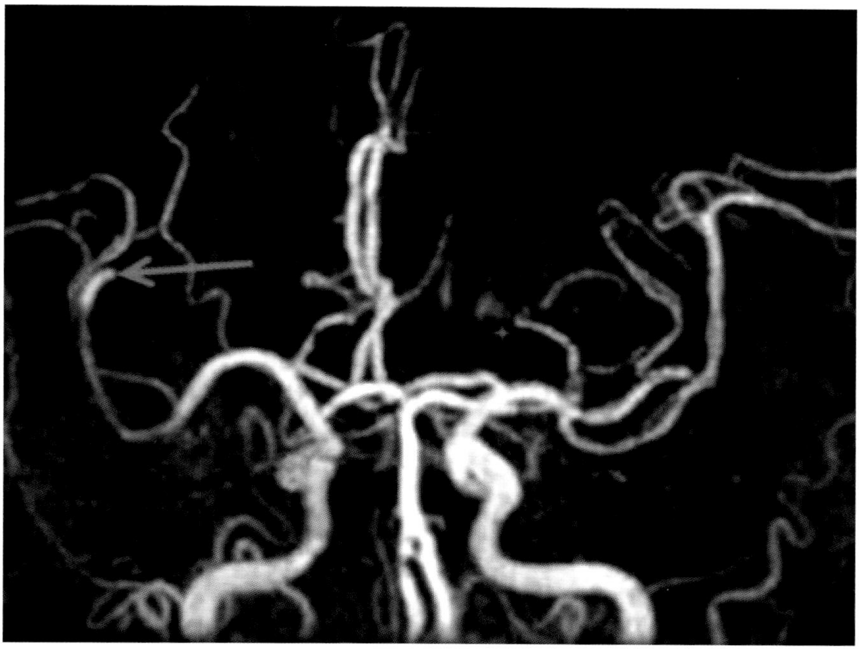

图 6-113　发病 2 小时，MRA 右侧大脑中 M3 段闭塞（箭头示）

2．手术过程

（1）行右侧颈内动脉造影：显示右 M3 闭塞（图 6-114）。

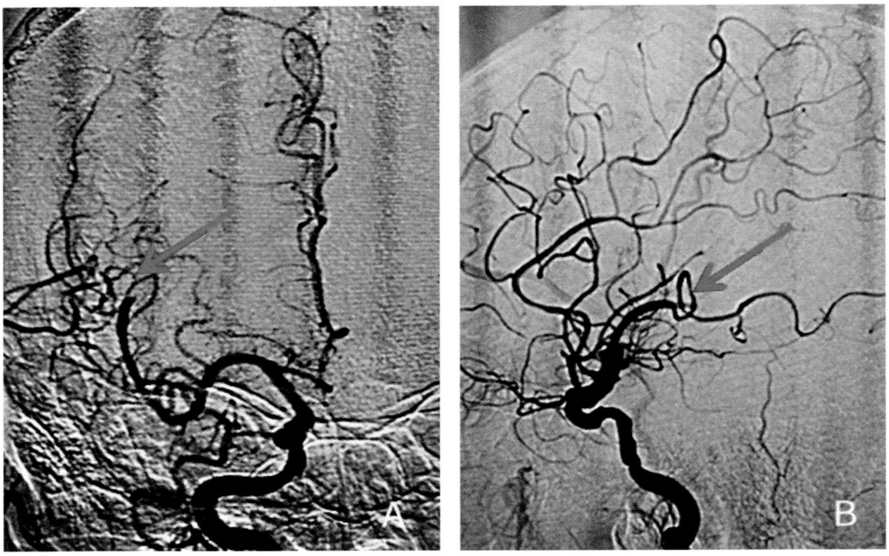

A. 箭头示右侧大脑中动脉 M3 段闭塞，不显影（正位）；B. 箭头示右侧大脑中动脉 M3 段闭塞，不显影（侧位）。

图 6-114 右侧颈内动脉造影示右侧 M3 闭塞（箭头所示）

（2）4mm×20mm 的 Solitiare FR 支架穿过血栓释放后造影，可见闭塞血管部分再通（图 6-115）。

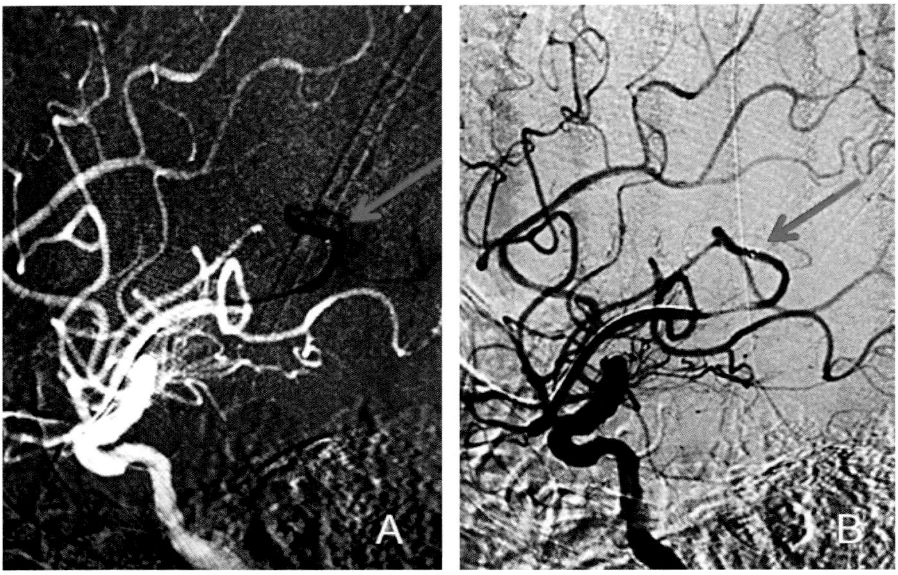

A. 箭头示支架释放后左 M3 以远部分再通；B. 箭头示支架释放后左 M3 以远部分再通，可见支架标志点。

图 6-115 支架释放后，右 M3 部分再通

（3）取出的血栓（图 6-116）。

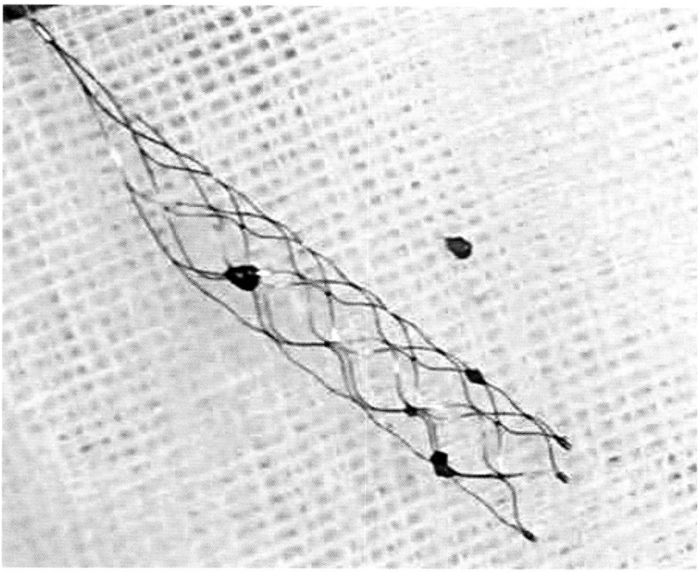

图 6-116　取出的血栓

（4）取栓一次后，右侧 M3 以远血管再通（图 6-117）。

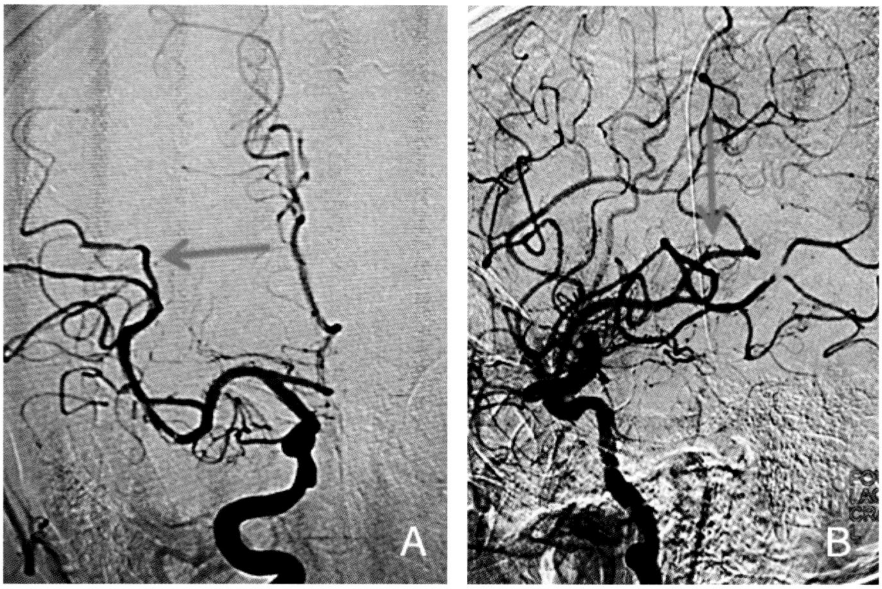

A. 箭头示支架释放后右 M3 再通（正位）；B. 箭头示支架释放后右 M3 再通（侧位）。

图 6-117　取栓 1 次后，右 M3 完全再通（箭头所示）

（5）术后即刻左侧肢体肌力从 0 级提高到 3 级，左侧上肢肌力 0 级。患者肌力表现见图 6–118。

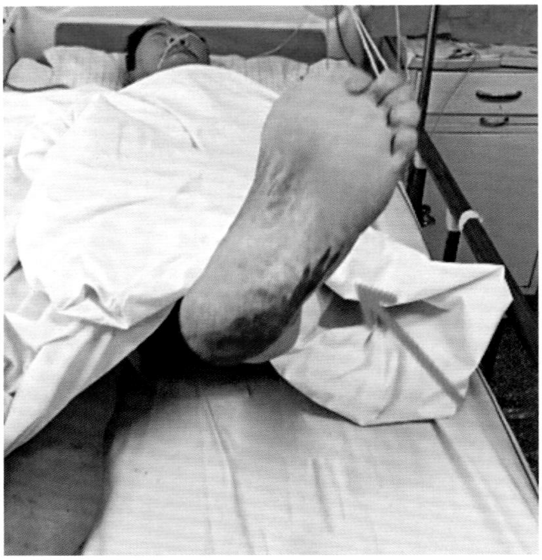

取栓后血管再通，箭头示左侧下肢能够抬离床面。

图 6–118 肌力表现

（6）术后 24 小时 CT：右侧脑沟有少许出血（图 6–119）。

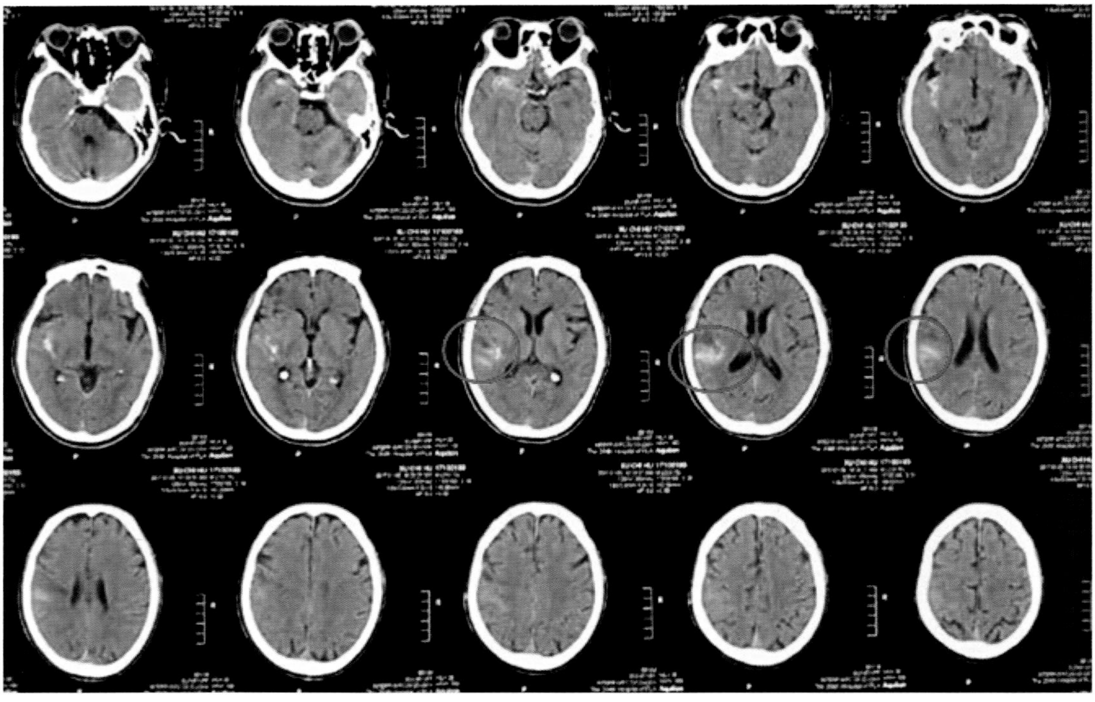

图 6–119 术后 24 小时 CT 示左顶脑沟内出血

（7）术后 24 小时头部 CTA：提示右侧 M3 以远血管再通（图 6-120）。

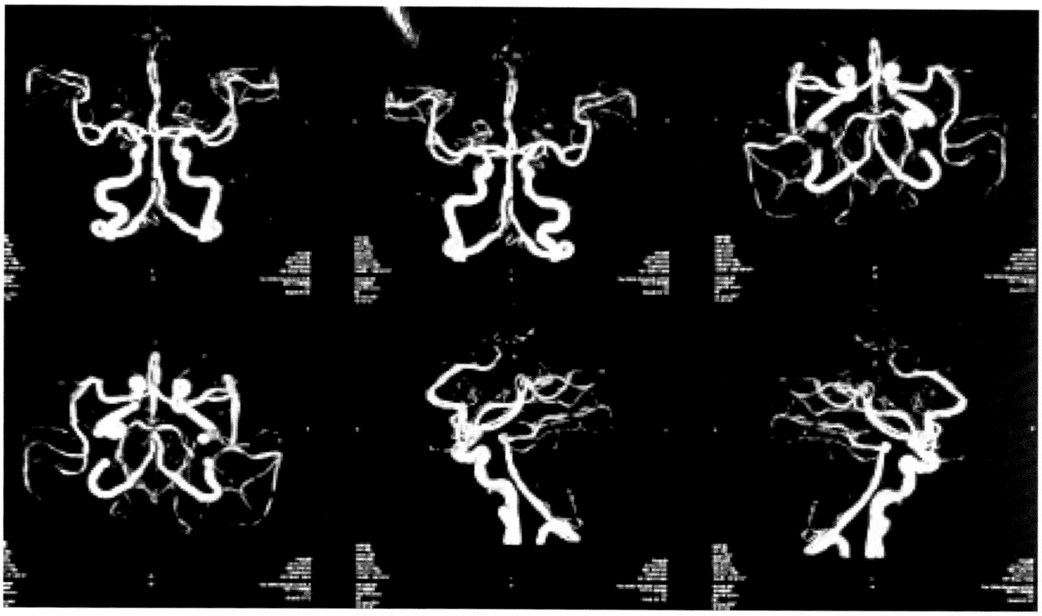

图 6-120 术后 24 小时头部 CTA

（8）3 个月 mRS 评分＝1 分（图 6-121）。

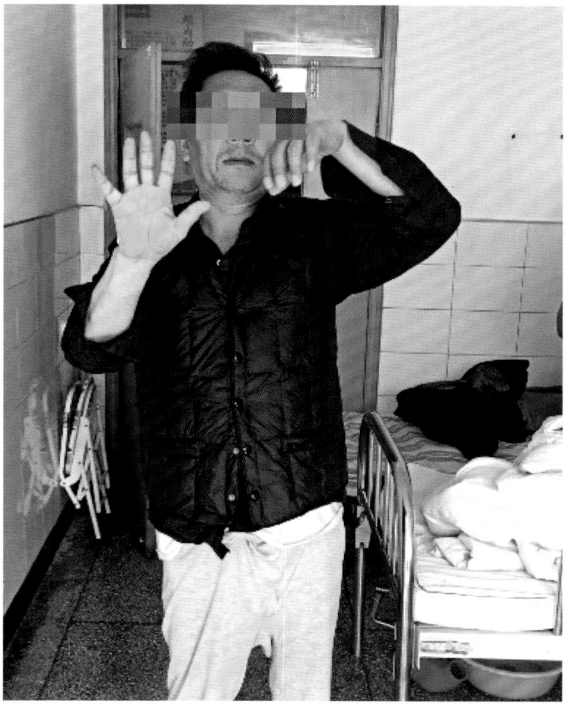

图 6-121 术后 3 个月患者表现

诊治过程反思

回顾此患者治疗过程及病情演变及预后，术者认为有以下几点值得肯定：①患者颅内大血管闭塞，临床症状重，接诊时已经9个小时，但是发病9小时仍没有出现较大的缺血灶，ASPECT = 6分，且同侧大脑前动脉的软膜支有一定的代偿。实施机械取栓，虽然术后出现基底节区有小的出血灶，但最终患者还是明显获益的，90天mRS评分= 1分。②取栓1次后，闭塞的M3完全再通。③M3血管直径较细，迂曲，支架释放后容易引起血管移位，从而导致M3血管的细小分支受到牵拉，特别是支架回收时，这种牵拉的力量更大，容易导致穿支血管撕裂，从而导致蛛网膜下腔出血。国外研究也有类似的报道：M3取栓发生出血的概率明显高于其他部位。所以有的学者建议：M3闭塞取栓时，支架要半释放，能够覆盖住血栓即可，而不需要像别的部位一样，支架完全释放，主要目的是减少回拉支架时对远端血管的牵拉，从而降低出血的风险。最近，德国Acandis GmbH公司生产的Aperio® 取栓支架，专门有针对直径1.5mm的小血管取栓型号的支架，可能会克服这个难题，但具体效果如何，还需要大量临床病例的验证。④机械取栓是血管内介入综合技术的应用，选择什么样的支架，采用什么样的技术，没有统一的模式，而是要根据当时的具体情况，选择个体化的治疗方案。

（二）病例2

1．简要病史　患者，男，82岁主因“意识障碍伴左侧肢体偏瘫”4.5小时，于2017-2-8，15时入院。MRI示右侧急性大面积脑梗死。入院查体：意识模糊，失语，左侧肢体肌力0级，NIHSS评分20分。

2．主要检查结果及手术过程图片

（1）入院时头颅CT：无出血，右侧半球脑回肿胀，脑沟变浅（图6-122）。

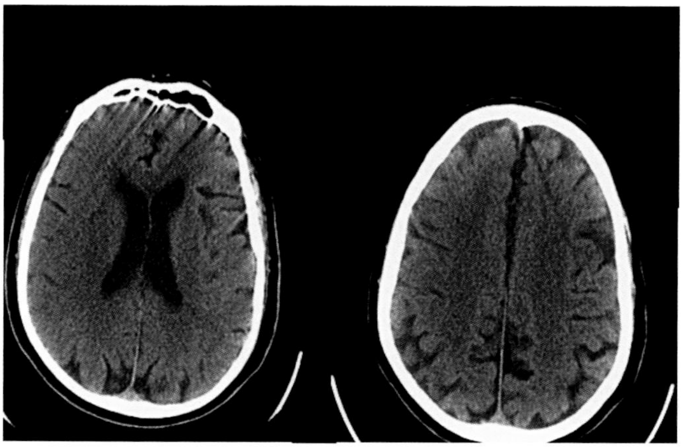

图6-122　发病4.5小时头颅CT

（2）头颅 MRI 右侧半球异常信号（图 6-123）。

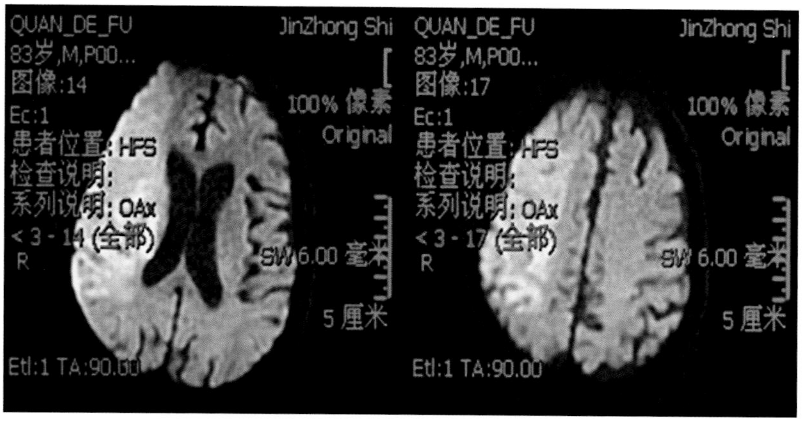

图 6-123 发病 4.5 小时头颅 MRI

（3）造影提示右侧大脑中动脉 M2 ～ M3 处闭塞，图 6-124 箭头所示。

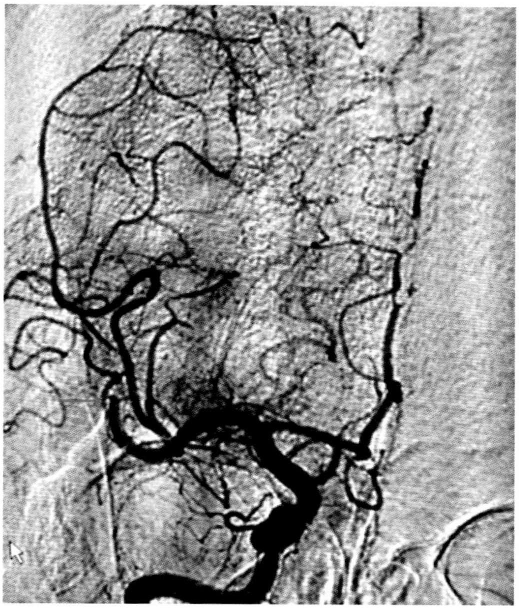

箭头示右侧大脑中动脉 M2 段以远闭塞，不显影。

图 6-124 右颈内动脉造影示右 M2 闭塞

（4）6F 长鞘在导丝引导下到达右侧颈总动脉后，将 6F 的 Navien 沿 6F 的长鞘送到右侧颈内动脉虹吸段。在微导丝辅助下将 2.4F 的微导管（EV3 公司，美国）穿过闭塞部位，撤出微导丝后，用 1mL 注射器微导管造影，判断远端血栓情况及血栓远端位置。通过 2.4F 微导管导入 Solitiare FR 4mm×20mm 支架，回撤微导管释放支架，使支架在闭塞血管的血栓内释放。图 6-125 中红色箭头为支架远端标志点。

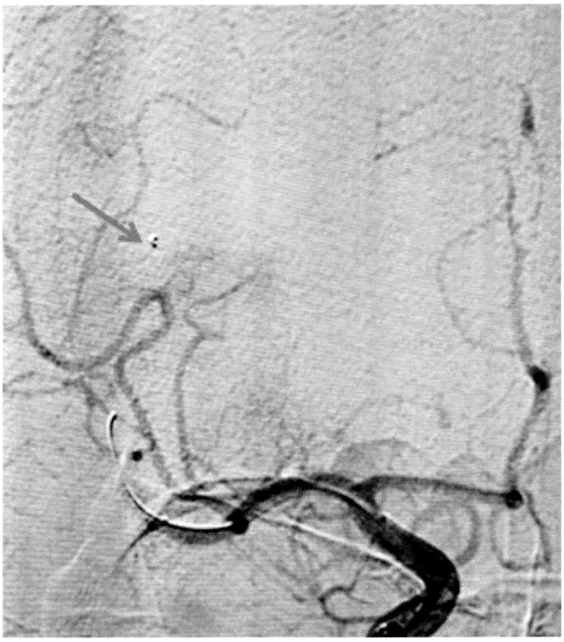

图 6-125　支架释放后造影示右 M2 仍不通（箭头所示）

（5）SWIM 技术支架释放后，利用支架远端的“铆定”力量，将 Navien 导管头端送至 M1 分叉处，之后在负压抽吸下回撤支架系统。步骤见图 6-126。

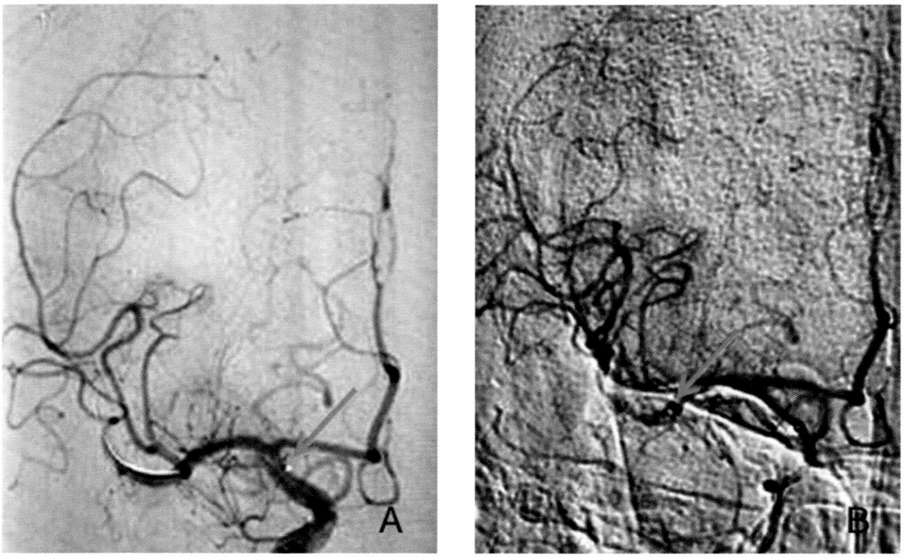

A. 箭头支架释放后 Navien 导管头端位置；B. 箭头示支架释放后利用支架远段在血管内的铆定力量 Navien 导管头端向前到达大脑中动脉 M1 段，这就是 SWIM 技术，类似游泳一样（swimming）。

图 6-126　取栓过程重要步骤：SWIM 技术展示图

（6）支架取出和 Navien 抽吸出的血栓如图 6-127 所示。

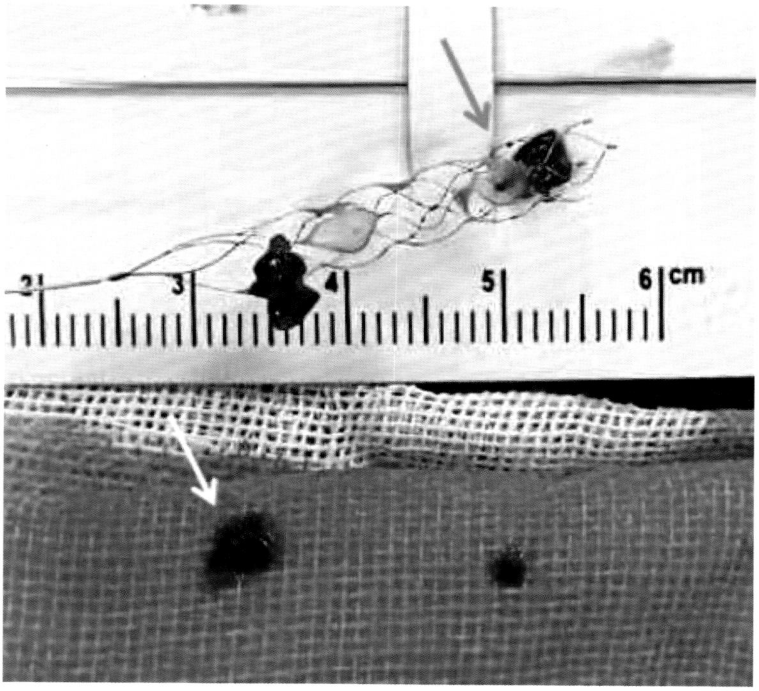

图 6-127　Navien 导管吸出和支架取出的血栓

（7）取栓 1 次后，右侧大脑中动脉完全再通 TICI = 3（图 6-128）。

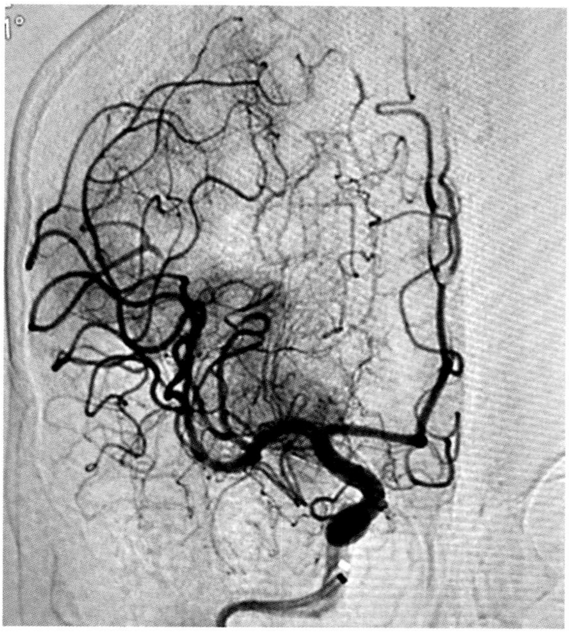

图 6-128　取栓 1 次后，右 M2 完全再通

术后 24 小时：意识清楚，自动睁眼，可简单回答，可简单从嘱动作。左侧上肢肌力 3 级，左侧下肢肌力 2 级。3 周出院时，NIHSS ＝ 3 分，左侧上肢肌力 4+ 级，左侧下肢肌力 4+ 级。

诊治过程反思

回顾此患者治疗过程及病情演变及预后，术者认为有以下几点值得肯定：①患者虽然是 M2 段相对小血管闭塞，但是临床症状比较重，核磁共振显示几乎整个右侧大脑半球都有异常信号阴影。发病时可能是右侧颈内动脉的栓子，后来栓子向前移动，右 M1 上干通畅，下干 M2 堵塞，右 A2 段也有部分栓子，证实了以上病情演变的分析。②本例手术最担心的是取栓时血栓逃逸，堵塞原本通畅的右 M2 上干。最有效的预防方法是使用 SWIM 技术：支架释放后，利用支架远端的“铆定”力量，将 Navien 导管头端送至 M1 分叉处，对 M1 分叉的上干血管进行近端保护，同时 Navien 大管腔，可明显提高抽吸效果，同时也缩短了血栓与抽吸导管末端的距离，有效防止血栓逃逸。

第四节　大脑前动脉 A2 段急性闭塞取栓病例

一、概述

在临床上，由于颈内动脉颅内段特殊的解剖特点，大脑中动脉管径较粗，平直，大脑前动脉管径较细，且有角度，颈内动脉系统的血栓一般都会随着优势血流堵塞大脑中动脉，而很少堵塞大脑前动脉。所以，大脑前动脉 M2 ～ M3 段闭塞在临床中比较少见。而且一些专家认为，大脑前动脉闭塞后，它所支配区域可以通过同侧大脑中动脉的软膜支和同侧大脑后动脉的分支——后胼缘动脉来代偿，一般不会产生较严重的临床症状。但有时也有例外。

二、病例

（一）病例 1

1．简要病史　患者，男，61 岁，主因言语不清、左侧肢体偏瘫 4 小时于 2015-5-1，21:38 入院。患者于当日 18 时出现言语不清，左侧肢体偏瘫，伴有小便失禁就诊于当地医院，CT 无出血，建议转入院。入院查体：意识蒙眬，查体欠合作，思维、认知功能差，言语不流利，NIHSS 评分＝ 14 分，GCS 评分：3 ＋ 3 ＋ 4 ＝ 10 分，右侧肢体活动可，肌力正常，左侧肢体肌力约 2 级，感觉轻度减退，左侧巴氏征阳性，右侧巴氏征阴性。患者既往有高血压病史多年，药物维持，心房纤颤病史多年，未服用抗血小板、抗凝药物。

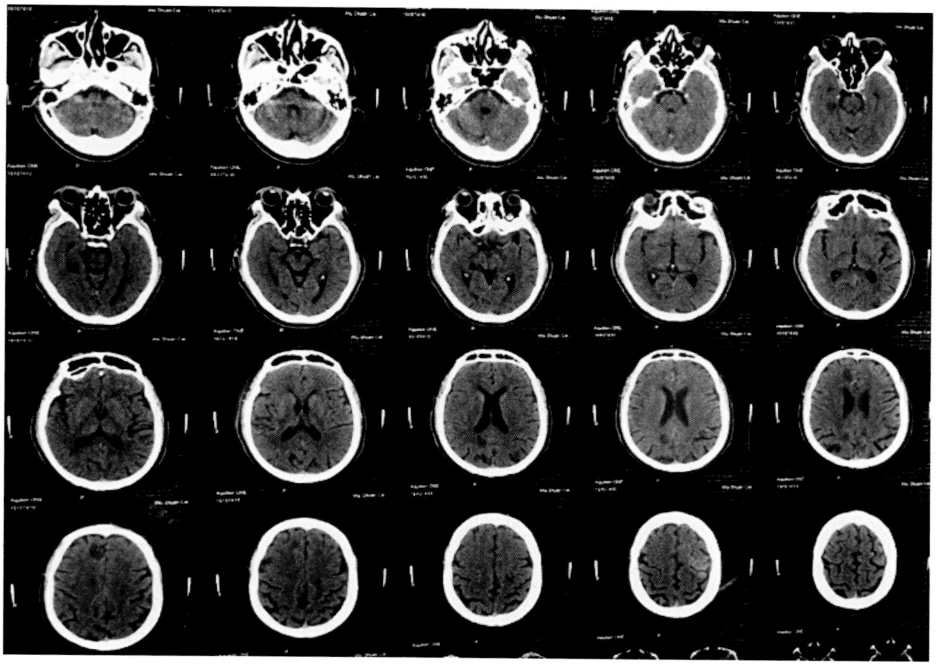

图 6-129　入院时头颅 CT

入院时头颅 CT：无出血征象，ASPECTS ＝ 9 分（图 6-129）。

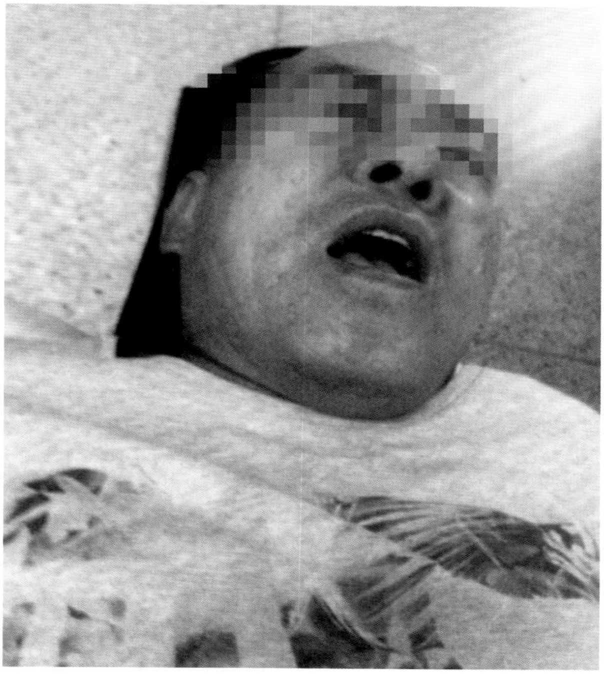

图 6-130　患者表现

2．接诊后治疗思路 患者中年男性，突发意识障碍，左侧肢体偏瘫起病，定位体征明显，为右侧半球病变，头颅CT排除脑出血，但已经有早期脑缺血表现，ASPECTS＝9分（图6-130）。NIHSS评分14分，提示颅内大血管闭塞，已经4小时，超过了静脉溶栓的时间窗。如果不能使闭塞血管再通，致残率、死亡率极高。

3．术前评估 家属签署知情同意书后，立即应用，“LAST$_2$CH$_2$ANCE”的快速筛选工具筛选，判断是否适合机械取栓。

L：大血管闭塞？左侧肢体偏瘫、昏迷，NIHSS＝14分，提示右颈内动脉系统大血管闭塞。

A：年龄＝61岁，符合大于18岁小于80岁标准。

S：症状，NIHSS评分＝14分，符合≥6分标准。

T：时间，发病到股动脉穿刺时间＜6h。

T$_2$：血小板计数，血小板计数≥40×10^9/L。

C：残疾，术前神经功能正常，符合mRS＜2分。

H：低血糖，血糖符合≥2.7mmol/L。

H$_2$：高血压；血压符合≤185/110mmHg。

A：抗凝，INR符合≤3。

N：不可挽救脑组织，ASPECTS＝9分，符合≥6分。

C：侧支循环，没有测评，拟直接血管造影评估，是否符合ACG评分＞1级标准。

E：预期寿命，符合＞1年。

4．手术要点

（1）约束带固定患者仰卧位于手术床上，铺无菌巾单，2%利多卡因局部麻醉。

（2）在腹股沟穿刺点用2%利多卡因5mL局部浸润麻醉。

（3）用Seldinger方法穿刺股动脉，成功后，置入8F动脉鞘，肝素盐水冲洗鞘管。患者左侧肢体偏瘫，怀疑右颈内动脉系统的重要分支——右侧大脑中动脉闭塞，直奔主题：用5F的单弯造影管先行右侧颈内动脉造影，结果提示右侧大脑前动脉A2段闭塞，右侧大脑中动脉诸分支正常。左侧颈总动脉造影，前交通动脉不开放，不能向右侧代偿大脑前动脉供血区域（图6-131）。

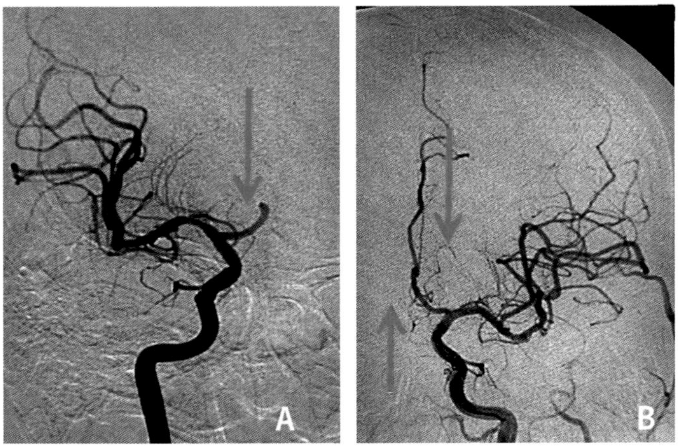

A. 箭头提示右侧大脑前动脉A2段闭塞；B. 箭头示左侧颈总动脉造影，前交通动脉不开放，不能向右侧代偿大脑前动脉供血区域。

图6-131 左侧颈总动脉造影

（3）椎动脉造影，椎基底动脉系统血管基本正常，未见右侧大脑后动脉的分支——后胼缘动脉向右侧大脑前动脉供血区域代偿（图 6-132）。

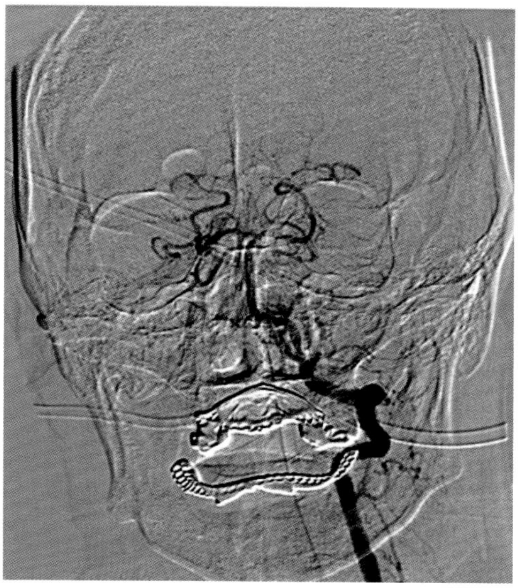

图 6-132 左椎动脉造影表现

（5）造影完毕，之前判断是右侧大脑中动脉闭塞引起左侧肢体偏瘫。但造影证实是右侧大脑前动脉 A2 段闭塞。后循环血管正常。那么问题来了：①此患者右侧 A2 段闭塞，是此次发病的责任血管吗？②右侧 A2 段闭塞需要取栓吗？

先复习一下解剖知识：大脑前动脉主要分支为：眶动脉、额极动脉、额叶内动脉、胼周动脉、胼缘动脉。主要供应大脑半球内侧面的 3/4 和额顶叶背侧面上 1/4 皮质和皮质下白质，深穿支的主要供血区域为内囊膝部和内囊后肢前 2/3、壳核、苍白球和尾状核。大脑前动脉闭塞常见表现：①运动障碍（90%，和旁中央小叶辅助运动区受累有关）。②情感淡漠（和额极、直回、胼胝体、扣带回受累有关）。③尿失禁（旁中央小叶）。④失语。⑤感觉障碍（胼周和胼缘动脉）。那么再回顾此患者此次发病的临床表现：言语不清，左侧肢体偏瘫，伴有小便失禁，左侧肢体肌力约 2 级，感觉轻度减退。综合判断：右侧 A2 闭塞是此次发病的责任血管。能否进行机械取栓，目前的指南没有统一推荐，但是满足了大血管闭塞（本例是相对小血管）、核心梗死灶较小（NIHSS = 14）、侧支循环好（本例侧支循环欠佳，右侧大脑中动脉软膜支部分代偿）。所以此患者也基本满足了机械取栓可能获益的三个基本条件，但如果对介入技术有信心，笔者认为还是可以进行的。那就开始机械取栓吧。

（6）70 厘米 6F 的长鞘在 5F 造影管及泥鳅导丝辅助下，到达右侧颈内动脉起始处。6F 的 Navien 导管近端连接 Y 阀、三通，肝素盐水持续冲洗，在泥鳅导丝辅助下，尽量将 Navien 导管送到闭塞血管的近端（越高越好）到达颈内动脉虹吸段。

在微导丝辅助下将 2.4F 的微导管（EV3 公司，美国）地穿过 A2 闭塞部位，撤出微导丝后，用 1mL 注射器微导管造影，判断远端血栓情况及血栓远端位置，提示右侧 A3 以远血管通畅，造影结果如下（图 6-133）。

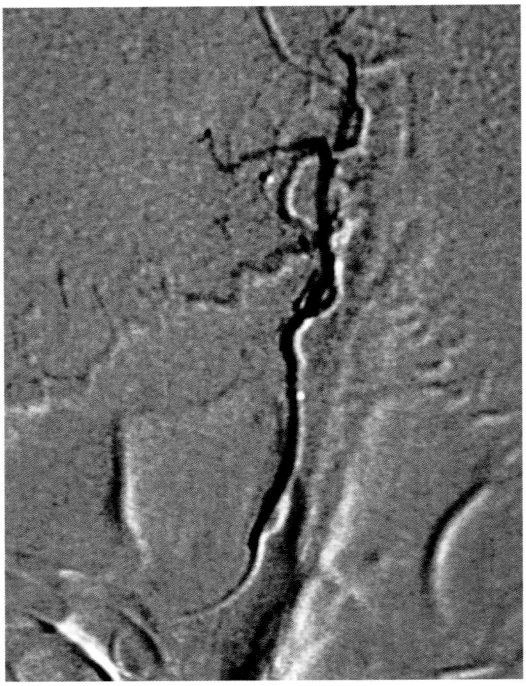

图 6-133 微导管穿过闭塞部位造影，右侧 A3 远段血管良好

（7）通过 2.4F 微导管导入 Solitiare FR 4mm×20mm 支架，回撤微导管释放支架，使支架在闭塞血管的血栓内释放，支架释放后，右侧大脑前动脉完全再通（图 6-134）。

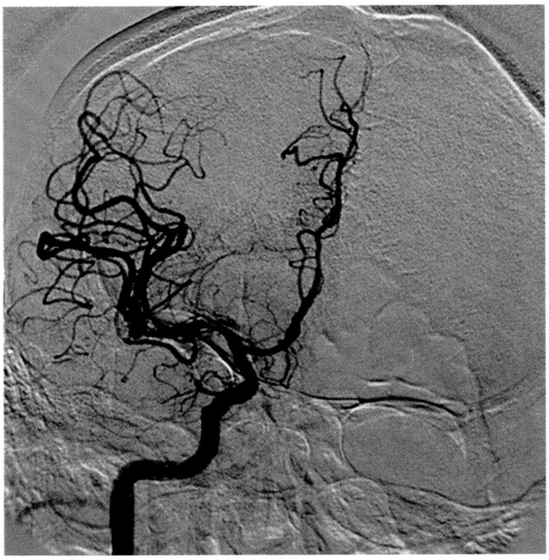

图 6-134 支架释放后造影，右大脑前通畅

（8）停留 5 分钟后回撤支架，取出支架，可见支架内有血栓。取栓 1 次后造影，可见右侧大脑前动脉完全再通，TICI ＝ 3（图 6-135）。

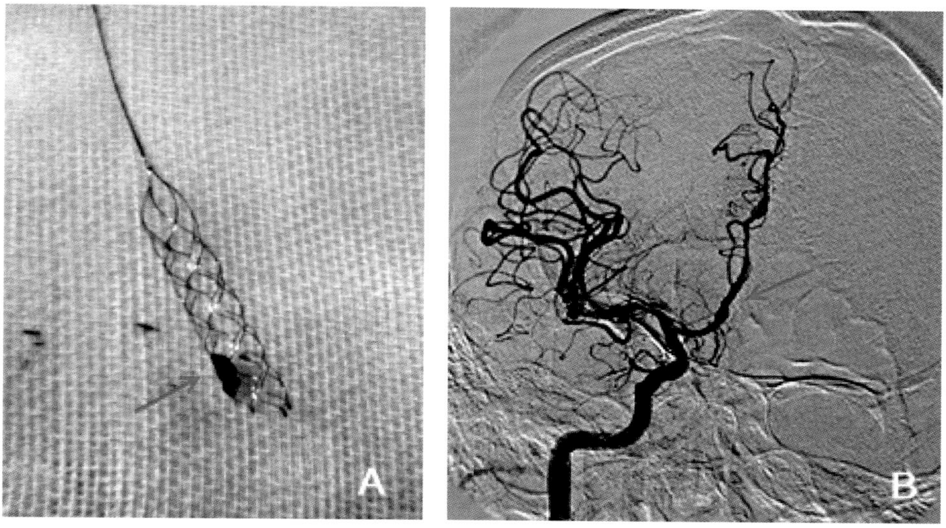

A. 箭头示支架取出的血栓；B. 箭头示取栓后右侧大脑前动脉 A2 段完全再通。

图 6-135　取出的血栓和大脑前动脉完全再通的造影图像

（9）手术结束即刻，患者意识明显好转，能够配合，术前瘫痪的左侧肢体也能够活动。见图 6-136。

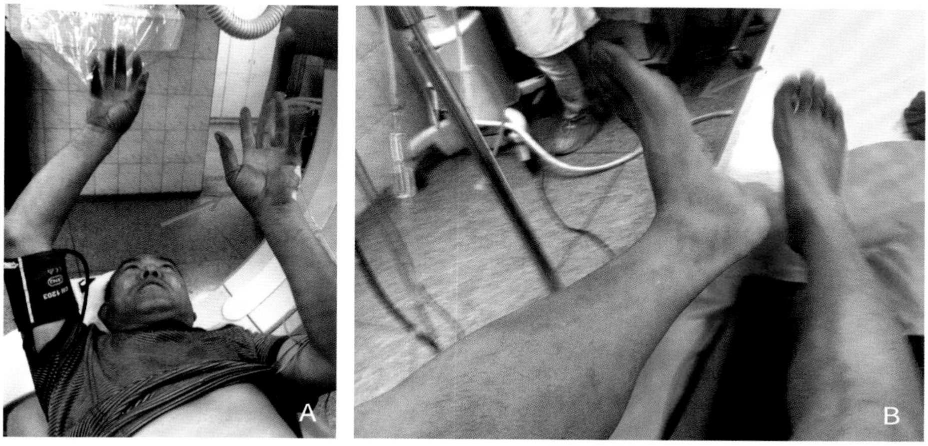

A. 箭头示术后即刻左上肢即可活动；B. 箭头示术后即刻左下肢即可活动。

图 6-136　术后即刻患者术前偏瘫的肢体肌力恢复

（10）术后 24 小时头颅 CT、CTP、CTA 见图 6-137 ～图 6-139。

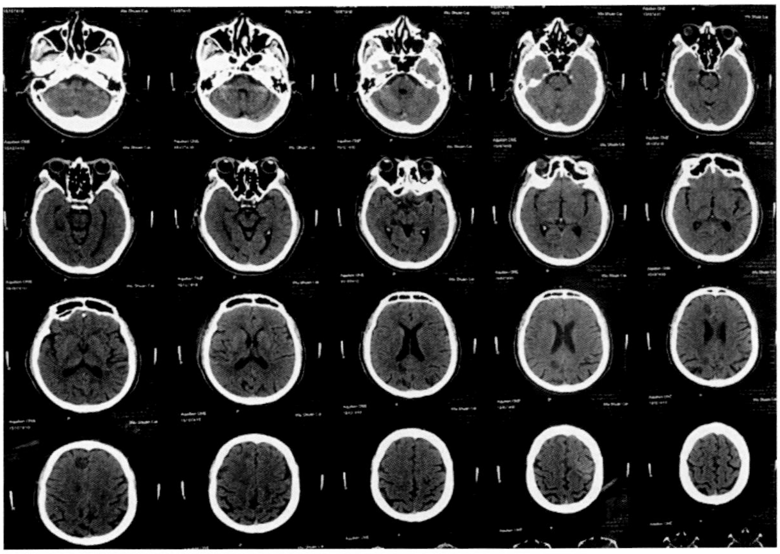

图 6-137 术后 24 小时头颅 CT 示正常

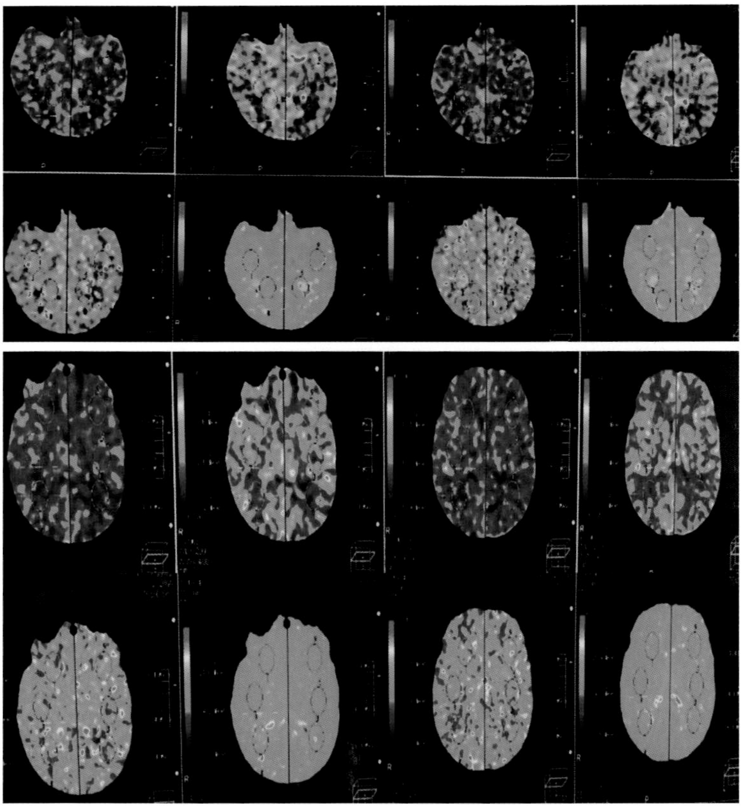

图 6-138 术后 24 小时头颅 CTP 示正常

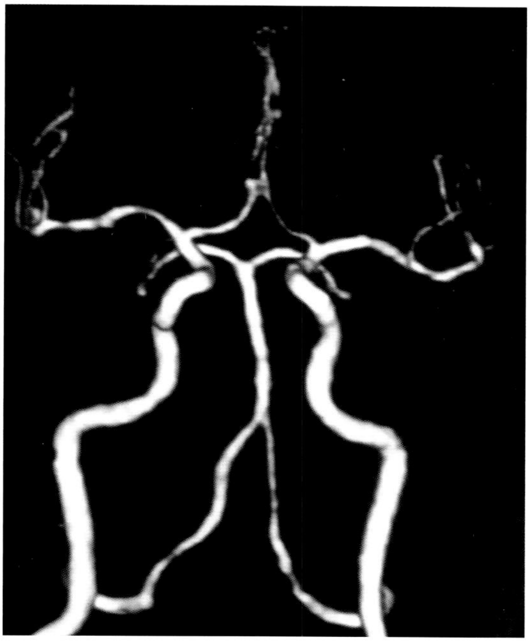

图 6-139　术后 24 小时头颅 CTA 示右 A2 狭窄

（11）术后 6 天头颅 CT、CTP、CTA。除 CTA 显示右侧大脑前动脉 A2 原来闭塞处显示狭窄外，余无异常。术后 6 天患者状态见图 6-140。

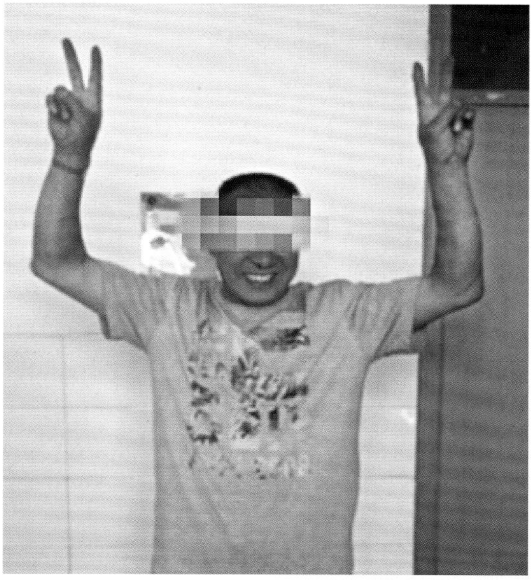

图 6-140　术后 6 天出院时患者照片

术后 6 天 CTA 提示右侧大脑前动脉 A2 段狭窄，建议继续治疗，但患者及家属坚决不同意，住院 1 周出院出院时 mRS 评分＝ 0。出院后嘱咐其继续服用双抗、降脂、定期复查。

诊治过程反思

回顾此患者治疗过程、病情演变及预后，术者认为有以下几点值得肯定：①患者虽然是A2段相对小血管闭塞，当时的国内外指南对此部位血管闭塞机械取栓尚未推荐，但是术者没有拘泥于指南，而是根据临床症状比较重，闭塞血管能够完全解释临床症状的特点，在个体化评估的基础上，谨慎地开展了机械取栓。②本例手术最担心A2相对较细，角度刁钻，支架能够到位，回拉支架时会不会引起穿支血管撕裂。通过本例手术体会，只要有娴熟的介入操作技巧，操作轻柔、准确，还是能够顺利完成手术的，能够使患者明显获益。③绿色通道通畅：Onset to our hospital：218min（2015-5-1，21:38）；Door to CT：15min（21:51）；Door to Groin：50min（22:01，与家属沟通时间较长，筹集费用问题！）；Groin to reperfusion：35min（22:36）。

（二）病例2

1．简要病史　其实还是上述病例。出院1月后再次发病。男，61岁，主因言语不清、左侧肢体偏瘫、小便失禁3小时于2015-6-13，9:00入院。入院查体：NIHSS评分＝16分，GCS＝3＋3＋4＝10分。嗜睡，查体欠合作，思维、反应极迟钝，言语不利，右侧肢体活动可，肌力正常，左侧肢体肌力约1～2级，感觉轻度减退，左侧巴氏征阳性，右侧巴氏征阴性。患者既往有高血压病史多年，药物维持，心房纤颤病史多年，1月前出院后服用双抗、降脂药物，未用抗凝药物。由于1月前入院进行机械取栓，效果很好，且出院时发现右侧A2段狭窄，已经告知患者出现不适立即来院，所以此次发病后，患者直接来科室，要求机械取栓治疗。医患沟通容易。头颅CT无出血，直接进行DSA评估。

2. 手术过程

（1）直奔主题，行右侧颈动脉造影，果然是右侧A2原有狭窄处闭塞，图6-141箭头所示。

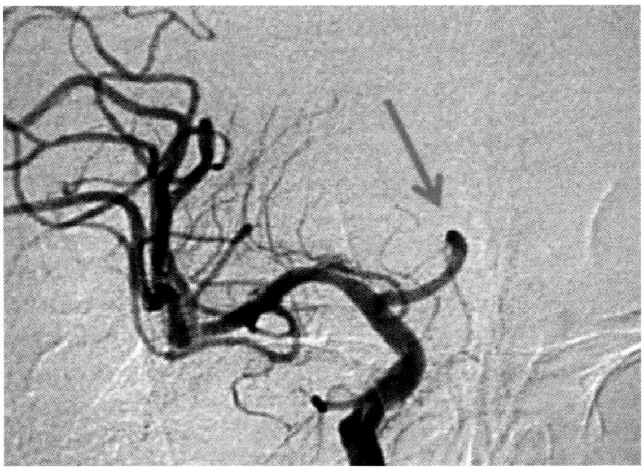

图6-141　右侧颈内动脉造影示右A2闭塞（箭头所示）

（2）左侧颈动脉造影，左颈内动脉只供应同侧大脑前动脉、大脑中动脉，没有代偿右侧A2（图 6-142）。

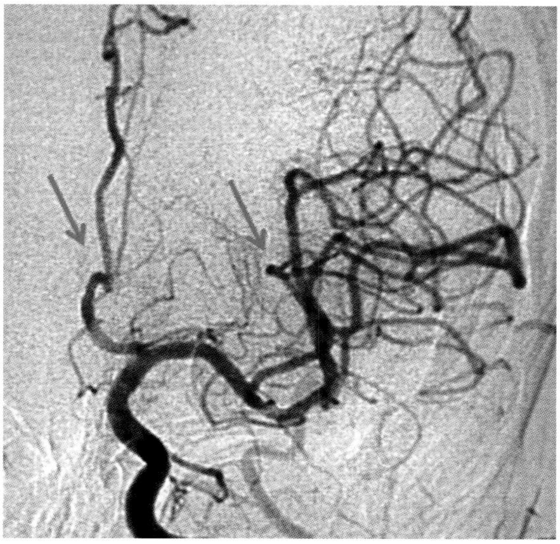

箭头示左颈内动脉只供应同侧大脑前动脉、大脑中动脉，没有代偿右侧大脑前动脉。

图 6-142　左侧颈总动脉造影

（3）微导管穿过右 A2 闭塞部位造影，提示 A2 以远通畅，图 6-143 箭头所示。

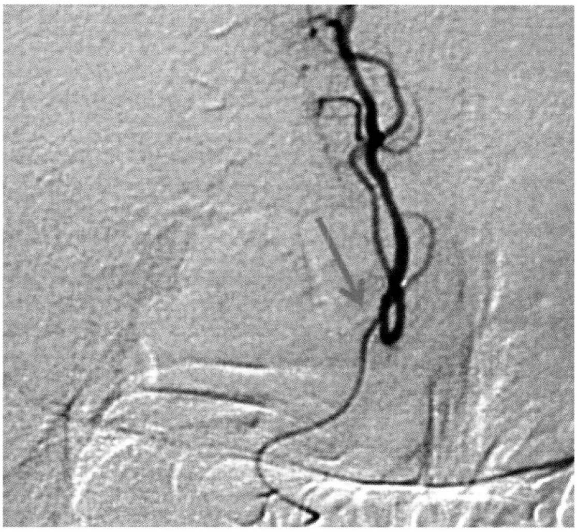

图 6-143　微导管穿过右 A2 闭塞部位造影（箭头所示）

（4）Solitiare FR 4mm×20mm 支架，回撤微导管释放支架，使支架在闭塞血管的血栓内释放，支架释放后，右侧大脑前动脉血管完全再通，但是 A2 存在明显狭窄，图 6-144 箭头所示，狭窄部位和患者第一次出院时 CTA 结果一致。

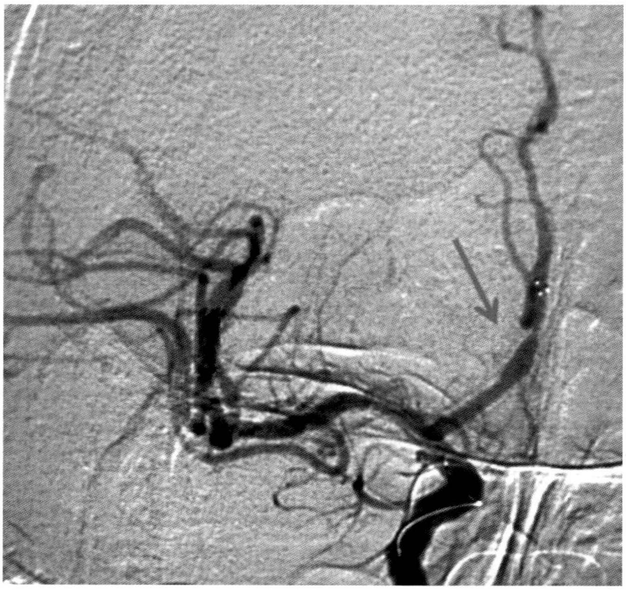

图 6-144　支架释放后造影示右 A2 狭窄（箭头所示）

（5）决定取栓 1 次　取出少许血栓，但取栓后造影，右侧 A2 仍然不显影，图 6-145 图 B 箭头所示。

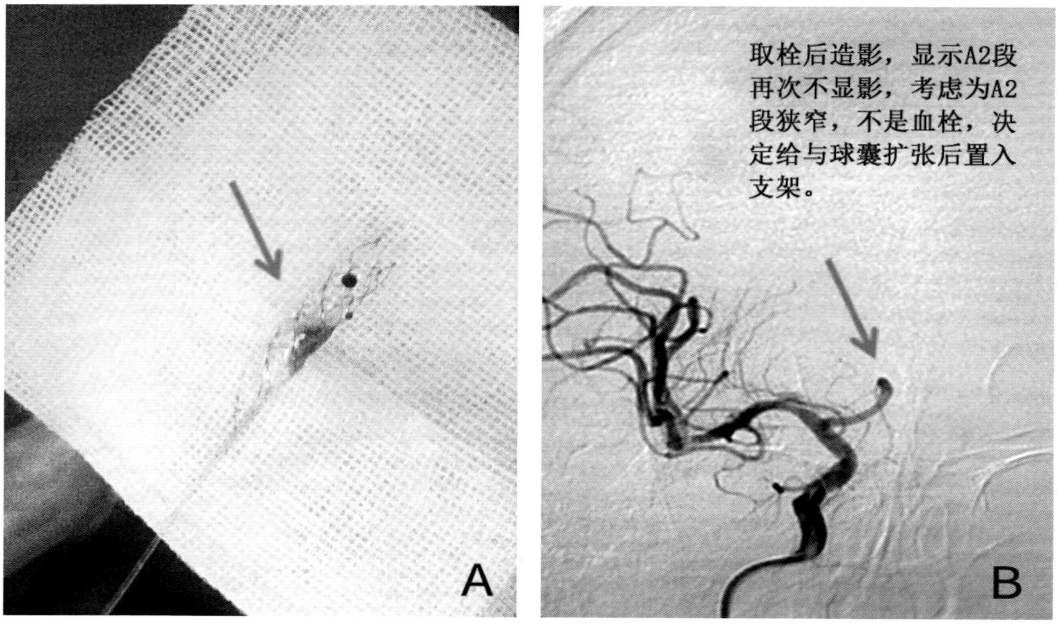
A
取栓后造影，显示A2段再次不显影，考虑为A2段狭窄，不是血栓，决定给与球囊扩张后置入支架。
B

A. 箭头首次取栓后，取出的血栓不多；B. 箭头示第一次取栓后造影，右侧大脑前动脉 A2 段以远仍没有再通。

图 6-145　取栓后造影

（6）微导丝穿过右 A2 闭塞部位，用 2 毫米的球囊快速交换到达狭窄部位，低压力扩张后造影，图 6-146A 箭头所示，可见右 A2 原有狭窄明显改善。

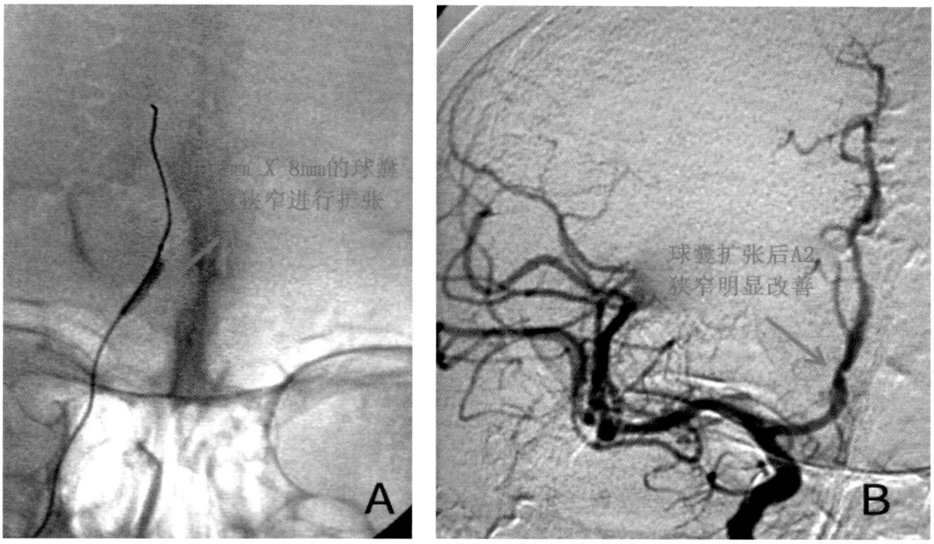

图 6-146　2mm 的球囊对右 A2 段进行扩张

（7）把 4mm×20mm 的 Solitiare FR 支架覆盖 A2 狭窄部位并解脱支架，造影可见右侧大脑前动脉完全再通，TICI ＝ 3，原有狭窄完全消失，图 6-147 箭头所示。

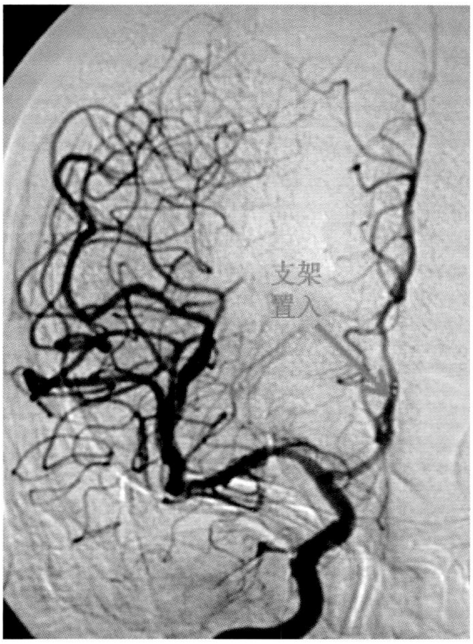

图 6-147　支架释放，原有狭窄消失，右大脑前再通

（8）术后即刻在手术台上，患者情况明显好转，神志清楚，术前偏瘫的左侧肢体肌力达4级（图6-148）。

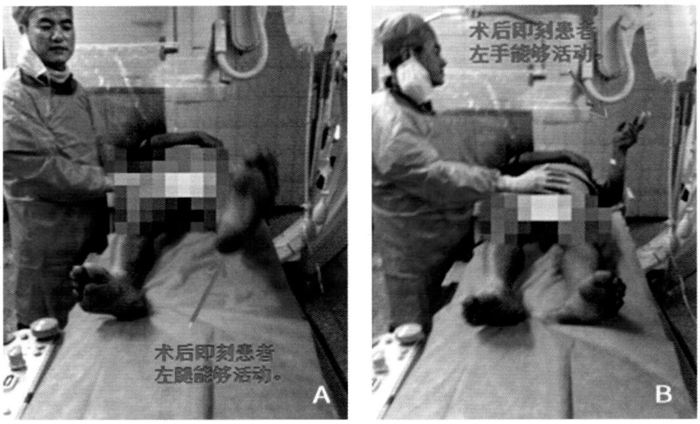

A. 箭头示术后即刻左下肢即可活动；B. 箭头示术后即刻左上肢即可活动。

图6-148　术后即刻患者明显好转，偏瘫肢体能够抬离床面

（9）取出的血栓组织病理检查结果如图6-149：符合血栓栓子形成表现。

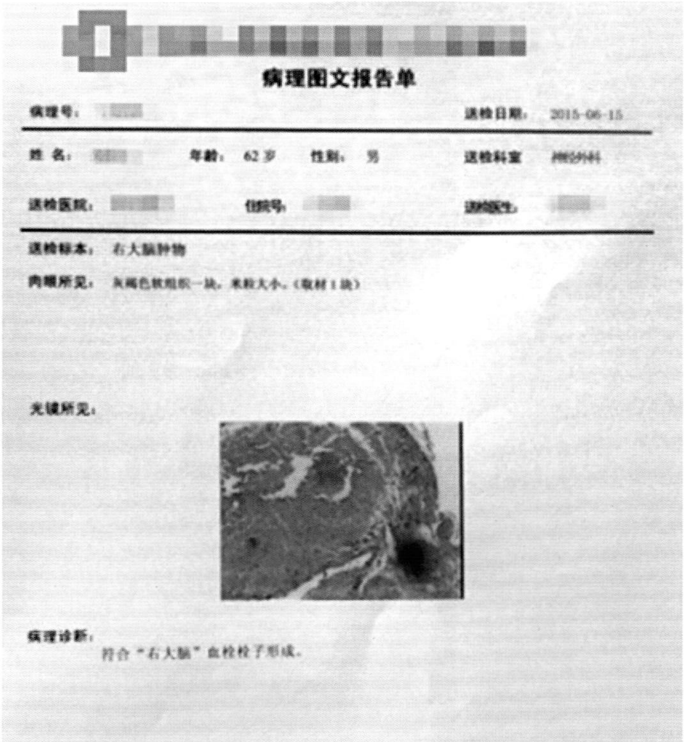

病理图文报告单

病理号：　　　　送检日期：2015-06-15

姓名：　　年龄：62岁　　性别：男　　送检科室

送检医院：　　住院号：　　送检医生：

送检标本：右大脑肿物

肉眼所见：灰褐色软组织一块，米粒大小。（取材1块）

光镜所见：

病理诊断：

符合"右大脑"血栓栓子形成。

图6-149　取出血栓病理报告

（10）术后 1 周复查头颅 CT、CTP、CTA 结果正常（图 6-150 ～图 6-152）。

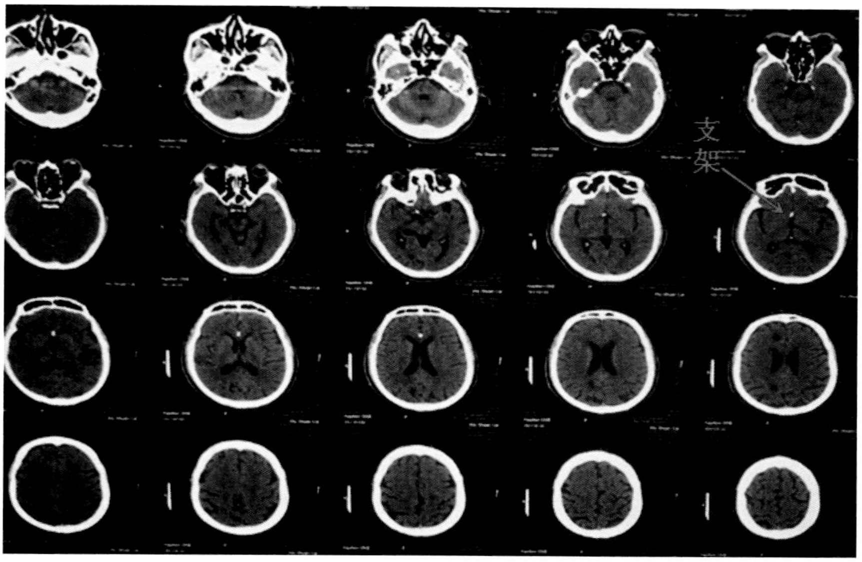

图 6-150 术后 1 周复查头颅 CT

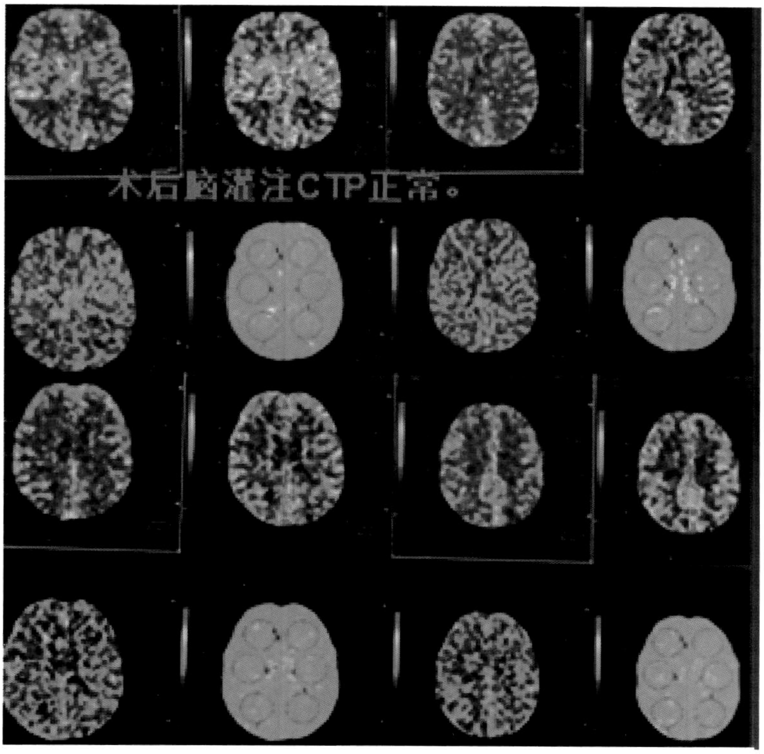

图 6-151 术后 1 周复查头颅 CTP

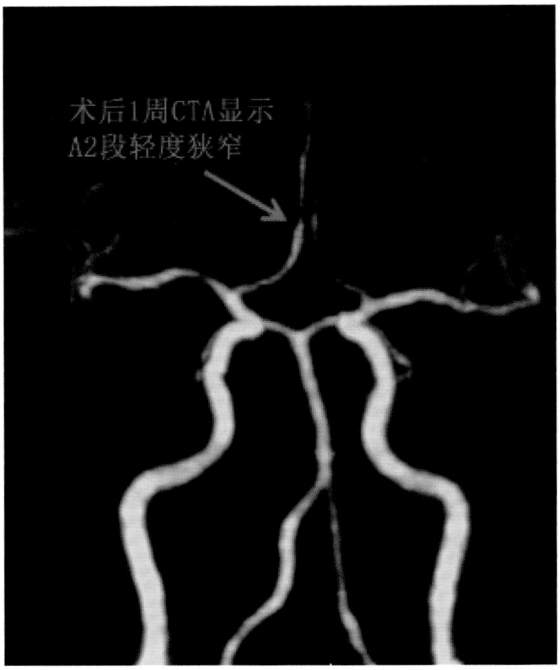

图 6-152　术后 1 周复查头颅 CTA 示原有狭窄消失

（11）住院 1 周，出院时，NIHSS ＝ 0 分，3 个月 mRS 评分＝ 0 分（图 6-153）。

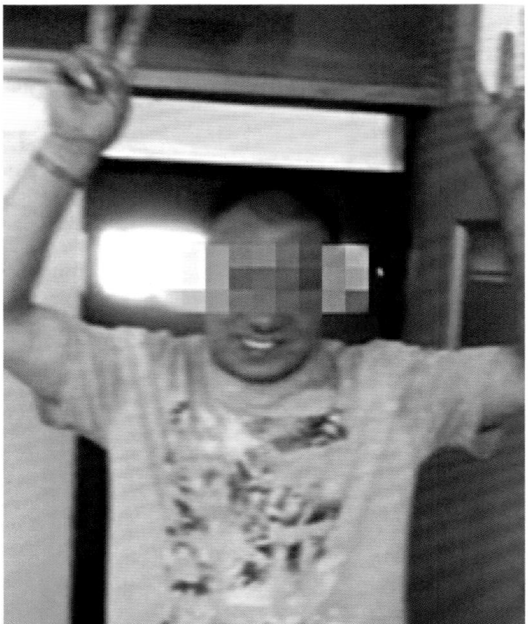

图 6-153 术后 1 周患者出院时照片

诊治过程反思

回顾此患者治疗过程及病情演变及预后，术者认为有以下几点值得思考：①患者第一次出院时CTA就显示右侧A2段重度狭窄，在严格双抗、降脂的情况下，1个月后发生闭塞。虽然SAMPRISE试验结果显示，对于颅内动脉狭窄，血管内介入治疗并不比药物治疗疗效好，但对于此例患者，在药物治疗期间发生急性血管闭塞。幸亏就诊及时，给予机械取栓后支架置入，患者恢复良好。在以后临床工作中，遇到重度颅内动脉狭窄等类似的问题，如何治疗？值得进一步思考。②机械取栓手术是术者综合介入水平的体现，第一次支架置入后，发现A2狭窄，取栓一次后再次闭塞，没有贸然再进行第二次取栓，而是根据患者A2狭窄的小血管具体情况，判断A2闭塞主要原因是局部狭窄，而不是血栓形成，果断采用小球囊扩张，实现血管再通。③本例手术提示，虽然A2相对较细，角度刁钻，但球囊、支架仍能到位。④对于颅内大血管闭塞取栓患者，发现闭塞是由颅内动脉狭窄引起的，球囊扩张后，把Solitiare FR取栓支架释放在狭窄处，是安全的，本例患者近期、远期随访效果良好。

第五节　大脑后动脉急性闭塞取栓病例

一、概述

在五大临床试验中，虽然没有涉及大脑后动脉急性机械取栓的临床效果研究，但大脑后动脉是基底动脉的重要分支，支配脑干、小脑、丘脑等重要结构，一旦发生急性闭塞，侧支循环不良时，可能出现严重的临床结果。

大脑后动脉重要的分支血管：①丘脑穿支（前后）：主要供应大脑脚间窝、乳头体、大脑脚、中脑后部、后穿支供应内囊后肢、下丘脑、红核。②脉络膜后内侧动脉：大脑脚、上丘、松果体、第三脑室脉络丛，也有少量分支，供应丘脑背内侧核。③脉络膜后外侧动脉：在行程中分支到大脑脚、上丘、松果体、第三脑室脉络丛，也有少量分支，供应丘脑背内侧核。④与大脑前动脉的胼周动脉吻合。⑤皮层支：包括颞前动脉、颞后动脉、顶－枕动脉和矩状动脉。供应顶叶内侧面。

2018年美国《AHA/ASA急性缺血性脑卒中早期管理指南》关于机械取栓章节中，推荐对于病因为MCA的M2和M3段、大脑前动脉、椎动脉、基底动脉、大脑后动脉（PCA）闭塞，经过谨慎选择的，且能够在卒中发作6小时内启动治疗的急性脑卒中患者，尽管不能明确评估其获益情况，但仍推荐进行血管内支架取栓治疗。

所以，在支架取栓技术及神经介入技术普及的今天，遇到此类患者，可以尝试机械取栓。

值得注意的是，大脑后动脉血管直径较细，而且血管走形迂曲，在进行机械取栓时一定要仔细、谨慎。另外，由于目标血管直径较细，选用Solitiare FR支架时，建议选用4mm的支架，而不是6mm的支架。

另外，德国Acandis GmbH公司生产的Aperio®取栓支架在国内上市，有专门针对直径1.5mm

型号的小血管取栓支架，建议使用。

二、病例

（一）病例 1

1．简要病史 患者，男，57 岁，主因突发失语、右侧肢体偏瘫，伴有进行性意识障碍 5 小时于 2015-12-06，16:06 入院。患者于当日上午 11 时出现突发言语不利，伴有右侧肢体无力等症状，后出现意识障碍进行性加重，呼之不应，间断烦躁等，后转入我院。入院查体：查体不合作，蒙眬状态，言语不清，NIHSS 评分 15 分，刺痛右侧肢体无反应，肌力 0 级，右侧肢体可活动。双侧巴氏征阳性。CT 表现见图 6-154。

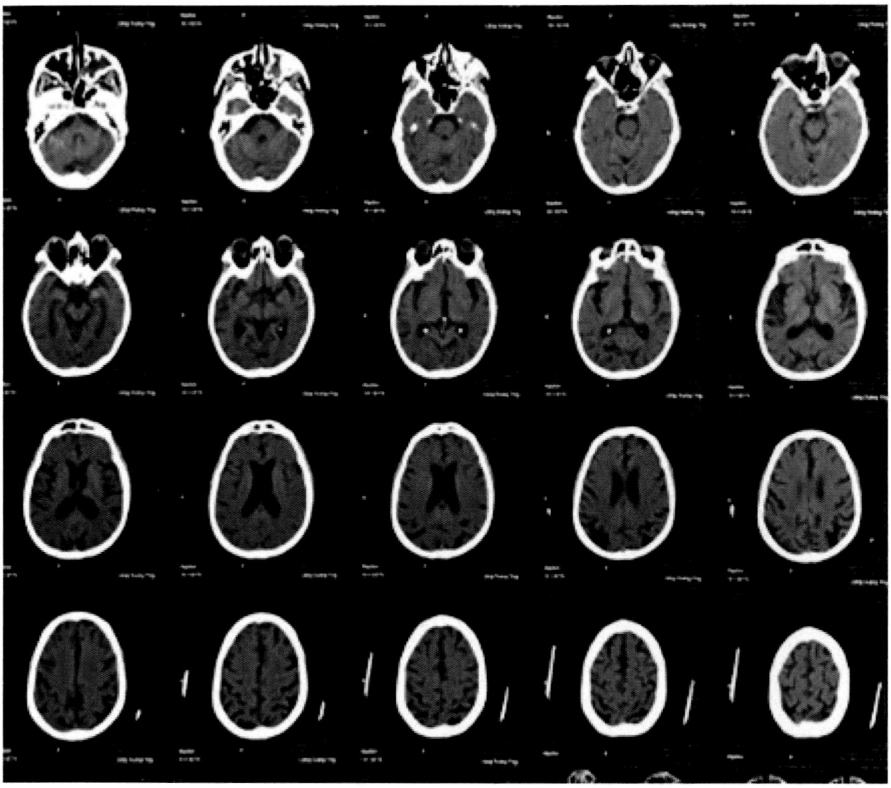

图 6-154 CT 表现

ASPECTS 评分＝ 10。

2．接诊后治疗思路 患者中年男性，突发意识障碍，右侧肢体偏瘫起病，定位体征明显，为左侧半球病变，头颅 CT 排除脑出血，虽然 ASPECTS ＝ 10 分，但 NIHSS 评分 15 分，提示颅内大血管闭塞，已经 5 小时，超过了静脉溶栓的时间窗，机械取栓可能获益。

3．术前评估 家属签署知情同意书后，立即应用，“$LAST_2CH_2ANCE$”的快速筛选工具筛选，判断是否适合机械取栓。

L：大血管闭塞？右侧肢体偏瘫、昏迷，NIHSS ＝ 15，提示右颈内动脉系统大血管闭塞。

A：年龄＝ 57 岁，符合大于 18 岁小于 80 岁标准。

S：症状，NIHSS 评分＝ 15 分，符合≥ 6 分标准。

T：时间，发病到股动脉穿刺时间＜ 6 小时。

T2：血小板计数，血小板计数≥ 40×10^9/L。

C：残疾，术前神经功能正常，符合 mRS ＜ 2 分。

H：低血糖，血糖符合≥ 2.7mmol/L。

H2：高血压，血压符合≤ 185/110mmHg。

A：抗凝，INR 符合≤ 3。

N：不可挽救脑组织，ASPECTS 评分＝ 10 分符合≥ 6 分。

C：侧支循环，没有测评，拟直接血管造影评估，是否符合 ACG 评分＞ 1 级标准。

E：预期寿命，符合＞ 1 年。

4．手术要点

（1）由于患者躁动，不配合，约束带固定患者仰卧位于手术床上，铺无菌巾单，2% 利多卡因局部麻醉。患者在导管室意识模糊，不配合，头部向左侧倾斜强迫体位（图 6-155）。

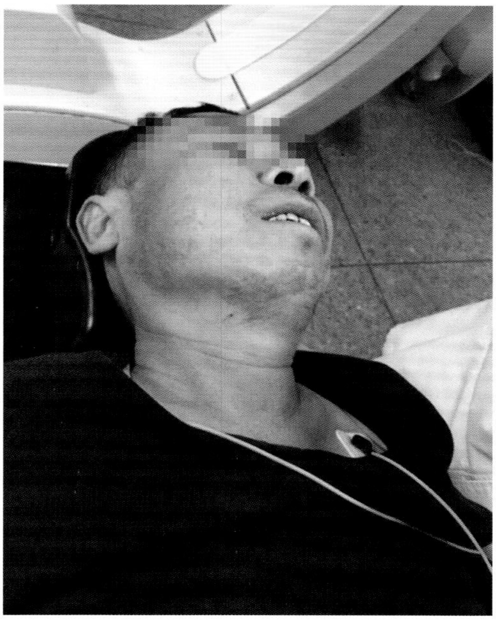

图 6-155　术前在导管室表现：躁动、不配合

（2）在腹股沟穿刺点用 2% 利多卡因 5mL 局部浸润麻醉。

（3）用 Seldinger 方法穿刺股动脉，成功后，置入 8F 动脉鞘，肝素盐水冲洗鞘管。患者左侧肢体偏瘫，怀疑右颈内动脉系统闭塞。

（4）直奔主题，用 5F 的单弯造影管先行左侧颈内动脉造影，结果如下图：提示左侧大脑中动脉、大脑前动脉血管正常，左后交通动脉可见，但不发达，图 6-156 箭头所示。

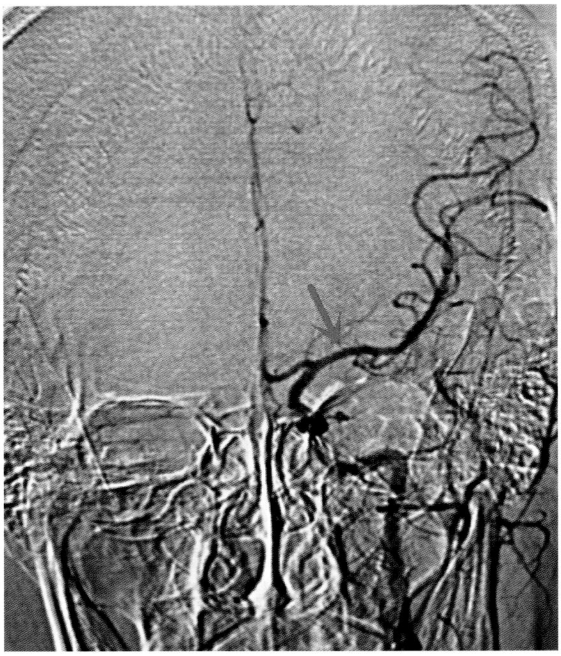

图 6-156　左侧颈总动脉造影

（5）右颈动脉造影，右侧大脑中动脉、大脑前动脉血管通畅，右后交通动脉较发达，图6-157箭头所示。

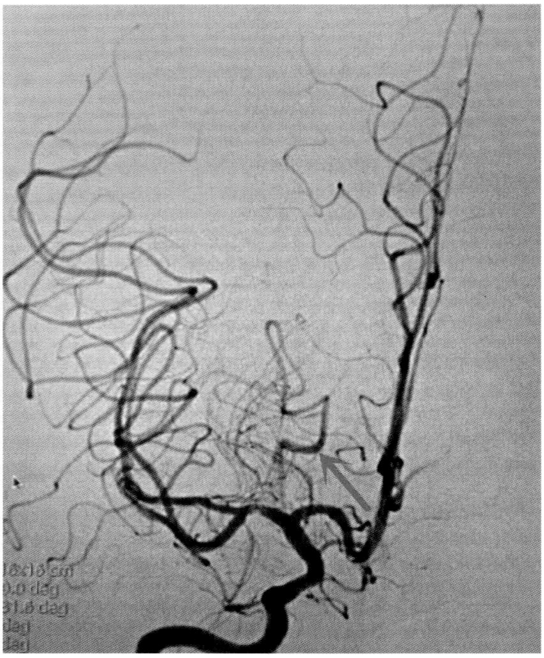

图 6-157　右侧颈内动脉造影

（6）右椎动脉造影，可见左侧大脑后动脉闭塞，图 6-158 红箭头所示。

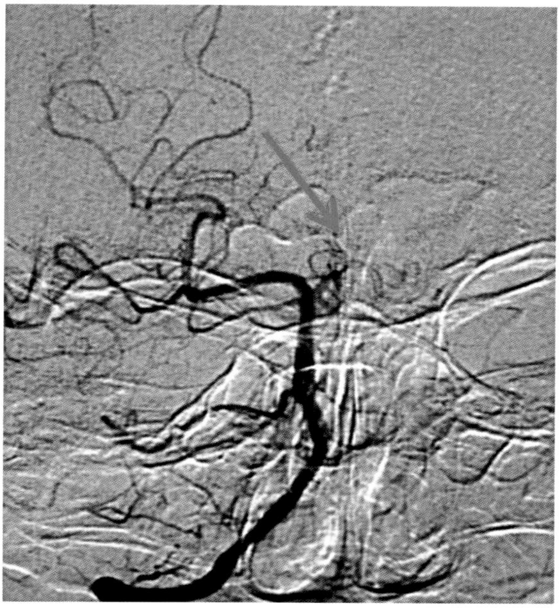

图 6-158　右椎动脉造影：左侧大脑后动脉闭塞（箭头示）

（7）造影完毕评估。术前判断是左侧大脑中动脉闭塞引起右侧肢体偏瘫。但造影证实是左侧大脑中动脉、大脑前动脉显影良好。左侧大脑后动脉闭塞。那么问题来了：①此患者左侧大脑后动脉闭塞，是此次发病的责任血管吗？②左侧大脑后动脉闭塞能够机械取栓吗？

先复习一下解剖知识：大脑后动脉重要的分支血管为：①丘脑穿支（前后）：主要供应大脑脚间窝、乳头体、大脑脚、中脑后部，后穿支供应内囊后肢、下丘脑、红核。②脉络膜后内侧动脉：大脑脚、上丘、松果体、第三脑室脉络丛，也有少量分支，供应丘脑背内侧核。③脉络膜后外侧动脉：在行程中分支到大脑脚、上丘、松果体、第三脑室脉络丛，也有少量分支，供应丘脑背内侧核。④与大脑前动脉的胼周动脉吻合。⑤皮层支：包括颞前动脉、颞后动脉、顶—枕动脉和矩状动脉。供应顶叶内侧面。从大脑后动脉主要分支血管供血区域来看，特别是丘脑穿支，供应中脑后内部、内囊后肢、红核，一旦血液供应障碍且侧支循环不良的情况下，是完全可以导致患者意识障碍，右侧肢体偏瘫。

综合判断：左侧大脑后动脉闭塞是此次发病的责任血管。能否进行机械取栓，当前指南没有统一推荐，但是满足了大血管闭塞（本例是相对小血管）、核心梗死灶较小（NIHSS = 15）、侧支循环好（本例侧支循环欠佳，左侧后交通动脉不发达）。再仔细看看后入院时头颅 CT，进行后循环的 PC-ASPECTS 评分 = 8 分。所以此患者也基本满足了机械取栓可能获益的三个基本条件，但如果对介入技术有信心，笔者认为机械取栓还是可以进行的。

（8）70 厘米 6F 的长鞘在 5F 造影管及泥鳅导丝辅助下，到达右侧椎动脉起始处。6F 的 Navien 导管近端连接 Y 阀、三通，肝素盐水持续冲洗，在泥鳅导丝辅助下，尽量将 Navien 导管送到闭塞血管的近端（越高越好）到达基底动脉。在微导丝辅助下将 2.4F 的微导管（EV3 公司，美国）穿过左侧大脑后动脉闭塞部位，撤出微导丝后，用 1mL 注射器微导管造影，判断远端血栓情况及血栓远端位置后造影如图 6-159。

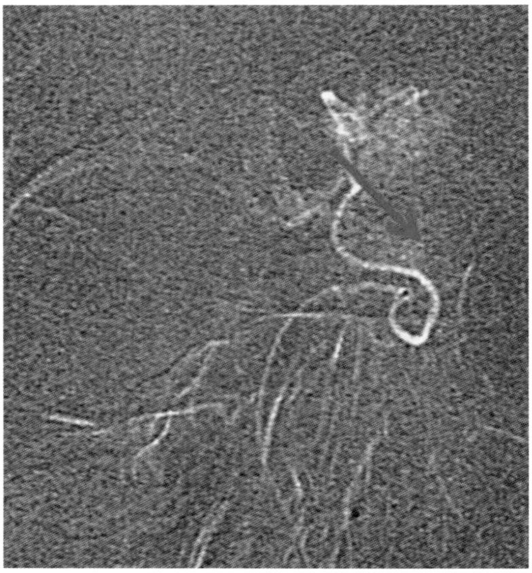

箭头示微导管穿过左侧大脑后动脉 P1 段造影，提示 P2 以远血管通畅。

图 6-159　微导管穿过闭塞部位造影，左侧大脑后动脉虽然较右侧纤细，但远段血管良好

（9）通过 2.4F 微导管导入 Solitiare FR 4mm×20mm 支架，回撤支架微导管释放支架，使支架在闭塞血管的血栓内释放，支架释放后造影，左侧大脑后动脉仍然没有复流，图 6-160 箭头所示。

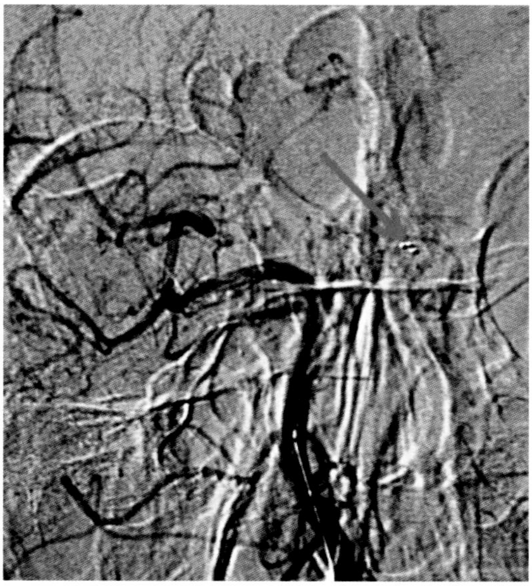

图 6-160　支架在左侧大脑后动脉释放后造影

（10）停留5分钟后回撤支架。可见支架内少许有血栓。造影显示左侧大脑后动脉仍然没有再通，进行第二次取栓，支架到位，左侧大脑后动脉部分再通。如图6-161所示。

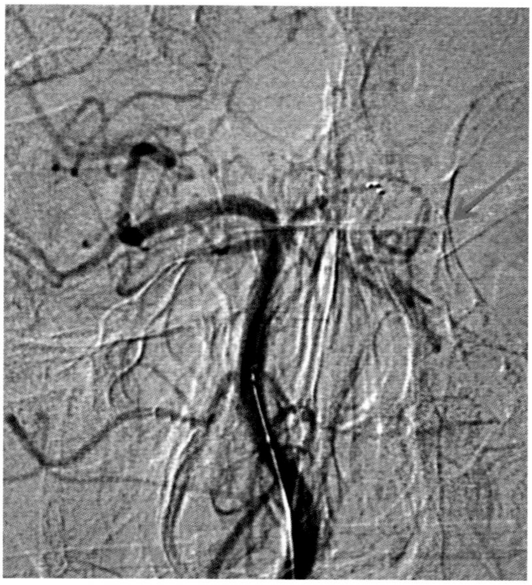

图6-161 第二次支架释放后造影，左P1部分再通（箭头示）

（11）停留5分钟后第二次回撤支架取栓。可见左侧大脑后动脉大部分再通。TICI＝2b，特别是左侧大脑后动脉P1段主要穿支显影良好，图6-162A、B中红箭头所示，由于是局部麻醉手术，此时患者神志由模糊转变为清醒，术前偏瘫的右侧肢体也能够活动，于是决定结束手术，为防止再闭塞，给予替罗非班6mL/h，微量泵泵入。

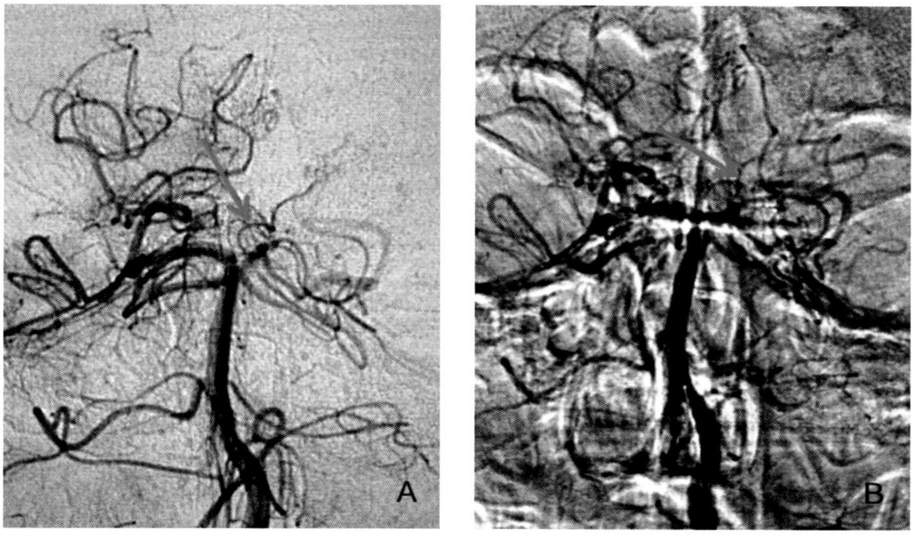

A. 箭头示第二次取栓后，左侧大脑后动脉部分再通；B. 箭头示术后左侧大脑后动脉P段穿支血管完全再通。

图6-162 第二次取栓后，左P再通，穿支血管显影良好（箭头示）

（12）术后 24 小时患者神志清楚，右侧肢体肌力 4 级（图 6-163）复查头颅 CT、CTA，提示左侧大脑后动脉通畅（图 6-164 ～图 6-165）。

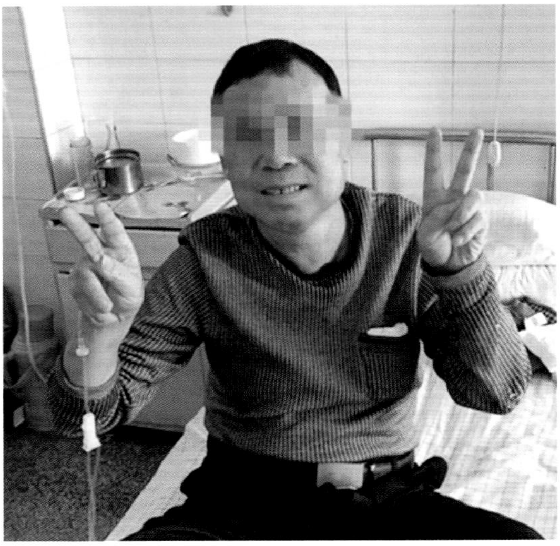

图 6-163　术后 24 小时患者状态

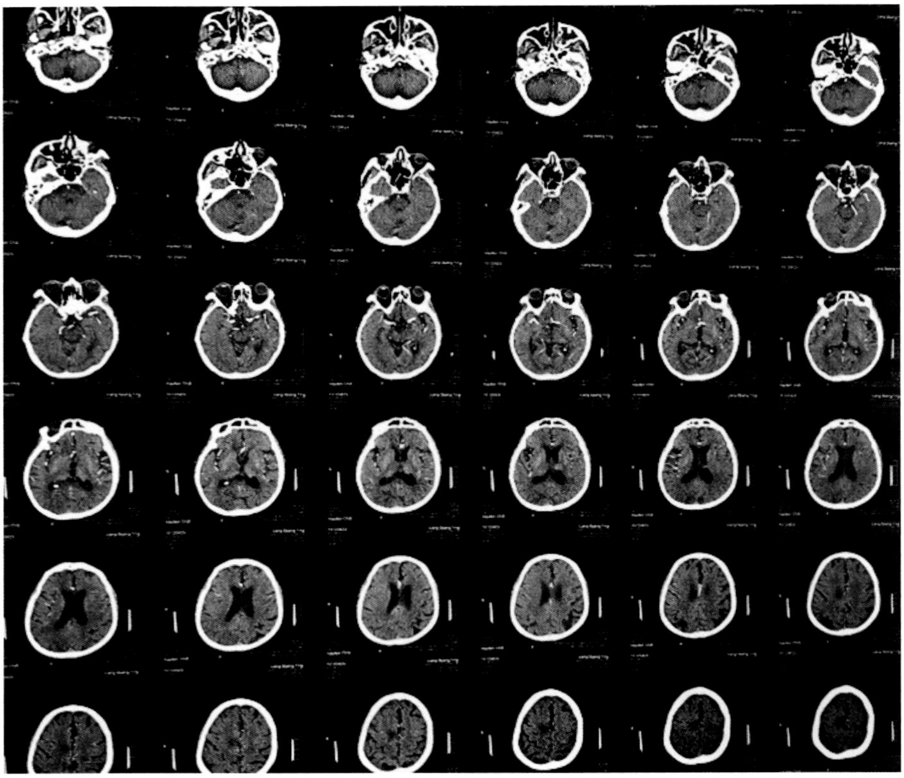

图 6-164　术后复 24 小时头颅 CT

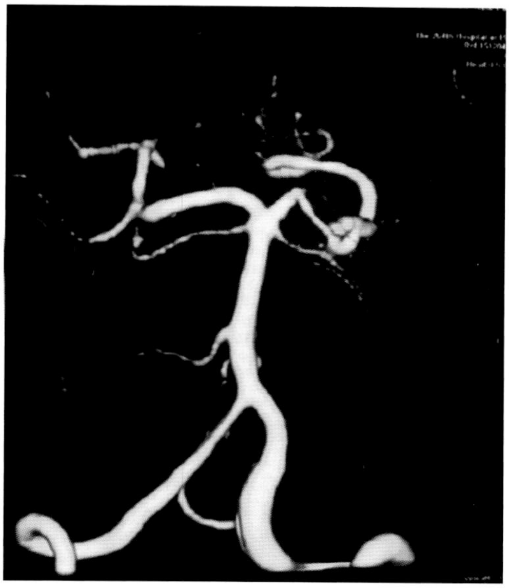

图 6-165 术后 24 小时 CTA 示左大脑后动脉通畅

（13）术后 10 天，NIHSS ＝ 0 分，痊愈出院，90 天 mRS ＝ 0 分（图 6-166）。

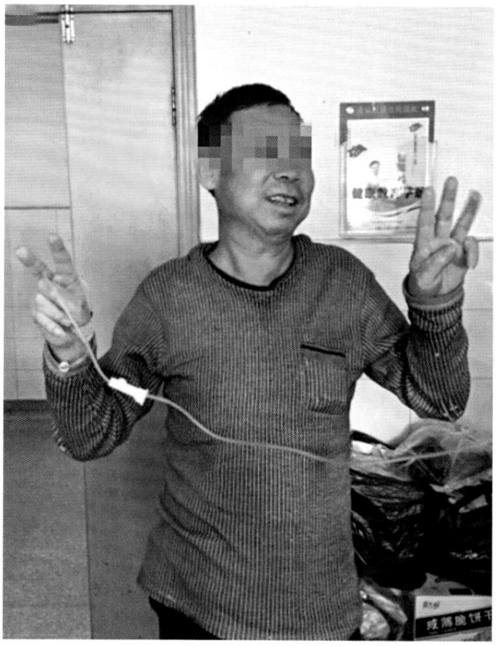

图 6-166 术后 10 天患者出院时状态

诊治过程反思

回顾此患者治疗过程及病情演变及预后，术者认为有以下几点值得思考：①患者出现右侧肢体偏瘫、意识障碍，不能有惯性思维，认为可能是左侧大脑中动脉闭塞，而要进行造影评估，左侧大脑后动脉闭塞，也可以引起类似症状。②本例手术提示，虽然大脑后相对较细，走行迂曲，但是还是能够应用支架取栓的，当然为了确保安全，还是建议选用 4mm×20mm 的支架。当然如果手头有小血管专用取栓支架，比如 Aperio® 取栓支架，还是尽量选用支架说明书推荐的型号支架。③机械取栓推荐在局部麻醉下进行，不仅简单、迅速，不耽误术前准备时间，更重要的是能够反映患者病情变化。比如此例患者，虽然左侧大脑后动脉再通没有达到 TICI = 3，仅仅为 2b 级，但是患者情况明显好转，及时结束手术。④在血管再通没有达到 TICI = 3 级的情况下，应用替罗非班能够有效预防血管再闭塞。本例患者手术结束时 TICI = 2b 级，但术后 24 小时复查 CTA，提示左侧大脑后动脉完全再通（TICI = 3 级）。

（二）病例 2

1．简要病史 患者，男，53 岁，主因意识模糊、完全失语、右侧肢体偏瘫 4 小时于 2015-7-31，0:32 入院。患者平时有高血压、糖尿病史，无心房颤动病史，未用抗凝药物。查体：浅昏迷，刺痛左侧肢体屈曲，右侧肢体肌张力略高，肌力 0 级。双侧霍夫曼氏征阳性，双侧巴氏征阴性。NIHSS 评分 16 分，头颅 CT 未发现出血（图 6-167）。

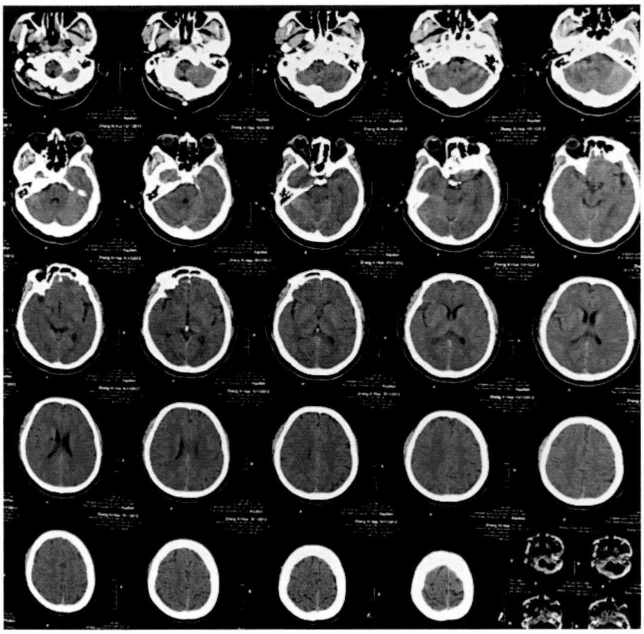

图 6-167 发病 4 小时头颅 CT

2．接诊后治疗思路 患者中年男性，突发意识障碍，右侧肢体偏瘫起病，定位体征明显，NIHSS 评分 16 分，可能是左侧大脑中动脉或左侧大脑后动脉闭塞，头颅 CT 排除脑出血，发病 4 小时，超过了静脉溶栓的时间窗，机械取栓可能获益。

3．术前评估 家属签署知情同意书后，立即应用，“LAST$_2$CH$_2$ANCE”的快速筛选工具筛选，判断是否适合机械取栓：

L：大血管闭塞？右侧肢体偏瘫、昏迷，NIHSS ＝ 15，提示左颈内动脉系统大血管闭塞。

A：年龄＝ 53 岁，符合大于 18 岁小于 80 岁标准。

S：症状，NIHSS 评分＝ 16 分，符合≥ 6 分标准。

T：时间，发病到股动脉穿刺时间＜ 6 小时。

T$_2$：血小板计数，血小板计数≥ 40×10^9/L。

C：残疾，术前神经功能正常，符合 mRS ＜ 2 分。

H：低血糖，血糖符合≥ 2.7mmol/L。

H$_2$：高血压；血压符合≤ 185/110mmHg。

A：抗凝，INR 符合≤ 3。

N：不可挽救脑组织，ASPECTS 评分＝ 10 分符合≥ 6 分。

C：侧支循环，没有测评，拟直接血管造影评估，是否符合 ACG 评分＞ 1 级标准。

E：预期寿命，符合＞ 1 年。

4．手术要点

（1）约束带固定患者仰卧位于手术床上，铺无菌巾单，2% 利多卡因局部麻醉。患者在导管室昏迷，不配合，头部向左侧倾斜强迫体位。患者术前情况见图 6-168。

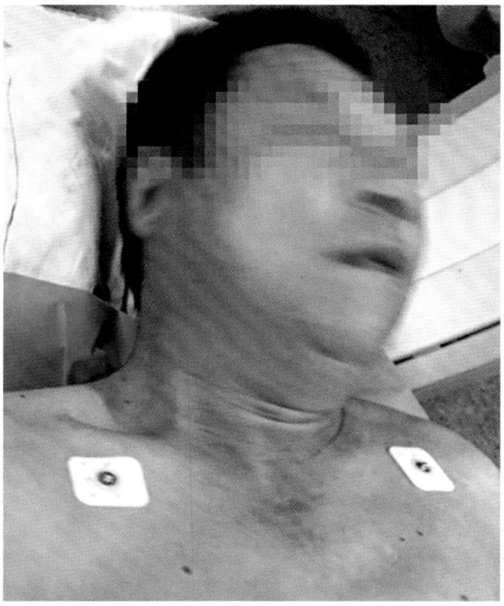

图 6-168 患者术前情况

（2）在腹股沟穿刺点用 2% 利多卡因 5mL 局部浸润麻醉。用 Seldinger 方法穿刺股动脉，成功后，置入 8F 动脉鞘，肝素盐水冲洗鞘管。患者右侧肢体偏瘫，怀疑左颈内动脉系统闭塞。

直奔主题：用 5F 的单弯造影管先行左侧颈内动脉造影，结果如下图：提示左侧大脑中动脉、大脑前动脉血管正常，左后交通动脉基本不显影，图 6-169 箭头所示。

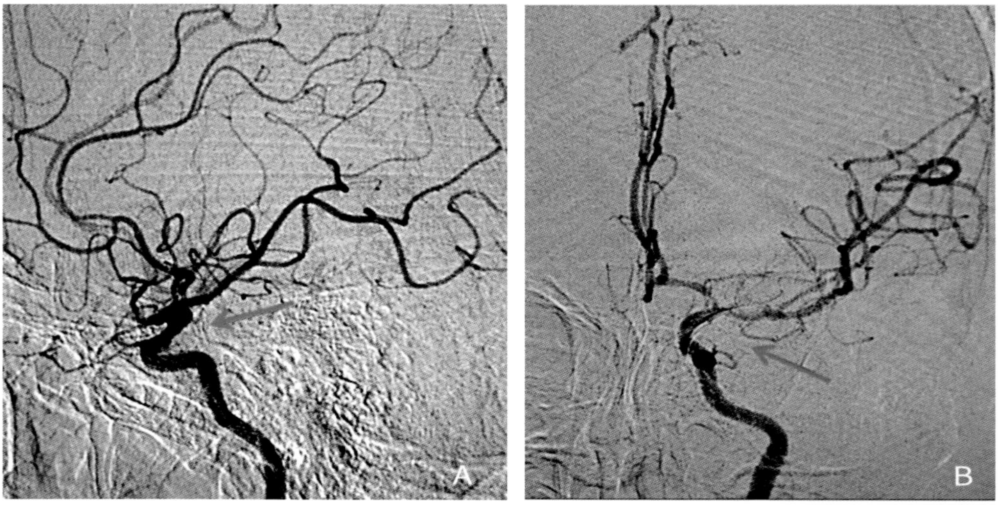

A、B 箭头示大脑中、大脑前动脉显影良好，后交通动脉未见显影。

图 6-169　左侧颈内动脉造影

（3）右颈动脉造影，右侧大脑中动脉、大脑前动脉血管通畅，右后交通动脉不发达（图 6-170）。

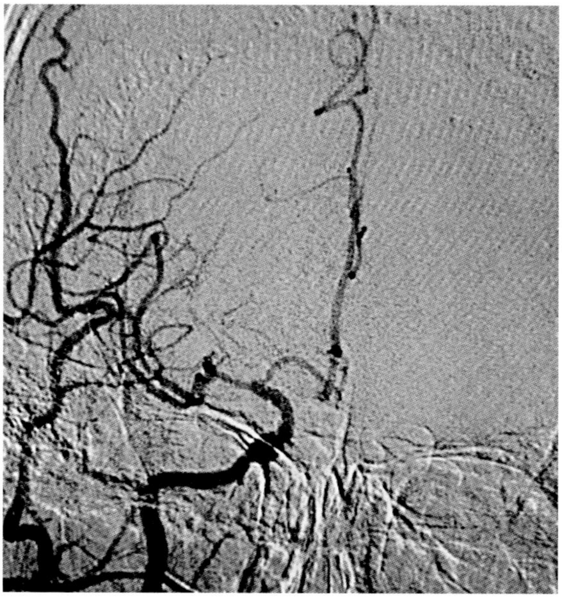

图 6-170 右侧颈总动脉造影

（4）右椎动脉造影，可见左侧大脑后动脉闭塞，图 6-171 红箭头所示。

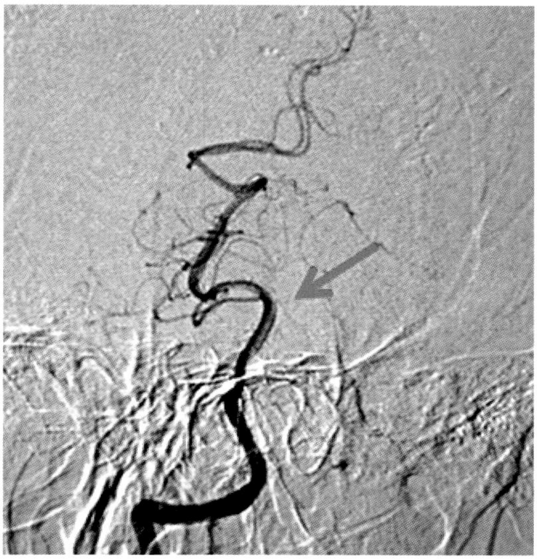

图 6-171 右侧椎动脉造影示左椎动脉不显影（箭头所示）

（5）造影完毕评估。此患者左侧大脑后动脉闭塞是此次发病的责任血管，NIHSS 评分较高，决定给予机械取栓。

（6）70 厘米 6F 的长鞘在 5F 造影管及泥鳅导丝辅助下，到达右侧椎动脉起始处。6F 的 Navien 导管近端连接 Y 阀、三通，肝素盐水持续冲洗，在泥鳅导丝辅助下，尽量将 Navien 导管送到闭塞血管的近端（越高越好）到达基底动脉。在微导丝辅助下将 2.4F 的微导管（EV3 公司，美国）穿过左侧大脑后动脉闭塞部位，撤出微导丝后，用 1mL 注射器微导管造影，判断远端血栓情况及血栓远端位置后造影如图 6-172。

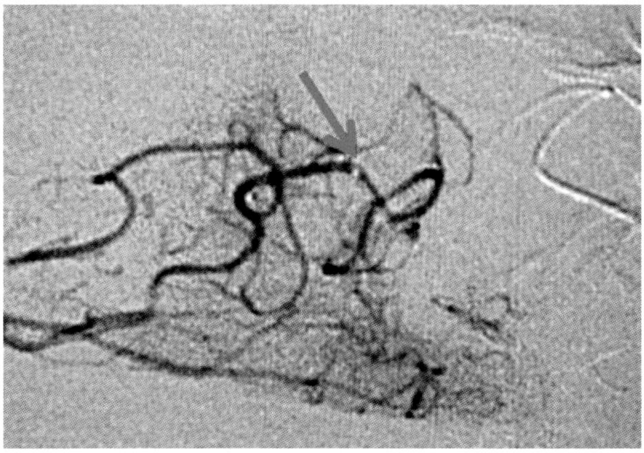

箭头示微导管穿过左侧大脑后动脉 P1 段造影，提示 P2 以远血管通畅。

图 6-172 微导管穿过闭塞部位造影，左侧大脑后动脉虽然较右侧纤细，但远段血管良好

（7）通过 2.4F 微导管导入 Solitiare FR 4mm×20mm 支架，回撤支架微导管释放支架，使支架在闭塞血管的血栓内释放，支架释放后，左侧大脑后动脉仍然部分复流，图 6-173B 中箭头所示。

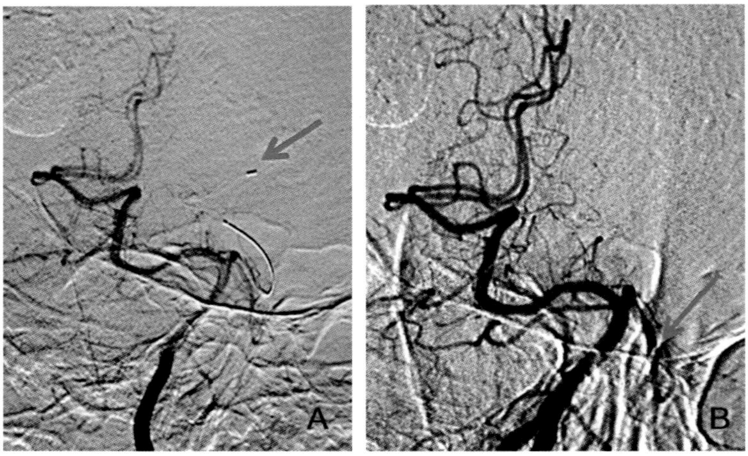

A. 箭头示支架在左侧大脑后动脉 P3 段的标志点；B. 中箭头示左 P1 部分复流。

图 6-173 支架在左侧大脑后动脉释放后造影

（8）停留 5 分钟后回撤支架。可见支架内少许有血栓。造影，左侧大脑后动脉仍然部分复流，进行第二次取栓，支架到位，左侧大脑后动脉部分再通（图 6-174）。

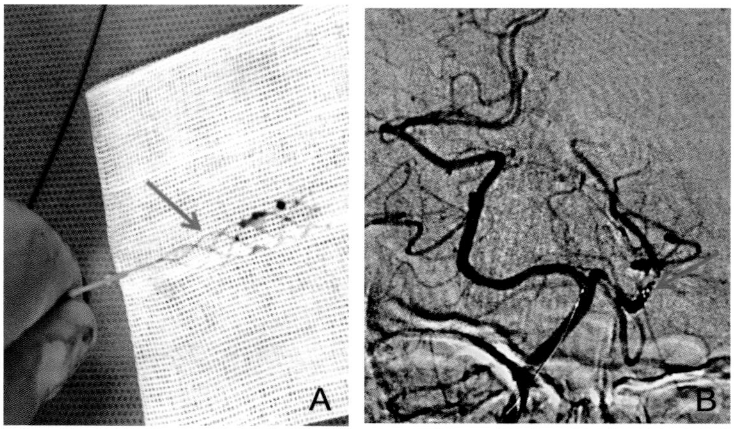

A 箭头示支架在取出的血栓；B 箭头第 2 次支架到位后左 P1 部分复流，可见支架远端标志点。

图 6-174 第一次支架取出的血栓（图 A），第二次支架释放后造影（图 B）

（9）第二次回撤支架取栓后，可见左侧大脑后动脉大部分再通，如图 6-175。TICI ＝ 2b，特别是左侧大脑后动脉 P1 段主要穿支显影良好，由于是局部麻醉手术，此时患者神志由模糊转变为清醒，术前偏瘫的右侧肢体也能够活动，于是决定结束手术，为防止再闭塞，给予替罗非班 6mL/h，微量泵泵入。

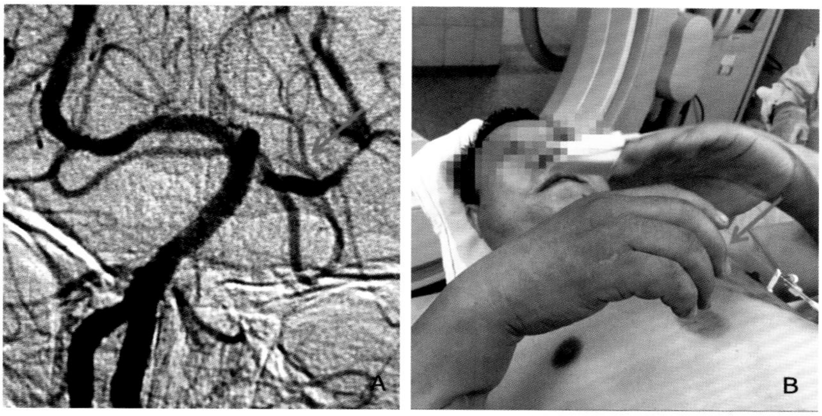

A. 箭头示取栓后左侧大脑后动脉基本再通；B . 箭头术后即刻患者右手即可活动。

图 6-175　取栓 2 次后左 P 再通（TICI=2b），术后即刻患者明显好转

（10）术后 24 小时患者神志清楚，右侧肢体肌力 4 ～ 5 级，住院 1 周出院。NIHSS ＝ 0 分，痊愈出院，90 天 mRS ＝ 0 分。病理报告如图 6-176 所示。

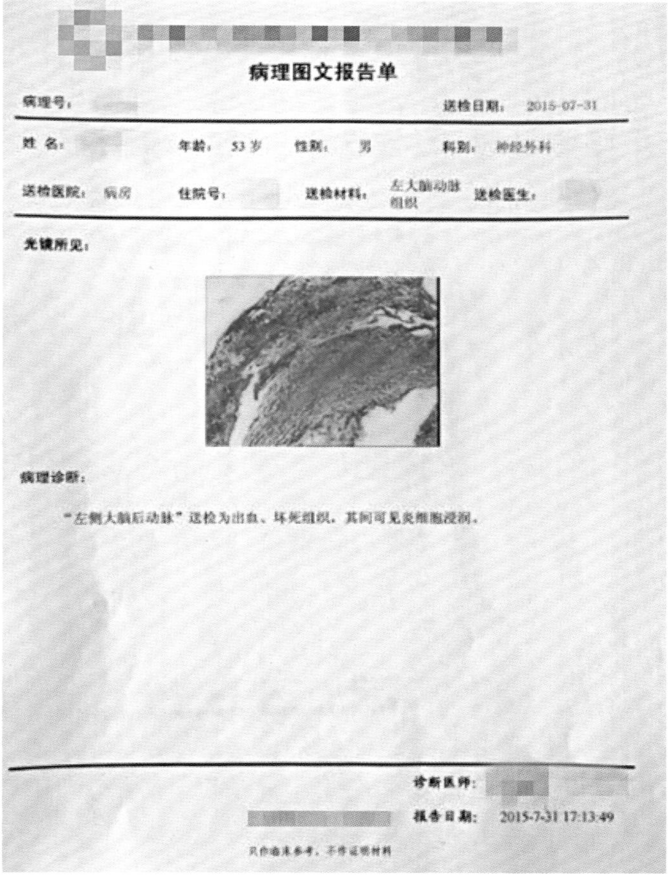

病理图文报告单

病理号：　　　　送检日期：2015-07-31

姓 名：　　年龄：53 岁　　性别：男　　科别：神经外科

送检医院：病房　　住院号：　　送检材料：左大脑动脉组织　　送检医生：

光镜所见：

病理诊断：

“左侧大脑后动脉”送检为出血、坏死组织，其间可见炎细胞浸润。

诊断医师：

报告日期：2015-7-31 17:13:49

只作临床参考，不作证明材料

图 6-176　取出血栓组织病理报告

术后 1 周患者情况见图 6-177。

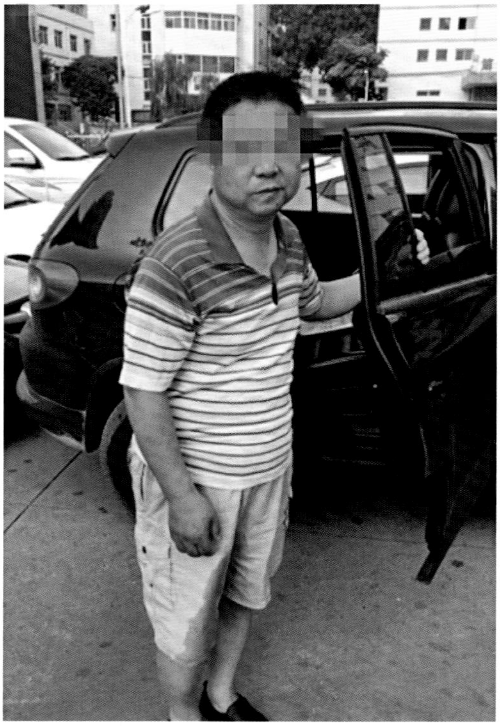

图 6-177　术后 1 周患者情况

诊治过程反思

回顾此患者治疗过程及病情演变及预后，术者认为有以下几点值得思考：①患者出现右侧肢体偏瘫、意识障碍，不能有惯性思维，认为可能是左侧大脑中动脉闭塞，而要进行造影评估，左侧大脑后动脉闭塞，也可以引起类似症状。②本例手术提示，虽然大脑后相对较细，走行迂曲，但是还是能够应用支架取栓的，当然为了确保安全，还是建议选用 4mm×20mm 的支架。当然如果手头有小血管专用取栓支架，比如 Aperio® 取栓支架，还是尽量选用支架说明书推荐的型号支架。③机械取栓推荐在局部麻醉下进行，不仅简单、迅速，不耽误术前准备时间，更重要的是能够反映患者病情变化。比如此例患者，虽然左侧大脑后动脉再通没有达到 TICI＝3，仅仅为 2b 级，但是患者情况明显好转，及时结束手术。④此例患者为外地患者，由于经济原因，术后没有 CTA 复查结果，但从患者临床症状恢复良好的角度看，术后左侧大脑后动脉没有再次闭塞。3 个月电话随访，患者已经完全恢复病前工作，90 天 mRS＝0 分。

第六节　椎基底动脉急性闭塞取栓病例

一、概述

机械取栓获益的五大试验以及取栓时间窗延长至 6 ～ 24 小时的 DAWN 试验，都是针对前循环的。后循环机械取栓是时间窗尚没有大型随机对照试验结果支持。但是椎基底动脉系统血管主要供应脑干、小脑的血供，一旦发生血管闭塞，可引起脑干、小脑梗死，死亡率、致残率极高。所以，《AIS 血管内治疗 2015 中国指南》推荐：急性基底动脉闭塞患者应行多模态影像学（CT 或 MRI）检查，评估后可实施机械取栓，或按照当地伦理委员会批准的随机对照血管内治疗试验进行（IIb 类推荐，B 级证据）。目前我们正在参加宣武医院吉训明教授牵头的国家十三五课题《后循环急性脑梗死血管内治疗的安全性、有效性及时间窗的研究》，希望试验完成后，能够给后循环急性脑梗死的取栓治疗提供重要参考。

二、病例

（一）病例 1

1. 简要病史　患者，男，47 岁，意识模糊 10 小时，意识障碍、偏瘫 4 小时入院。2016-6-29 22:00 接到转诊电话。初步了解患者病情，患者在当地医院已经完成 MRI 及 MRA 检查，MRI：左小脑、脑干梗死，MRA 提示，基底动脉不显影，见图 6-178 至图 6-179。卒中团队就位、材料准备齐全，等待患者直接入科。入院当时查体：昏迷状态，失语，四肢活动差。MRA 提示双侧椎动脉、基底动脉闭塞。

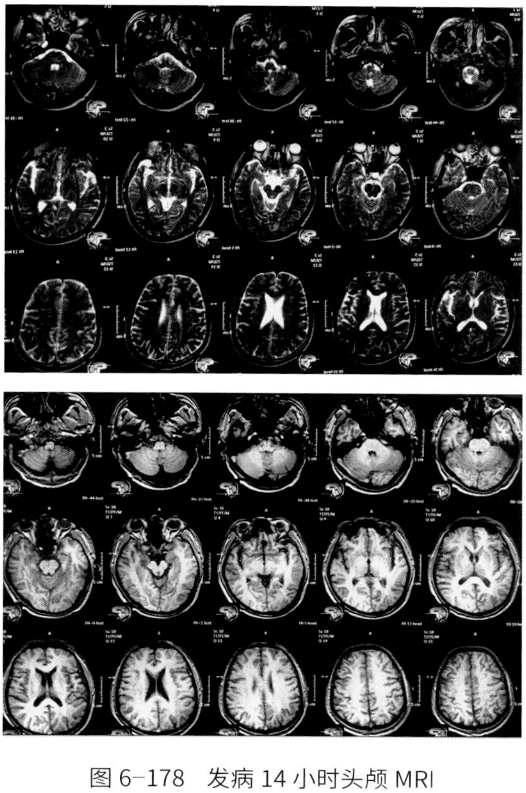

图 6-178　发病 14 小时头颅 MRI

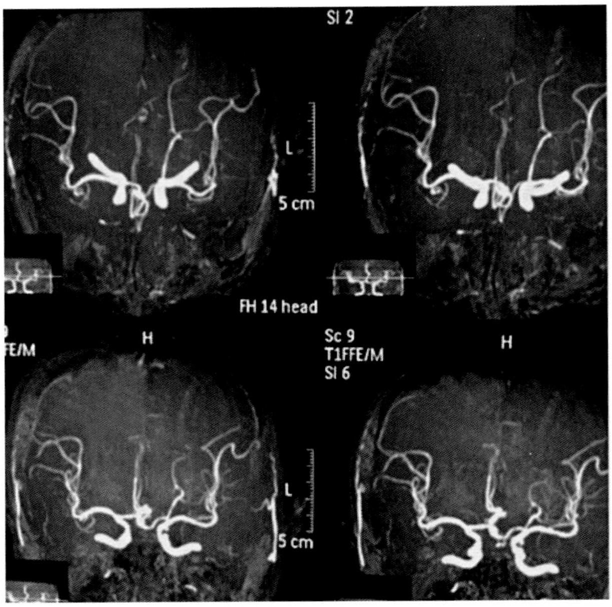

图 6-179　发病 14 小时头颅 MRA，基底动脉系统血管不显影

本例患者绿色通道情况：

2015-6-30 02:30 入科

Onset to hospital：840min

NIHSS：24 points

Door to CT：15min：02:50

Door to Groin：60min：03:50（主要是家属沟通费时，经济紧张）

Groin to reperfusion：55min：04:55

2．术前评估

（1）初步评估——患者基本情况评估

1）头颅 CT 无出血。

2）年龄 47 岁。

3）卒中前 mRS 评分为 0 分。

4）时间窗：后循环发病 14 小时。

5）NIHSS 评分＝ 24 分。

6）无严重心、肝、肾功能不全。

7）无造影剂过敏史。

8）血压：145/95mmHg；血糖超过 6.2mmol/L。

9）患者家属签署同意书。

（2）核心评估

1）颅内大血管闭塞，依据：① NIHSS 24 分。② MRA：基底动脉闭塞。③ PC-ASPECTS ＝ 10 - 中脑 2 - 左小脑 1 - 左枕叶 1 ＝ 6 分。

头颅 CT 见图 6-180。

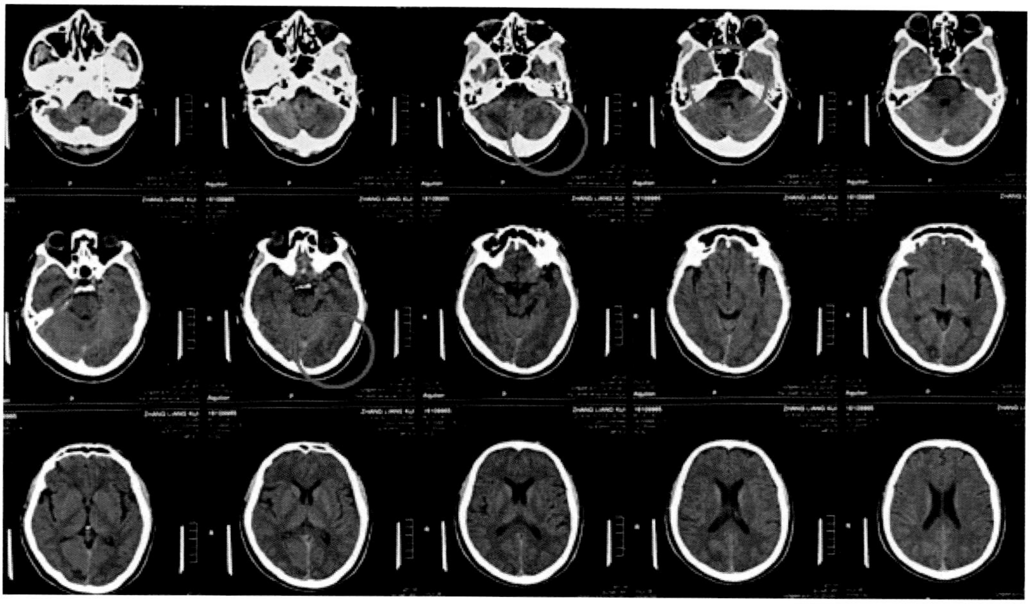

圆圈示左侧小脑和脑干下片状低迷度阴影。

图 6-180　发病 14 小时 CT

小的核心梗死灶，见图 6-181。

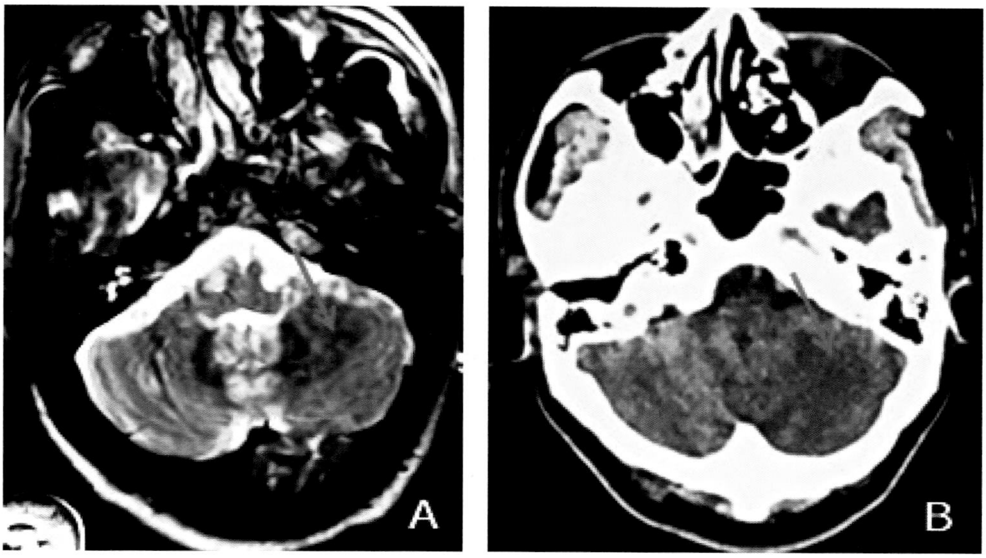

A. 箭头示左侧的小脑小片状低迷度阴影；B. 箭头示左侧的小脑大片状低迷度阴影。

图 6-181　发病 14 小时 MRI 及 CT，没有出现大片状梗死

2）侧支循环情况：左侧后交通动脉较发达，应该有部分代偿，见图 6-182。

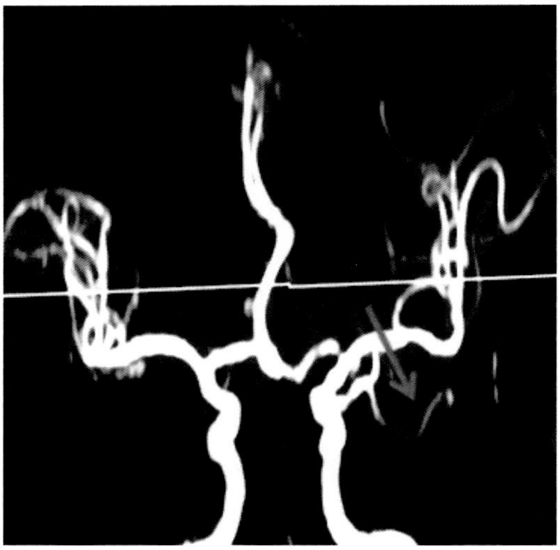

图 6-182　MRA：左后交通动脉显影（箭头示）

3）路径评估没做，计划术中根据情况再定，向家属沟通。

4）家属沟通很充分。

3．手术过程及要点

（1）首先行双侧颈动脉造影，了解前循环向后循环代偿情况。右侧颈内动脉造影，可见后交通动脉不发达，向后循环代偿差，图 6-183 箭头所示。左侧颈内动脉造影提示：后交通均开放，向后循环供血代偿明显，图 6-184 箭头所示。

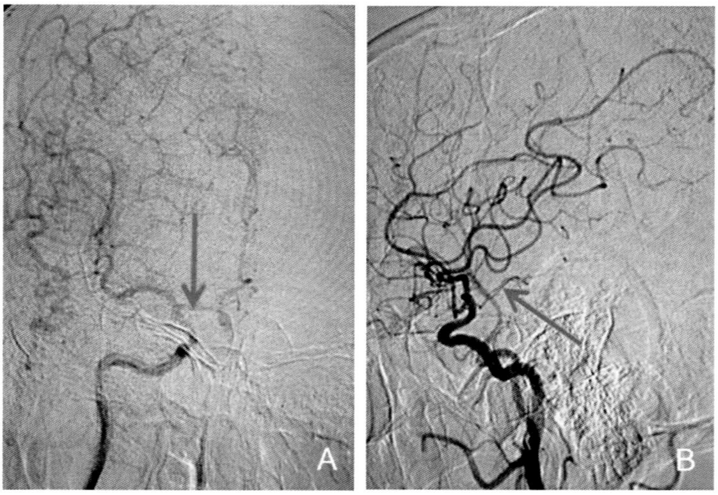

A. 箭头示右侧后交通动脉无明显显影（正位）；B. 箭头示右侧后交通动脉纤细（侧位）。

图 6-183　右侧颈总动脉造影，可见后交通动脉不发达（箭头所示）

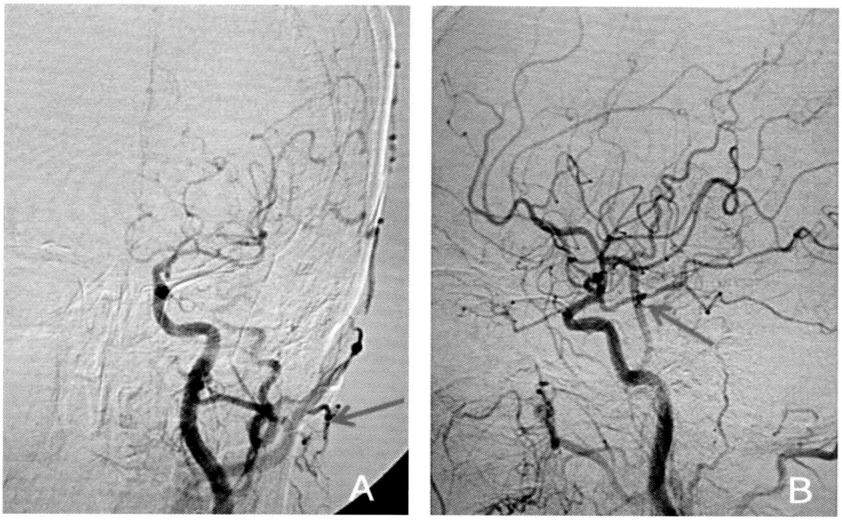

A. 箭头示右侧颈总动脉颅造影，可见颅内诸血管显影；B. 箭头示可见后交通动脉较发达，向后循环代偿。

图 6-184　右侧颈总动脉造影

（2）右侧椎动脉造影提示右椎动脉开口无狭窄，颅内段在分出小脑后下动脉后闭塞，图 6-185 箭头所示。

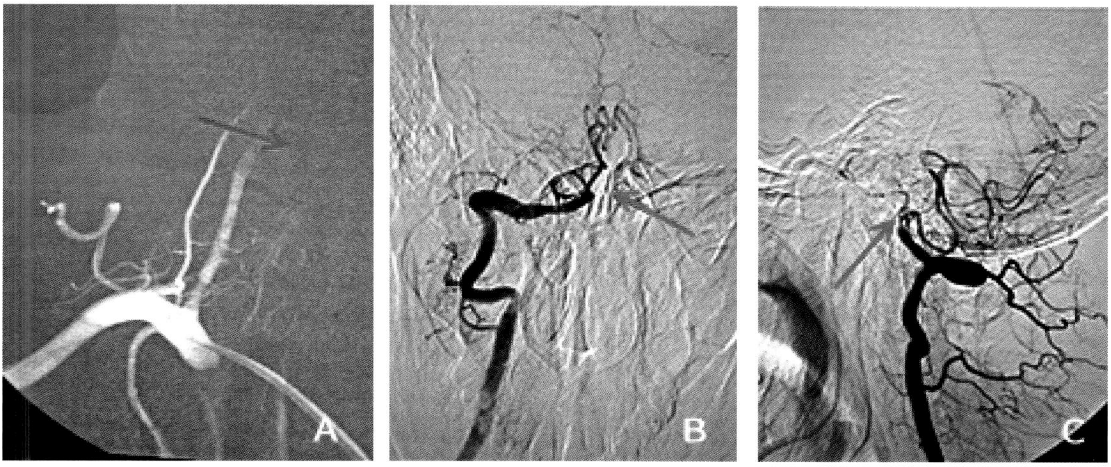

A. 箭头示右椎动脉颅内段显影差；B. 箭头示右椎动脉 V2 脉以远闭塞；C. 箭头示右椎动脉在分出小脑后下动脉后闭塞。

图 6-185　右椎动脉造影

（3）左侧椎动脉造影左椎动脉较右侧明显纤细，入颅后完全闭塞，图 6-186 箭头所示。

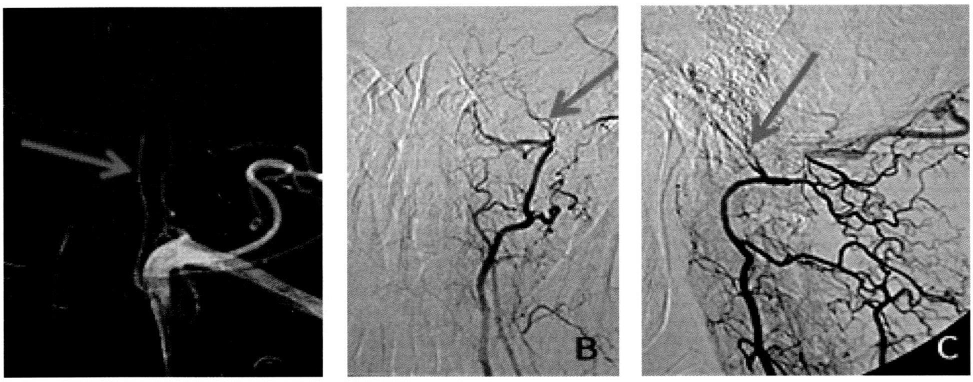

A. 箭头示左椎动脉颅内段显影差；B. 箭头示左椎动脉纤细，且 V2 脉以远闭塞；C. 箭头示左椎动脉较右侧明显纤细，入颅后完全闭塞。

图 6-186 左椎动脉造影

（4）综合判断右椎动脉优势，虽然小脑梗死以左侧为主，还是决定从右侧入路开通基底动脉系统。70 厘米 6F 的长鞘在 5F 造影管及泥鳅导丝辅助下，到达右侧锁骨下动脉接近右椎动脉起始处。6F 的 Navien 导管近端连接 Y 阀、三通，肝素盐水持续冲洗，在泥鳅导丝辅助下，尽量将 Navien 导管送到闭塞血管的近端（越高越好）。在微导丝辅助下将 2.4F 的微导管（EV3 公司，美国）穿过左侧大脑后动脉闭塞部位，撤出微导丝后，用 1mL 注射器微导管造影，提示左侧大脑后动脉通畅。通过 2.4F 微导管导入 Solitiare FR 4mm×20mm 支架，回撤支架微导管释放支架，使支架在闭塞血管的血栓内释放，支架释放后，基底动脉部分复流，图 6-187 箭头示。

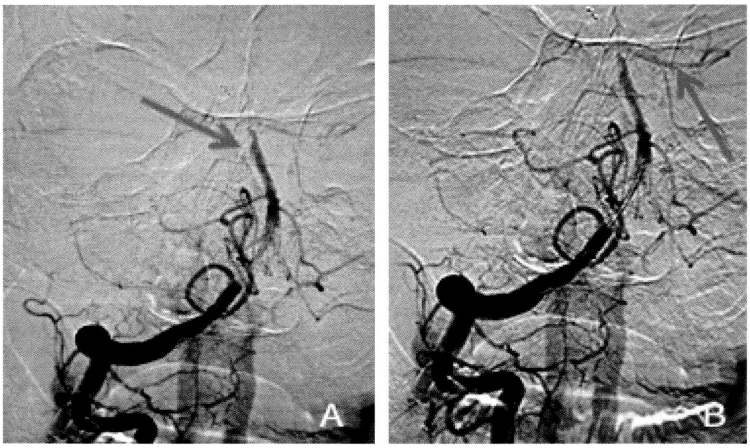

A. 箭头示支架释放后基底动脉淡淡显影；B. 箭头示支架释放后左侧大脑后动脉部分显影。

图 6-187 支架到达左侧大脑后动脉释放后造影，左侧大脑后动脉部分显影（箭头示）

（5）停留 5 分钟后在 Navien 导管持续负压抽吸下回撤支架。可见支架内有少许血栓，抽吸出许多血栓（图 6-188A 箭头所示）。造影，基底动脉系统血管完全再通，图 6-188B、C 箭头所示，TICI = 3。

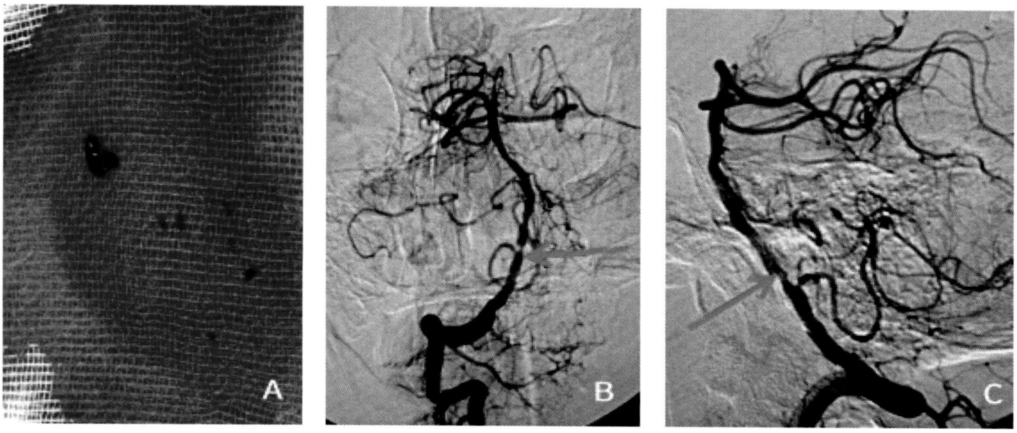

A. 箭头示导引导管抽出的血栓；B. 箭头示基底动脉完全再通，但右椎动脉 V3 段有中度狭窄；C. 箭头示右椎动脉 V3 段有中度狭窄。

图 6-188 导引导管吸出的血栓（图 A），抽吸＋取栓 1 次基底动脉完全再通（图 B、C 箭头示）

（6）椎基底动脉交界处虽然有部分狭窄，图 6-188 箭头所示，但观察 20 分钟，前向血流维持很好，没有对残余狭窄进行干预，术后给予阿司匹林 300mg，氯吡格雷 225mg 服用，次日改为阿司匹林 100mg，氯吡格雷 75mg，每日一次。

（7）术后 24 小时，患者神志清楚，四肢肌力正常（图 6-189）。

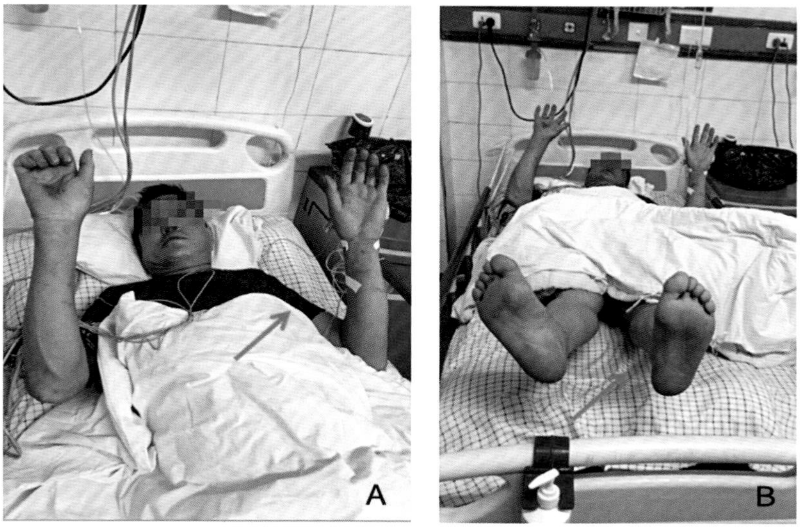

A. 箭头示术后患者双手即可活动；B. 箭头示术后患者双下肢也可活动。

图 6-189 术后 24 小时患者表现照片

（8）术后 24 小时 MRI、MRA。见图 6-190 至图 6-191。

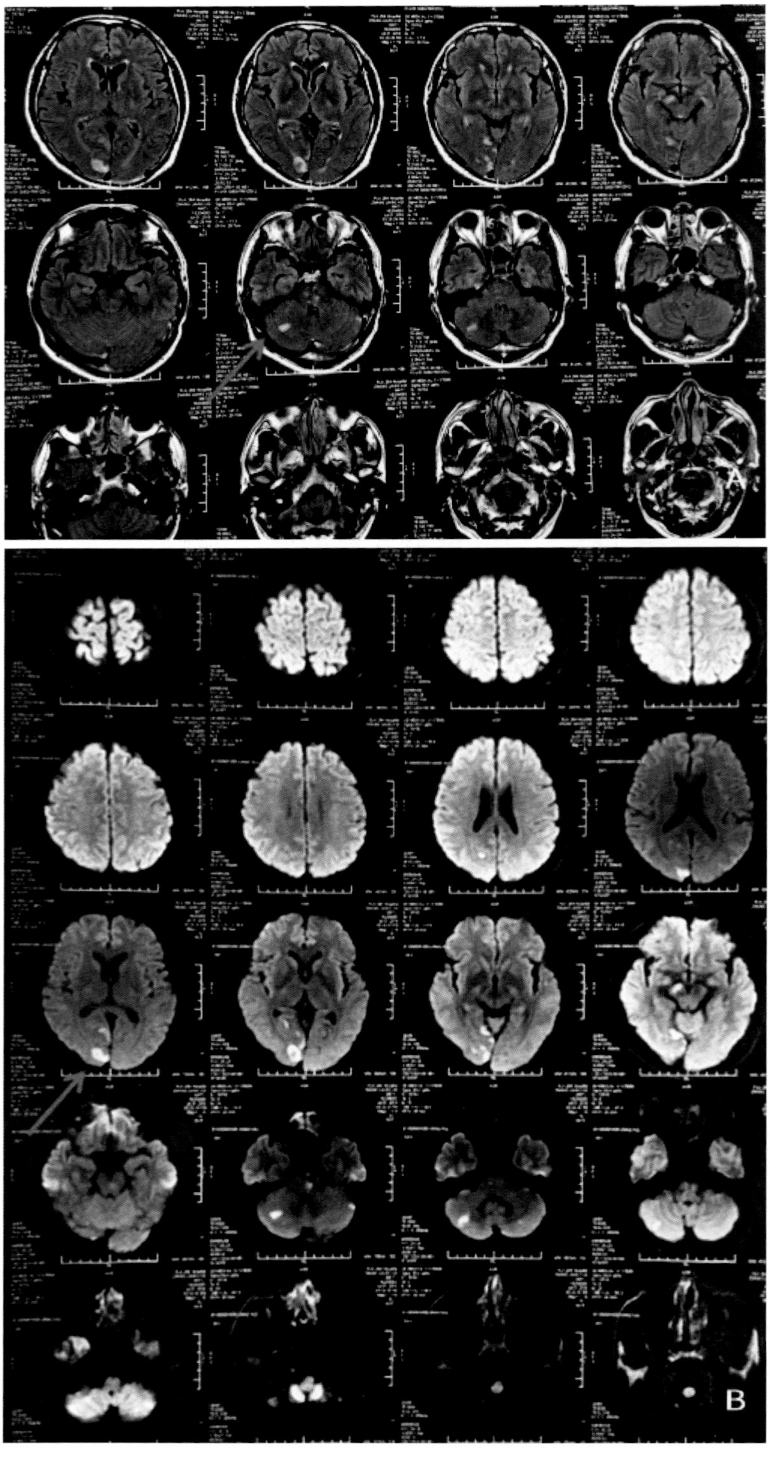

A. 箭头示术后核磁共振水成像片上右侧小脑、脑干异常信号；B. 箭头示术后核磁共振 T2 相像片上右侧小脑、脑干异常信号，提示小的梗死灶。

图 6-190　术后 24 小时头部核磁检查

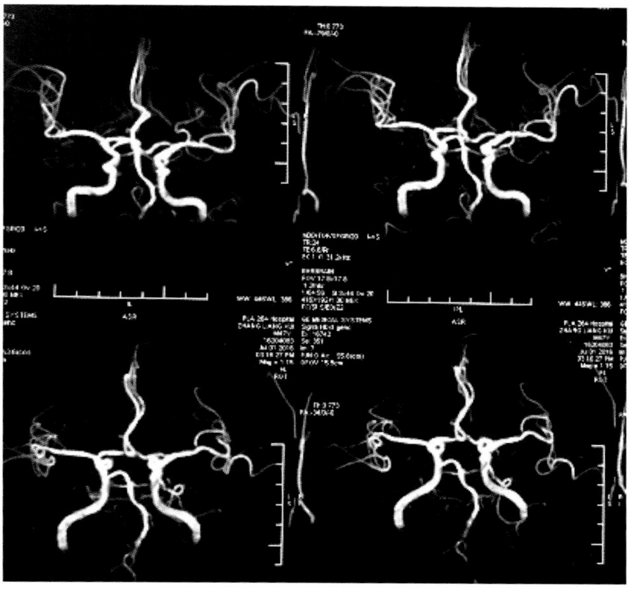

图 6-191 术后 24 小时 MRA 提示椎基底系统血管再通良好

（9）术后 10 天出院，出院时 NIHSS = 0 分，mRS = 0 分。见图 6-192。

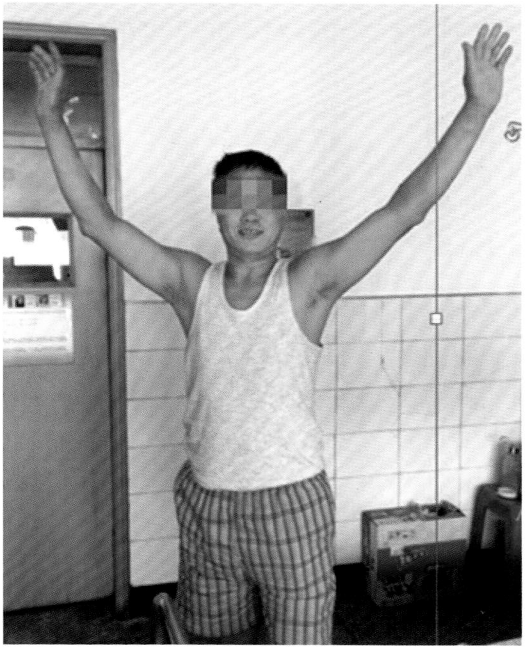

图 6-192 术后 10 天患者出院时照片

诊治过程反思

回顾此患者治疗过程及病情演变及预后，术者认为有以下几点值得思考：①此例患者从发病到机械取栓时间窗较长，长达17个小时，取栓手术后患者明显获益，主要得益于患者大血管闭塞、核心梗死灶较小、侧支循环好。②抽吸很重要，本例患者支架取出的血栓并不多，但是通过Navien导管抽吸出来的血栓较多，如果抽吸配合不好，残余的血栓逃逸引起远端血管闭塞，一方面增加了取栓次数，降低了再通时间，增加了内膜损伤的机会，必然影响治疗效果；术者体会：支架取栓和导管抽吸相辅相成，支架回拉使血栓松动，提高了抽吸成功的概率。③血管再通后，对残余狭窄，只要能够维持前向血流，不建议一期处理狭窄。

（二）病例2

1．简要病史　患者，女，65岁，突发意识障碍13小时，于2016-2-12转入院，坚决要求机械取栓。查体：意识模糊，刺激不活动，NIHSS＝15分。

13小时头颅CT见图6-193。

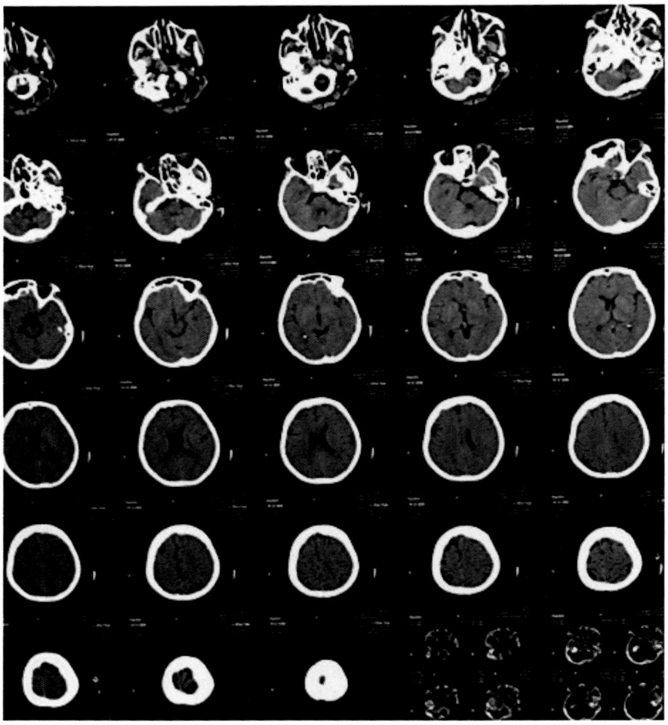

图6-193　发病13小时头颅CT

PC-ASPECTS ＝ 9 分。

2．术前评估　患者发病已经 13 小时，由外院转入，家属坚决要求机械取栓，为节省时间，直接进行术前评估。

（1）初步评估——患者基本情况评估

1）头颅 CT 无出血。

2）年龄 65 岁。

3）卒中前 mRS 评分为 0 分。

4）时间窗：后循环发病 13 小时。

5）NIHSS 评分＝ 15 分。

6）无严重心、肝、肾功能不全。

7）无造影剂过敏史。

8）血压：155/89mmHg；血糖 5.2mmol/L。

9）患者家属签署同意书。

（2）核心评估

1）颅内大血管闭塞，依据：① NIHSS 评分＝ 15 分。② PC-ASPECTS ＝ 10- 中脑 0- 右小脑 1- 右小脑 1 ＝ 8 分。

2）小的核心梗死灶：如图 6-194 所示。

3）侧支循环情况可：造影直接评估。

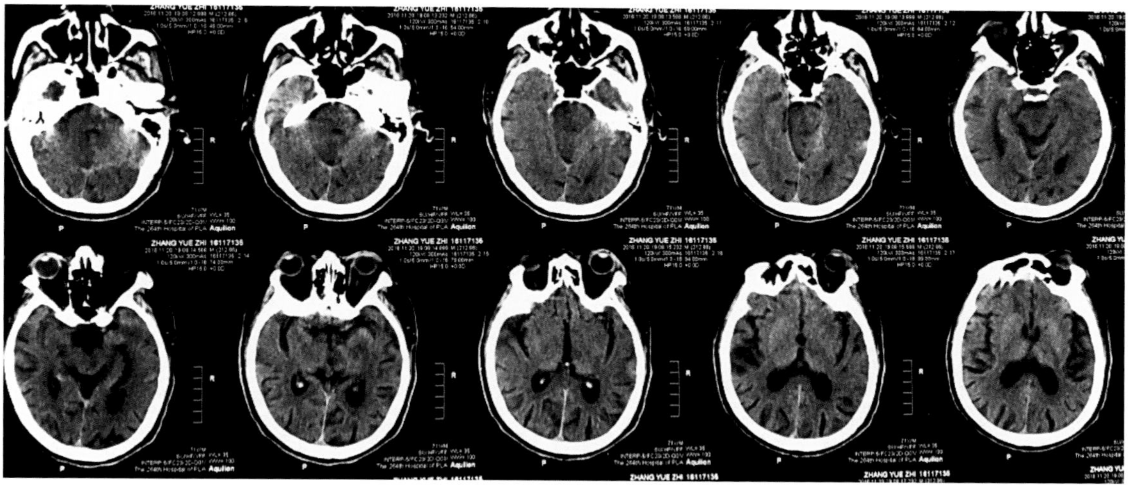

图 6-194　发病 13 小时头颅 CT

（3）路径评估没做，计划术中根据情况再定，向家属沟通。

（4）家属沟通很充分。

3．手术过程及要点

（1）首先使用 5F 的单弯造影管进行双侧颈动脉造影，了解前循环向后循环代偿情况。结果显示：右侧颈内动脉造影，可见通过后交通动脉向后循环有部分代偿，图 6-195 圆圈所示，左侧后交通动脉不发达，向后循环代偿不明显。

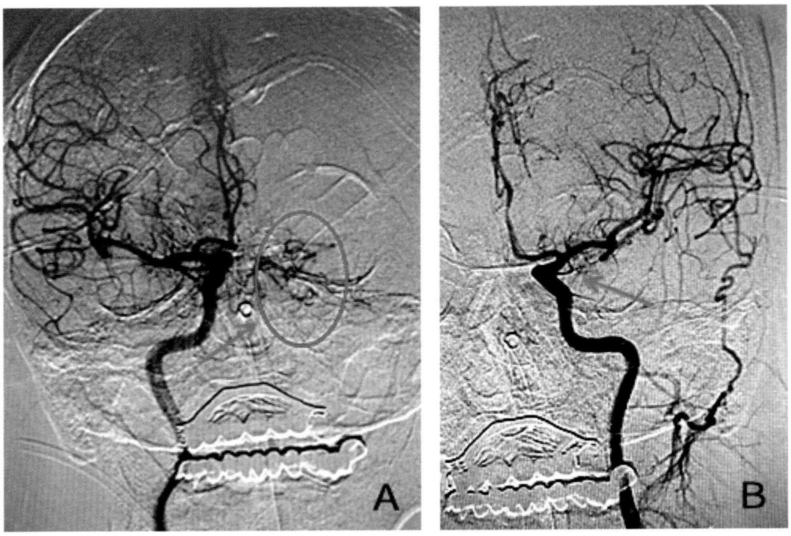

A. 箭头示右侧颈内动脉颅造影，可见后交通动脉向后循环部分代偿（圆圈部分）；B. 箭头示左侧后交通动脉不发达，不向后循环代偿。

图 6-195　右侧颈内动脉造影

（2）左侧椎动脉造影提示左椎动脉开口无狭窄，但纤细，颅内段在分出小脑后下动脉后闭塞，图 6-196 箭头所示。

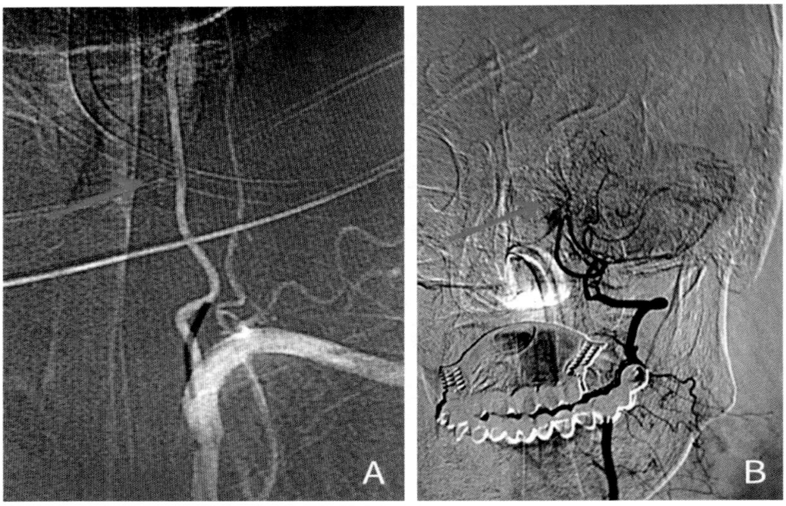

A. 箭头示左侧椎动脉纤细，非优势侧椎动脉；B. 箭头示左侧椎动脉颅内段闭塞。

图 6-196　左侧椎动脉造影左椎动脉颅内端闭塞

（3）右侧椎动脉造影提示右椎动脉从开口处即闭塞，更换 6F 的导引导管，导管口置于右锁骨下动脉的右椎动脉开口处，PT 微导丝小心通过闭塞处，准备用球囊扩张，建立通路（图 6-197）。

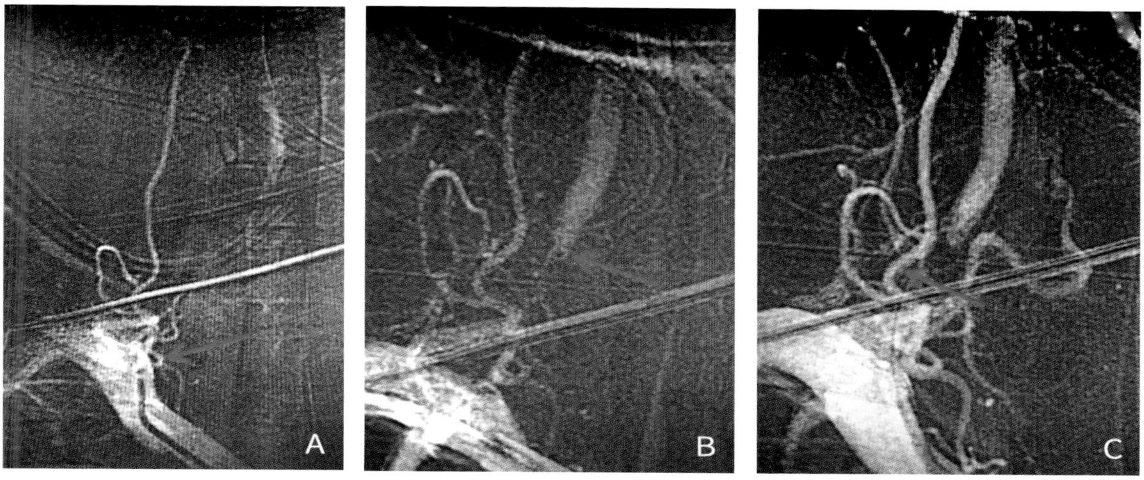

A．箭头示右椎动脉开口重度狭窄，几乎闭塞；B. 箭头示微导管穿过狭窄部位造影，可见远端血管尚显影； C. 箭头示微导丝通过右椎闭塞狭窄部位，拟用球囊扩张。

图 6-197 右侧椎动脉造影

（4）沿着 PT 微导丝将 3mm×2cm 的球囊小心通过右椎动脉开口狭窄，图 6-198A 中箭头所示，用 10 个大气压进行缓慢扩张后，可见右椎动脉显影，且管径明显较左侧粗大，通路建立。

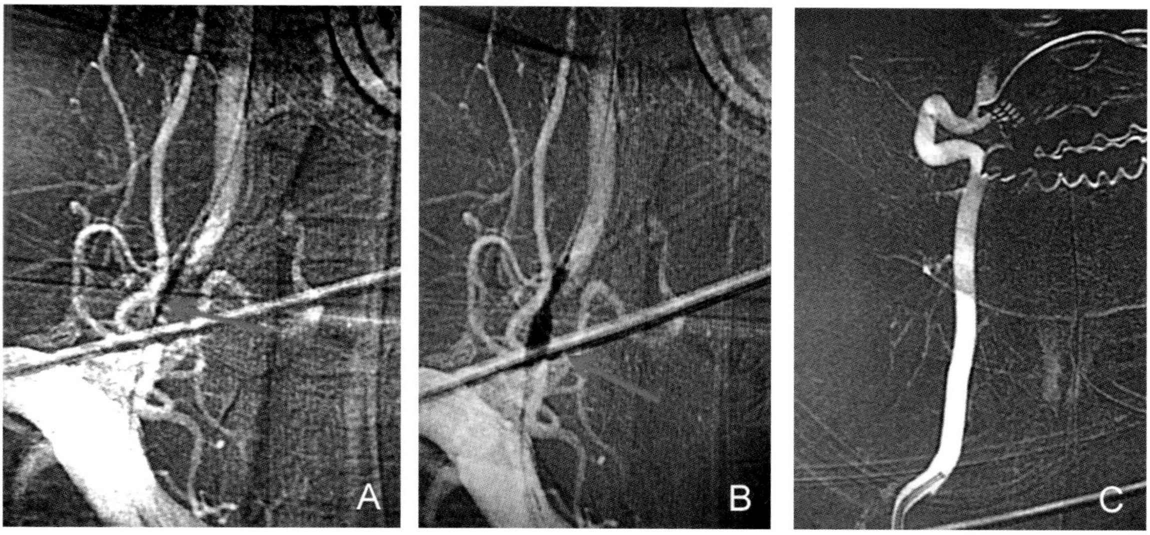

A. 箭头示球囊通过右椎狭窄部位；B. 箭头示球囊通过右椎狭窄部位开始打压扩张； C. 箭头示球囊扩张导引导管通过狭窄处向颅内进入。

图 6-198 右椎动脉开口处闭塞，用 PT 导丝通过，球囊扩张，建立通路情况

（5）沿着 PT 微导丝将 3mm×2cm 的球囊小心通过右椎动脉开口狭窄，用 10 个大气压进行缓慢扩张后，可见右椎动脉显影，且管径明显较左侧粗大。通路建立，在泥鳅导丝的辅助下，6F 的导引导管通过原狭窄部位，向颅内方向深入，导引导管头端到达椎动脉 V3 部位。图 6-199 箭头所示为导引导管头段位置。

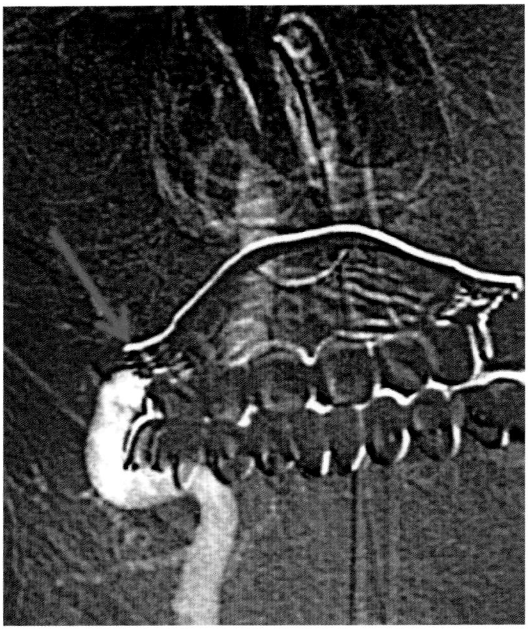

箭头示 6F 的导引导管到达右椎 V3 段。

图 6-199　6F 的导引导管到达右椎 V3 段

（6）在微导丝辅助下将 2.4F 的微导管（EV3 公司，美国）地穿过血栓闭塞部位，撤出微导丝后，用 1mL 注射器微导管造影，提示大脑后动脉通畅。通过 2.4F 微导管导入 Solitiare FR 4mm×20mm 支架，停留 5 分钟后在导管持续负压抽吸下回撤支架。可见支架内少许有血栓，但抽吸出许多血栓（图 6-200）。

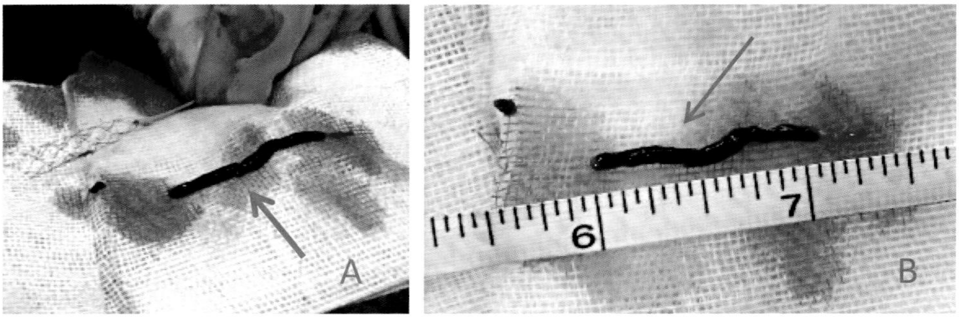

A. 箭头示导引导管抽吸出的长条状血栓；B. 箭头示抽吸出的长条状血栓超过 1 厘米。

图 6-200　抽吸出的血栓

（7）取栓 1 次后造影，基底动脉系统血管完全再通，图 6-201，TICI ＝ 3。

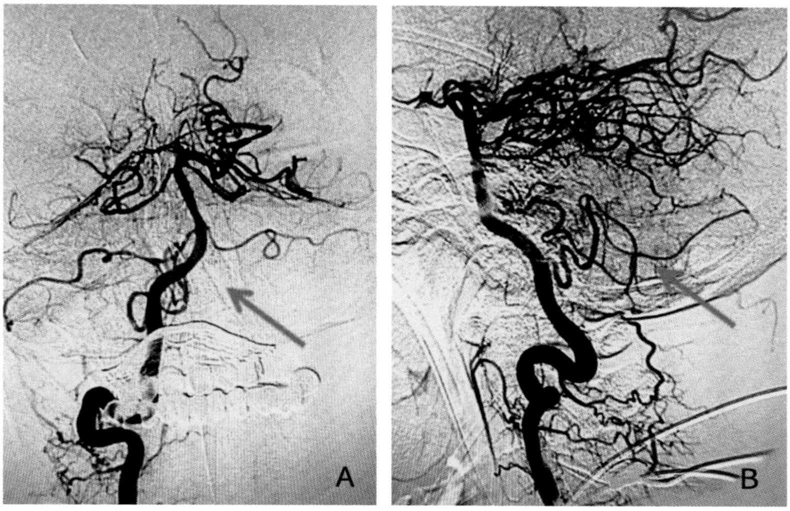

A. 箭头示取栓后基底动脉完全再通（正位）；B. 箭头示取栓后基底动脉完全再通（侧位）。

图 6-201　取栓 1 次后，基底动脉完全再通，TICI ＝ 3

（8）再看右椎动脉开口原来狭窄部位，球囊扩张后前向血流能否维持。把导引导管头端撤回至右侧锁骨下动脉处造影，可见右椎动脉开口处狭窄依然严重，且狭窄段较长。观察 10 分钟，可见血流逐渐缓慢，前向血流不能维持，图 6-202A 中红箭头，遂决定给予支架置入。用 4.5mm×13mm 的阿波罗支架置入狭窄处，可见支架打开良好，图 6-202B 中红箭头所示。

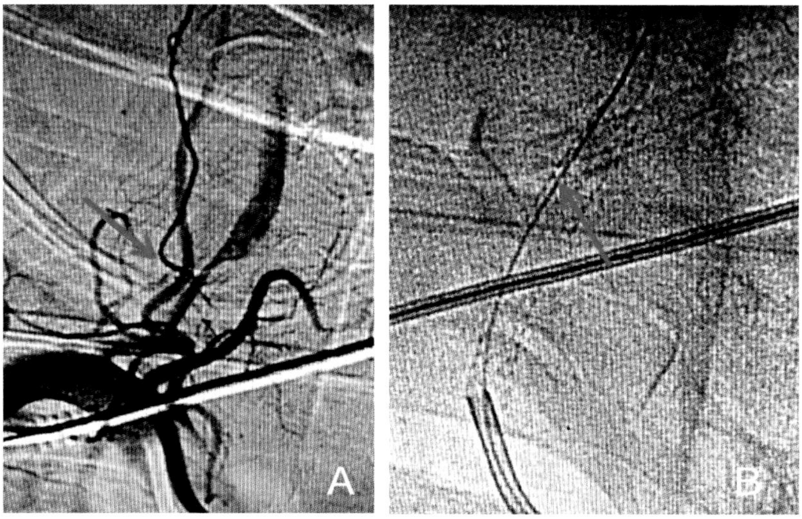

A. 箭头示阿波罗支架穿过右椎动脉起始处狭窄部位；B. 箭头示阿波罗支架释放后支架打开良好。

图 6-202　右椎动脉起始处置入一枚 4.5mm×13mm 的阿波罗支架

（9）右侧椎动脉开口置入支架后造影，可见右椎动脉开口处原有狭窄完全消失，血管直径恢复正常，同时基底动脉及其分支血管显影良好，图 6-203 箭头所示，TICI ＝ 3。

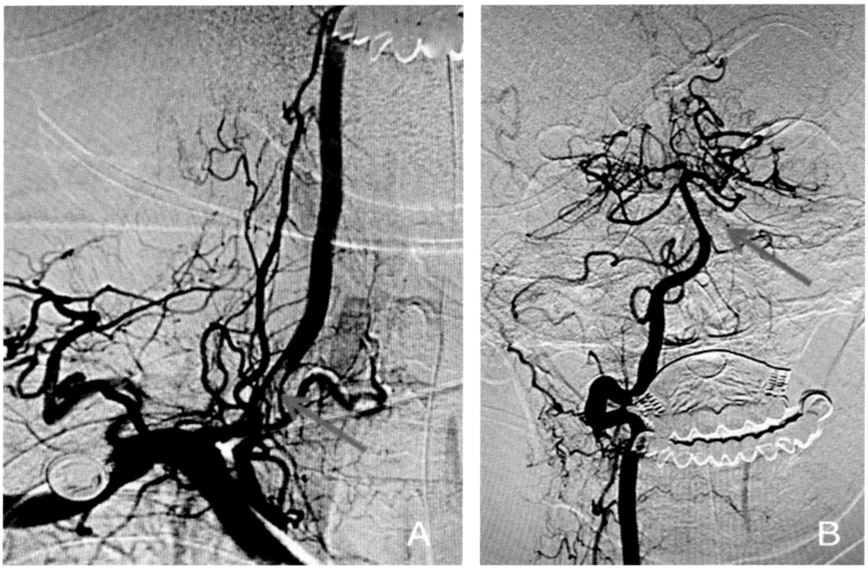

A. 箭头示阿波罗支架置入后狭窄明显改善；B. 箭头示支架释放后基底动脉诸血管显影良好。

图 6-203　右椎动脉开口置入支架，基底动脉取栓后造影，完全再通

（10）术后给予阿司匹林 300mg，氯吡格雷 225mg 服用，同时给予替罗非班 6mL/h，维持 12 小时，次日改为阿司匹林 100mg，氯吡格雷 75mg，一日一次。

（11）术后 24 小时，患者神志清楚，NIHSS ＝ 2 分（图 6-204）。

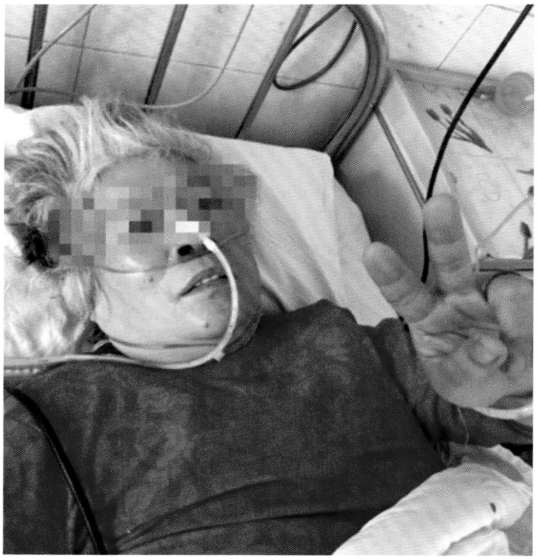

图 6-204　术后 24 小时患者表现

（12）术后10天出院，出院时NIHSS＝0分，mRS＝0分。90天随访mRS＝0分（图6-205）。

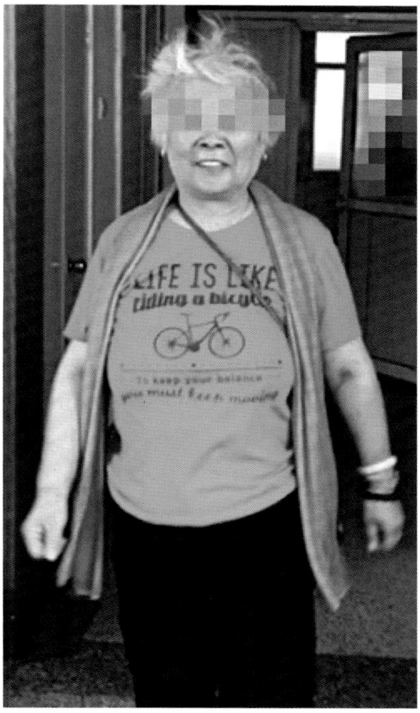

图6-205 术后10天患者出院时

诊治过程反思

回顾此患者治疗过程及病情演变及预后，术者认为有以下几点值得思考：①此例患者从发病到机械取栓时间窗较长，长达13个小时，取栓手术后患者明显获益，主要得益于患者虽然为大血管闭塞，但核心梗死灶较小、侧支循环好。②手术通路建立很重要，本例患者左侧椎动脉纤细，右侧椎动脉为优势椎动脉，虽然右椎动脉开口闭塞，但是小心翼翼用微导丝探得真腔，球囊扩张建立通路后，导引导管通过狭窄部位进入颅内，先尽快取栓，尽早复流，尽量缩短复流时间，最后再决定右椎动脉开口放支架与否。③抽吸很重要，本例患者支架取出的血栓并不多，但是通过Navien导管抽吸出来的血栓较多，如果抽吸配合不好，残余的血栓逃逸引起远端血管闭塞，增加了取栓次数，降低了再通时间，增加了内膜损伤的机会，必然影响治疗效果；笔者体会，支架取栓和导管抽吸相辅相成，支架回拉使血栓松动，提高了抽吸成功的概率。④对于一些发病时间长的患者，可直接用血管造影评估，无须再行MRA、CTA、CTP等多模态检查而再延长时间窗。

（三）病例 3

1．简要病史 男性，73 岁，意识障碍，左侧瞳孔散大，呼吸急促 5 小时入院。查体：深昏迷，刺激四肢无活动，左侧瞳 5mm，右侧瞳孔 3mm，对光反射迟钝。双侧病理征阳性。NIHSS = 28 分。头颅 CT：无出血征象，小脑、脑干散在低密度病灶（图 6-206）。

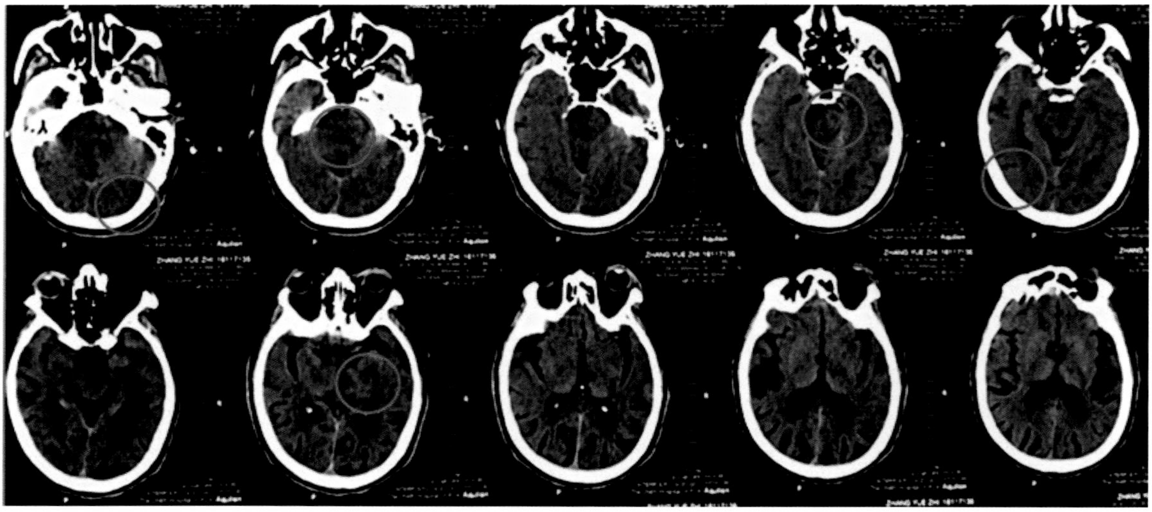

图 6-206 发病 5 小时头颅 CT 示脑干、小脑多处低密度病灶

发病 5 小时头颅 CT，脑干、小脑多处低密度病灶，PC-ASPECTS = 4 分。

几个重要的时间点：

Onset to hospital：480min

Door to CT：15min

Door to Groin：45min

Groin to reperfusion：50min

2．术前评估 患者发病虽然 5 个小时，但患者临床症状很重，已经出现一侧瞳孔散大，呼吸频率浅快，头颅 CT 已经出现小脑、脑干多发早期缺血改变，考虑后循环大血管闭塞，已经超过了静脉溶栓的时间窗，传统保守治疗生存希望渺茫。机械取栓是唯一可行方法，但是根据头颅 CT，PC-ASPECTS = 4 分，根据目前的指南推荐，PC-ASPECTS ＜ 6 分，机械取栓效果可能也不好，但是患者家属坚决要求机械取栓，为节省时间，直接进行术前评估。

（1）初步评估——患者基本情况评估

1）头颅 CT 无出血征象。

2）年龄 73 岁。

3）卒中前 mRS 评分为 0 分。

4）时间窗：后循环发病 7h。

5）NIHSS 评分≥ 28 分。

6）无严重心、肝、肾功能不全（等渗造影剂）。

7）无造影剂过敏史。

8）血压 165/95mmHg；血糖 8.1mmol/L。

9）患者两儿、两女，文化素质高，强烈要求取栓，全体签署同意书，按手印。

（2）核心评估

1）颅内大血管闭塞，依据：① NIHSS 28 分。② CT 上高密度征。③ PC-ASPECTS = 4 分。

2）小的核心梗死灶？根据 PC-ASPECTS = 4 分，提示核心梗死灶较大。

3）侧支循环情况：没有进一步评估，但从病史特点，发病即深昏迷、PC-ASPECTS = 4 分，估计侧支循环差。为尽早复流，没有进一步做多模影像评估，直接取栓。

（3）路径评估没做，计划术中根据情况再定，向家属沟通。

（4）家属沟通很充分。

3．手术过程及要点

（1）首先使用 5F 的单弯造影管进行双侧颈动脉造影，了解前循环向后循环代偿情况。结果显示：右侧颈内动脉造影，可见通过后交通动脉向后循环有轻微代偿，左侧后交通动脉不发达，向后循环代偿不明显（图 6-207）。

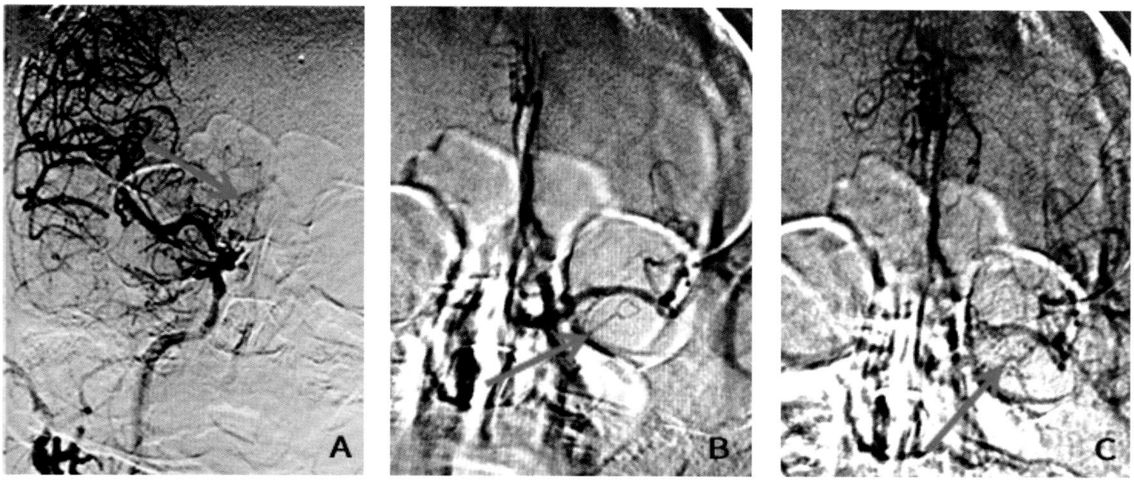

A. 箭头示右侧颈内动脉造影，通过后交通动脉向后循环部分代偿；B. 箭头示左侧颈内动脉造影，左侧后交通动脉未见显影；C. 箭头示左侧颈内动脉造影，左侧后交通动脉未见显影。

图 6-207　双侧颈内动脉造影，双侧后交通动脉均不发达，向后循环代偿差

（2）右侧椎动脉造影提示右椎动脉纤细，颅内段闭塞。左椎动脉造影，颅外段血管正常，但基底动脉闭塞（图 6-208）。

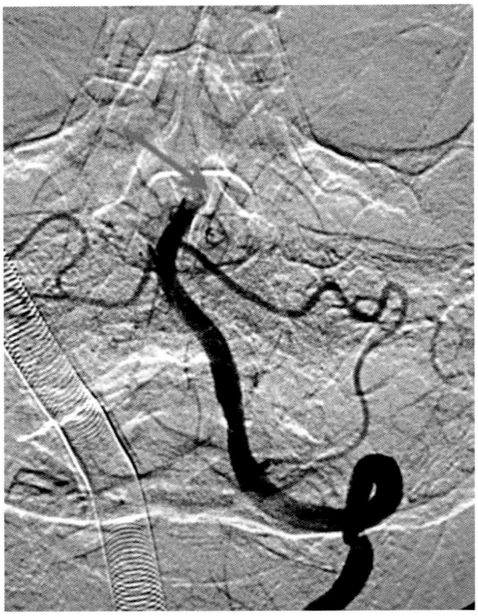

箭头示基底动脉闭塞。

图 6-208　左椎动脉造影示基底动脉闭塞

（3）Revive SE 支架穿过基底动脉闭塞部位，到达左侧大脑后动脉 P1 段，造影可见基底动脉部分再通，图 6-209 箭头示 Revive SE 支架远端标志点。

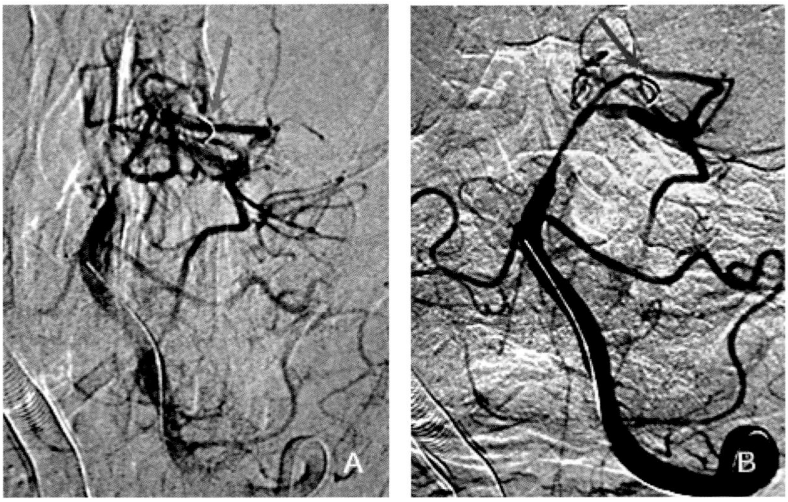

A. 箭头示支架穿过闭塞段到达左侧大脑后动脉 P1 段；B. 箭头示支架远端标志点在左侧大脑后动脉 P1 段。

图 6-209　Revive SE 支架穿过基底动脉闭塞部位后释放，部分再通

（4）Revive SE 支架取出的血栓（图 6-210）。

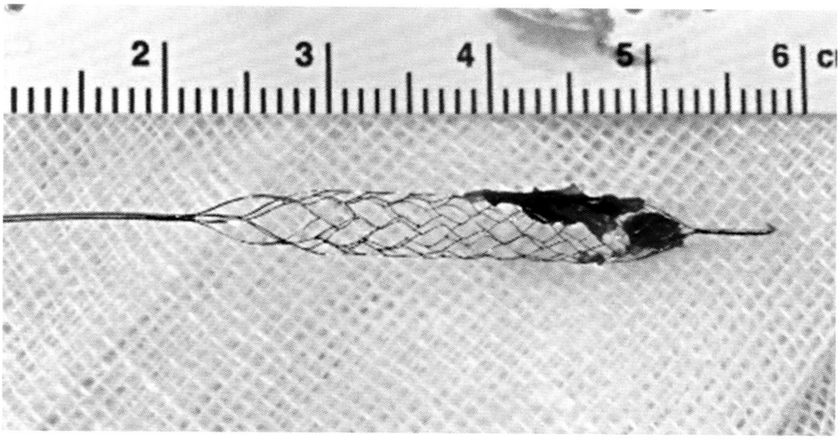

图 6-210　Revive SE 支架取出的血栓

（5）Revive SE 支架取栓一次后，基底动脉诸血管完全再通，TICI ＝ 3（图 6-211）。

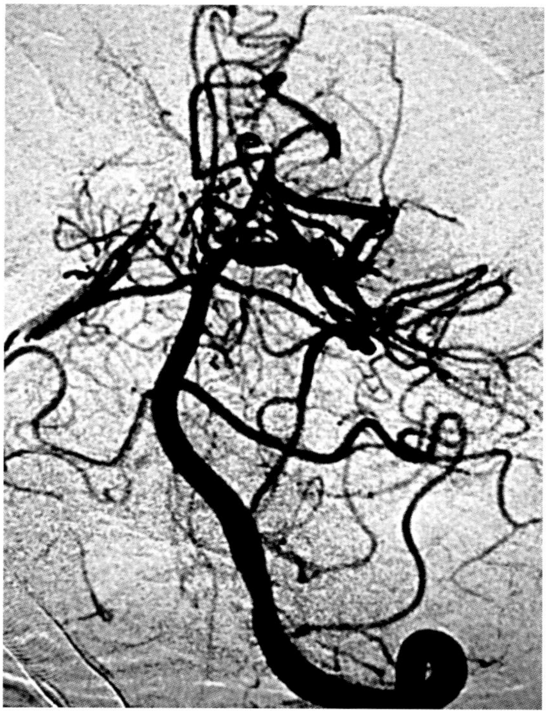

图 6-211　Revive SE 支架取栓一次后，基底动脉再通

4．病情演变及治疗结果　术后即刻病情无明显好转。24 小时后扩大的瞳孔回缩，其余无明显改善。术后 3 天自动出院，随访：出院 7 天死亡。

诊治过程反思

回顾此患者治疗过程及病情演变及预后，术者认为有以下几点值得思考：①绿色通道还是比较好的。②时间窗也没有超过，是大血管闭塞，侧支循环代偿较差，唯一遗憾的是核心梗死灶较大（PC-ASPECTS = 4 分）。③手术技术还是比较娴熟的：取栓一次完全再通，且 Groin to reperfusion：50 分钟。④ Revive SE 支架具有独特的优点：顺应性好，径向扩张力较好，末端闭合，防止血栓逃逸！⑤指南推荐：机械取栓时 ASPECTS ＞ 6 分。临床实践中低于 6 分的，有的效果较好，有的不佳，值得进一步探讨！

（朱青峰　崔发平　孙　奇　禹书宝　王国芳）

参考文献

[1]Goyal M，Menon BK，van ZwamWH，et al.Endovascular thrombectomy after large-vessel ischaemic stroke.Lancet，2016，387（10029）：1723-1731.

[2]National Institute of Neurological Disorders and Stroke rt-PA Stroke Study Group. Tissue plasminogen activator for acute ischemic stroke.N Engl J Med，1995，333（24）：1581-1587.

[3]Bhatia R，Hill MD，Shobha N，et al.Low rates of acute recanalization with intravenous recombinant tissue plasminogen activator in ischemic stroke：real-world experience and a call for action.Stroke，2010，41（10）：2254-2258.

[4] 朱青峰，孙奇，王国芳，等 .Solitiare FR 支架机械取栓治疗急性颅内大动脉闭塞效果观察 . 中国综合临床杂志，2016，32（2）：100-104.

[5] 朱青峰，王国芳，孙奇 . 机械取栓治疗急性后循环大动脉闭塞 16 例临床分析 . 中国综合临床杂志，2017，33（2）：105-108.

[6]Berkhemer OA，Fransen PS，Beumer D，et al.A randomized trial of intraarterial treatment for acute ischemic stroke.N Engl J Med，2015，372（1）：11-20.

[7]Campbell BC，Mitchell PJ，Kleinig TJ，et al.Endovascular therapy for ischemic stroke with perfusion-imaging selection.N Engl J Med，2015，372（11）：1009-1018.

[8]Goyal M，Demchuk AM，Menon BK，et al.Randomized assessment of rapid endovascular treatment of ischemic stroke.N Engl J Med，2015，372（11）：1019-1030.

[9]Jovin TG，Chamorro A，Cobo E，et al.Thrombectomy within 8 hours after symptom onset in ischemic stroke.N Engl J Med，2015，372（24）：2296-2306.

[10]Saver JL，Goyal M，Bonafe A，et al.Stent-retriever thrombectomy after intravenous t-PA vs.t-PA alone in stroke.N Engl J Med，2015，372（24）：2285-2295.

[11]Julian Schröder，Götz Thomalla.A Critical Review of Alberta Stroke Program Early

CT Score for Evaluation of Acute Stroke Imaging.Front Neurol，2017，7：245.
[12]Higashida R，Furlan A，Roberts H，et al.Trial design and reporting standards for intra-arterial cerebral thrombolysis for acute ischemic stroke.J Vasc Interv Radiol，2003，14（8）：493-494.
[13]De Castro-Afonso LH，Abud TG，Pontes-Neto OM，et al.Mechanical thrombectomy with Solitiare stent retrieval for acute ischemic stroke in a Brazilian population. Clinics（Sao Paulo），2012，67（2）：1379-1386.
[14]Palaniswami M，Yan B.Mechanical Thrombectomy Is Now the Gold Standard for Acute Ischemic Stroke：Implications for Routine Clinical Practice.Interv Neurol，2015，4（1-2）：18-29.
[15]Amrou Sarraj，Navdeep Sangha，Muhammad Shazam Hussain，et al.Endovascular Therapy for Acute Ischemic Stroke With Occlusion of the Middle Cerebral Artery M2 Segment.JAMA Neurology，2016，73（11）：1291-1296.
[16]Kim YW，Son S，Kang DH，et al.Endovascular thrombectomy for M2 occlusions：comparison between forced arterial suction thrombectomy and stent retriever thrombectomy.J Neurointerv Surg，2017，9（7）：626-630.
[17]Jung Soo Park，Hyo Sung Kwak.Manual Aspiration Thrombectomy Using Penumbra Catheter in Patients with Acute M2 Occlusion：A Single-Center Analysis.J Korean Neurosurg Soc，2016，59（4）：325-356.
[18]Bruce C V Campbell，Geoffrey A Donnan，Peter J Mitchell，et al.Endovascular thrombectomy for stroke：current best practice and future goals.Stroke Vasc Neurol，2016，1（1）：16-22.
[19] 周志国，朱青峰，孙奇 . 超时间窗 SolitiareAB 型支架机械取栓治疗急性缺血性脑卒中三例效果观察 . 解放军医药杂志，2015，27（9）：105-109.
[20] 王国芳，郭红梅，朱青峰，等 . 急性脑梗死使用 Solitiare AB 支架取栓术一例报道并文献复习 . 中华脑科疾病与康复杂志（电子版），2015，5（4）：286-289.
[21] 王国芳，朱青峰，边世春，等 . 急性缺血性脑卒中血管内治疗的现状与展望 . 解放军医药杂志，2015，27（4）：103-108.
[22]Q.F.Zhu，S.Z. Fang，G.F.Wang，et al.Clinical effects and safety review of self-expanding stent surgery for extracranial carotid artery stenosis treatment.Genetics and Molecular Research，2014，13（3）：5128-5137.
[23] 杜彦龙，王国芳，常诚，等 . 颈动脉狭窄支架成形术临床效果研究 . 中华脑科疾病与康复杂志（电子版），2016，6（1）：29-36.
[24] 朱青峰，王国芳，杜彦龙 . 弓上颅外段脑动脉狭窄支架成形术临床效果分析 . 中国医